W0464871

Dr. Michael Klentze

anti·aging
Die Kraft der Sexualität

Dr. Michael Klentze

anti aging
Die Kraft der Sexualität

südwest

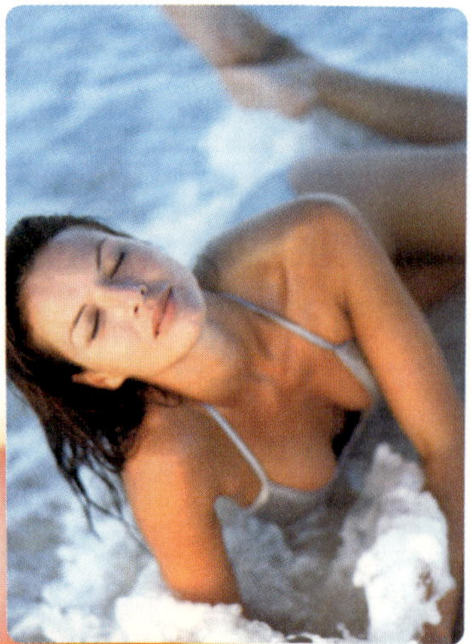

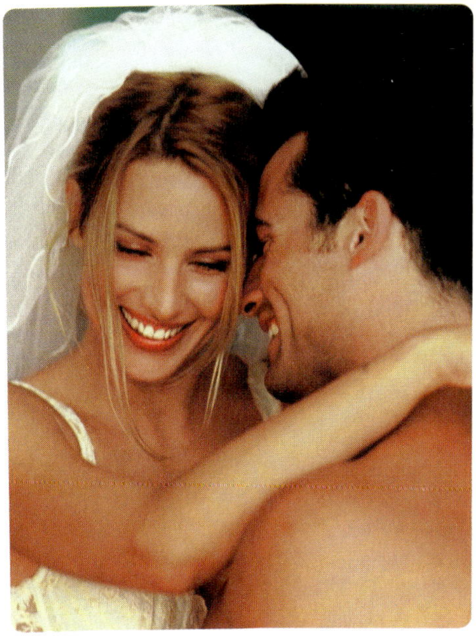

Unser elementarster Trieb spielt eine enorme Rolle für das Lebensgefühl insgesamt – und ist natürlich auch die Kraft, die aus zwei Menschen ein Paar macht. Doch oft genug landet man nach himmlischen Zeiten im Bett ausgesprochen hart auf dem Boden der Realität – wenn aus Lust Frust wird. Was man alles tun kann, um dies möglichst effektiv zu vermeiden, erfahren Sie hier.

Auch wenn Sexualität eigentlich weder ein Privileg der Jugend noch eine peinliche Angelegenheit im Alter ist, machen sich bei vielen Menschen im Lauf der Jahre Langeweile, Komplexe, Phantasielosigkeit oder auch gesundheitliche Probleme breit, die Lust mehr und mehr zur Last werden lassen. Lesen Sie hier, wie Sie für frischen Wind im Schlafzimmer sorgen und mit Anti-Aging Ihr Liebesleben beflügeln!

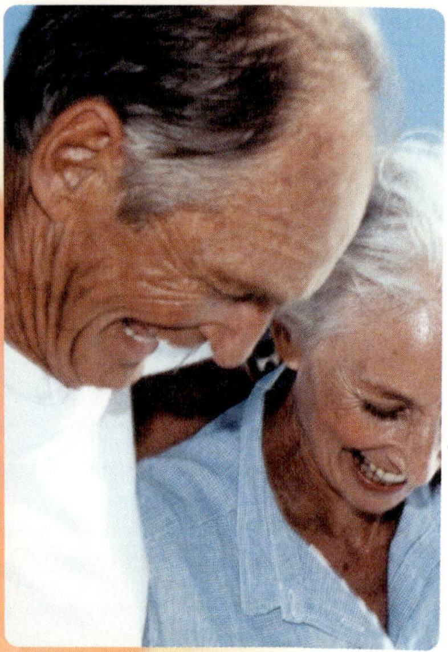

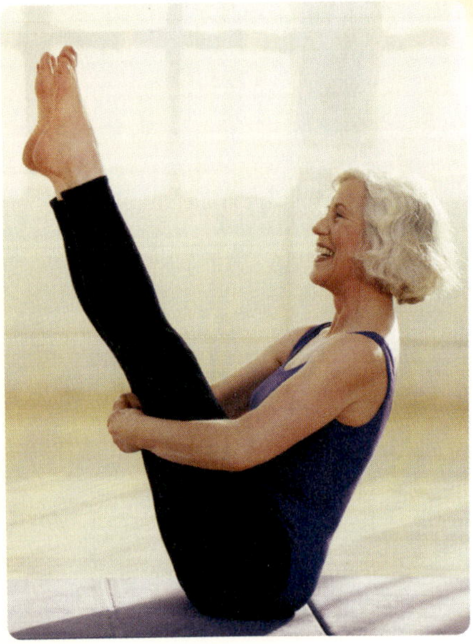

Wer sich rundum wohl in seiner Haut fühlt, wirkt anziehend – ob man nun 17 oder 70 Jahre alt ist. Dazu will auch der Sexappeal gepflegt sein, innerlich wie äußerlich: mit der richtigen Ernährung für Ihren individuellen Hormontyp, effektiver Schönheitspflege, Bewegung nach Maß und Wellness für Gehirn und Geist!

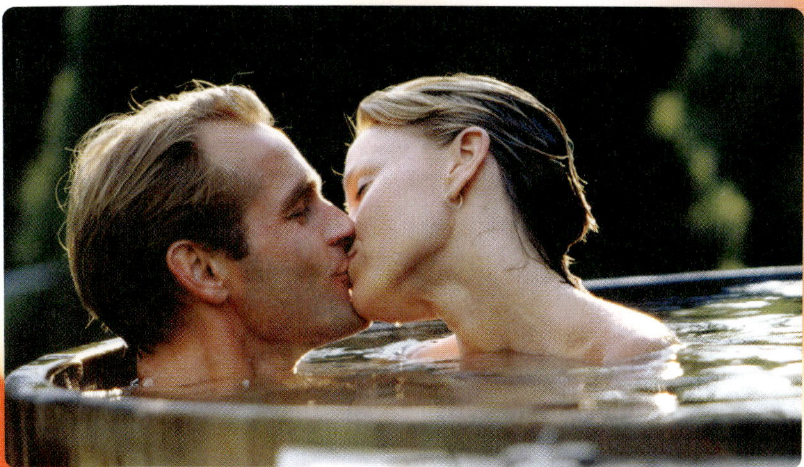

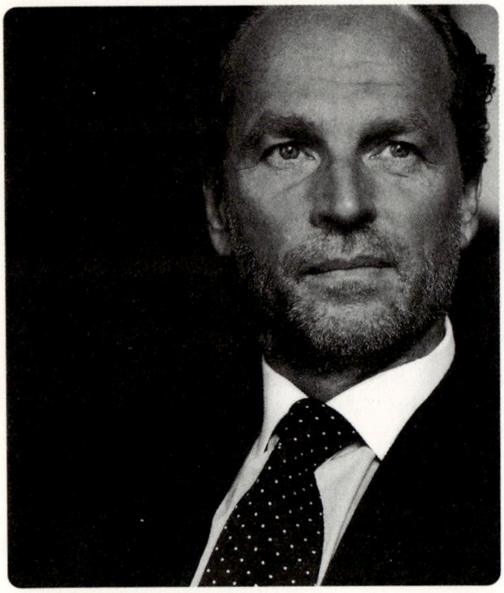

Liebe Leserin, lieber Leser,

für die einen ist es Thema Nummer eins, für andere die »schönste Nebensache der Welt«; es gibt aber auch Menschen, die es für eine mehr oder weniger lästige Pflichtübung halten, und schließlich welche, die nur noch eine vage Erinnerung daran haben – »da war doch noch was?«.

Es kommt nicht nur darauf an, wie lange man lebt, sondern, wie man lange lebt!

Richtig, da ist noch was! Gemeint ist Sexualität, jener mächtige Urtrieb, dem wir alle unser Leben und die meisten auch ihre glücklichsten Momente verdanken.

Jung bleiben für die Liebe

Allerdings auch so manches Problem, das uns Unwissenheit, Prüderie, aber auch körperliche Schwächen und seelische Konflikte bescherten. Der Weg zu unbeschwerter Lust war und ist für viele noch immer mit Hindernissen gepflastert. Und die werden offensichtlich umso größer, je älter wir werden. Scheinbar muss man sich damit abfinden, dass es irgendwann vorbei ist mit der Lust, die zur Liebe gehört.

Doch das ist glücklicherweise heute nicht die einzige Alternative mehr, im Gegenteil. Die moderne Medizin, und hier vor allem die von mir vertretene Anti-Aging-Richtung, kann die negativen Seiten des Alterungsprozesses aufhalten. Gesundheit, Freude, Lust und Sinnlichkeit, Vitalität und Fitness können uns das ganze Leben lang erhalten bleiben, wenn wir rechtzeitig die Weichen stellen und aktiv werden, statt den Fortschritt an Lebensjahren als stetigen Verlust zu betrachten. Das gilt auch und vor allem für ein lustvolles Sexleben in jedem Alter.

Mein Hauptanliegen mit diesem Buch ist es, Ihnen Wege zu zeigen, damit sinnlicher Genuss und unbeschwerte Lust am Sex erhalten bleiben bzw. wieder mehr Raum in Ihrem Leben gewinnen.

Schlüsselstellung der Hormone

Aber Sie ahnen sicher auch, dass Anti-Aging Umfassenderes meint als schlicht »Sextipps für den zweiten Frühling«. Auch die Sexualfunktionen sind nicht isoliert zu behandeln, sondern bestehen aus verschiedenen Funktionskreisen, die mit unserem gesamten Sein, auch auf psychischer Ebene, in enger Verbindung stehen.

Unser Hormonhaushalt, die Zahl und die Kombination dieser lebenswichtigen Signalstoffe nehmen dabei eine Schlüsselstellung ein: Stimmt die Balance, garantieren sie als

Informationsüberträger das optimale Funktionieren eines Netzes von Aktivitäten, die auch unsere Sexualität – steuern.

Es ist diese Balance, die mit zunehmendem Alter aus dem Gleichgewicht geraten kann, wenn man nicht – am besten schon in jungen Jahren – bewusst dagegensteuert. Hier setzt Anti-Aging an. Als ganzheitliches Konzept baut es dabei keineswegs nur auf Hormonersatz, sondern nimmt den gesamten Lebensstil des Patienten unter die Lupe. Die richtige Ernährung, sportliche Bewegung, Stimulation durch Vitamine und andere Mikronährstoffe, Meditation und andere Entspannungstechniken können nämlich durchaus den Hormonhaushalt auf sanfte und natürliche Weise ausgleichen, wenn hormonelle Störungen durch Stress, Bewegungsmangel und/oder falsche Ernährung verursacht wurden.

Doch so verschieden die Ursachen für ein aus den Fugen geratenes Hormongleichgewicht, so differenziert sind auch die hormonellen Verhältnisse bei jedem Einzelnen. Eine Therapie kann also nicht für alle gelten. Vielmehr ist wichtig, die individuelle Konstitution des Patienten zu beachten, denn die ist das A und O dafür, welche Hormone wie aktiviert werden können und sollen. Als einen entscheidenden Schlüssel dazu betrachte ich die von mir entwickelte Hormontypologie, die Sie vielleicht schon im ersten Buch dieser Reihe (siehe Randspalte) kennen gelernt haben.

Ob Venus-Frau oder Asket, Amazone oder Marstyp oder Knabenhafte bzw. Androgyner – jeder von verfügt über eine hormonale Grundausstattung, die sich von der der anderen Typen deutlich unterscheidet. Wenn man darauf baut und hier die Therapie ansetzt, hat man schon halb gewonnen.

Keiner ist zu alt für die Liebe

Das Ziel ist, alles dafür zu tun, um die negativen Seiten des Alterungsprozesses aufzuhalten. Gesundheit, Freude, Lust und Sinnlichkeit, Vitalität und Fitness können uns das ganze Leben lang erhalten bleiben, wenn wir rechtzeitig die Weichen stellen und aktiv werden, statt den Fortschritt an Lebensjahren als stetigen Verlust zu betrachten. Das gilt auch und vor allem für die Sexualität. Denn gerade ältere Menschen haben – allzu oft noch unterdrückt – den Wunsch, ihre Sexualität befriedigend auszuleben. Sehr zu Recht, denn ein erfülltes Liebesleben ist selbst das nahezu ideale Anti-Aging, hält es doch Körper und Geist jung und vital.

Wenn auch die Hormone eine dominierende Rolle spielen, so gibt es doch weitere Faktoren, die Lust und Liebe in Schwung bringen oder halten. Von der richtigen Partnerwahl, den verschiedenen Spielarten der körperlichen Liebe, von sinnlichen Düften, von Lustpillen und Liebestränken ist in diesem Buch ebenfalls die Rede. Weil Sexualität – wie ich sie verstehe – eben mehr ist als die Befriedigung eines Triebes. Sie weckt unsere tiefsten Gefühle, erregt und sensibilisiert all unsere Sinne, sie beflügelt unsere Phantasie, sie heilt unseren Körper, und sie wärmt unsere Seele ...

Jeder hat den berechtigten Anspruch darauf, das zu erleben und so lange wie möglich zu genießen. Dieses Buch soll Ihnen helfen, diesen Anspruch zu verwirklichen.

Ich wünsche Ihnen, liebe Leserin, lieber Leser, Lust und Liebe für ein langes Leben!

Ihr Dr. Michael Klentze

Sexualität funktioniert nach dem Motto des Gehirns: »Use it or loose it!« Nichtgebrauch führt also in beiden Fällen zu Verkümmerung.

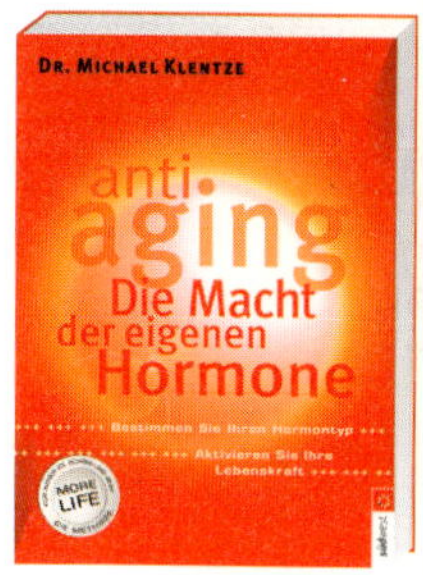

Dr. Michael Klentze: Anti-Aging – die Macht der eigenen Hormone
Südwest Verlag, München 2003
20,00 €
ISBN 3-517-06683-4

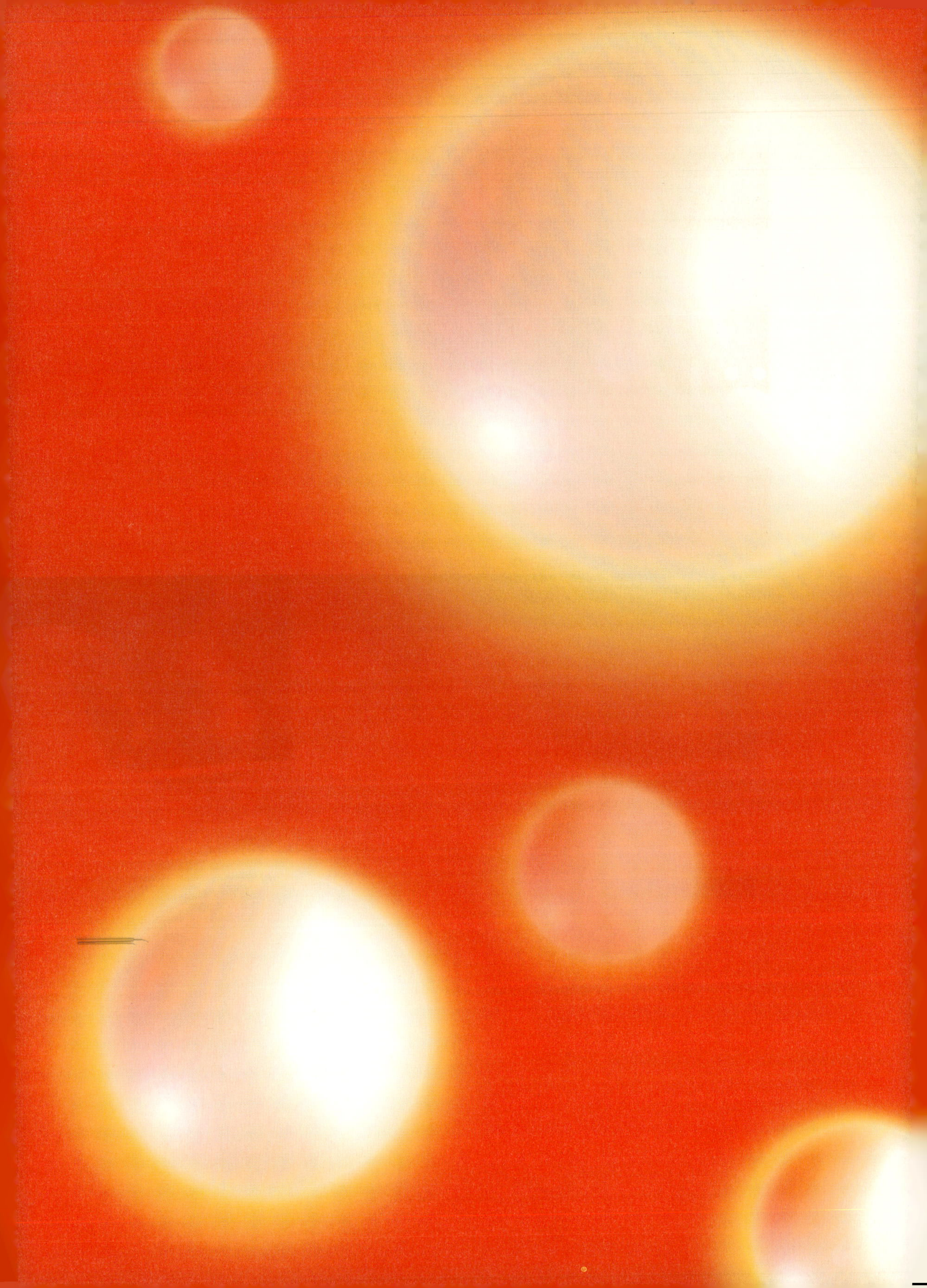

Anti-Aging hält jung für die Liebe

Es hat sich herumgesprochen: Auch ältere Menschen tun es – oder haben jedenfalls den Wunsch, ihre Sexualität befriedigend auszuleben. Sehr zu Recht, denn ein erfülltes Liebesleben hält Körper und Geist jung und vital. Allerdings klappt das auch in jüngeren Jahren oftmals schon nicht ganz so wie erträumt. Erziehung, Erfahrungen und Vorurteile machen unsere Sexualität zum persönlichen Spannungsfeld, in dem wir manchmal die Orientierung verlieren. Einige grundlegende Fakten über Sex und viele Tipps für mehr Sinnlichkeit in Ihrem Leben sollen Ihnen als Wegweiser dabei nützlich sein.

Sexualität – Lust oder Frust?

Welchen Stellenwert wir der Sexualität in unserem Leben einräumen, wird durch unsere Persönlichkeit und unsere Erfahrung bestimmt. Fest steht: Unser elementarster Trieb spielt eine nicht zu unterschätzende Rolle für unser Lebensgefühl – in jedem Alter.

»I'm too sexy...

... for my shirt, too sexy for my cat, too sexy for my hat, too sexy for Milan, New York and Japan...« – diesen Songtext legte vor einigen Jahren die Gruppe »Right Said Fred« einem Model in den Mund. Sex als eine auf Äußerlichkeiten fixierte künstliche Pose wird uns tagtäglich und quasi rund um die Uhr in den Medien serviert – mit der eigenen Sexualität oder gar mit Sinnlichkeit und Erotik haben diese bunten Bilder eigentlich so gar nichts zu tun. Das kann massiv frustrieren: die einen, weil Sexualität als hochästhetisches Gesellschaftsspiel erscheint, bei dem man als »Normalmensch« kaum gewinnen kann, die anderen, weil sie den ganzen »Sexrummel« als abstoßend oder oberflächlich abtun und so auf eine ausgesprochen wichtige Quelle von Vitalität und Lebenslust verzichten.

Unsere Sexualität ist ein zentraler und dabei ungemein komplizierter Bereich unseres Menschseins. Mit ungebrochener Faszination versuchen seit Jahrtausenden Dichter, Theologen, Philosophen, Ärzte und in heutiger Zeit Psychologen und Naturwissenschaftler, das Phänomen zu erfassen und zu erklären.

Aber ob lyrisch besungen oder anhand des Verhaltens von Laborratten untersucht – ein für jedermann gültiges Patentrezept, wie Sexualität im Rahmen des eigenen Lebenskontextes befriedigend »unterzubringen« ist, springt nicht dabei heraus.

Liebe und Begehren – eine komplizierte Mixtur

Der französische Neurobiologe Jean-Didier Vincent sagt in seinem Buch »Biologie des Begehrens«: »Der Mensch kann nicht wählen zwischen Himmel und Erde, zwischen erhabenen Momenten und Schleimhautschwellungen. Er liebt mit seinem ganzen

Wesen – Gehirn, Hormonen und romantischen Gefühlen.« Und er führt weiter aus: »Die Besonderheit der Liebe liegt darin, dass sie die Regungen der Seele und den Drang des Fleisches in krassester Form nebeneinander beherbergt.« Hier liegt wohl die Wurzel davon, dass Sexualität auf der einen Seite so viel Lust, positive Energie und Erfüllung in unser Leben bringt, auf der anderen aber auch viel Leid, Neurosen, Verklemmungen und Probleme mit Partnern, Familie und vor allem – uns selbst.

Einstellungen werden früh geprägt

Von frühester Jugend an erleben wir sexuelle Gefühle und setzen sie allein oder gemeinsam mit anderen in sexuelle Handlungen um. Wir erfahren dabei, wie unwiderstehlich und lustvoll es ist, seinem Trieb zu folgen, und wir erfahren auch, wie häufig unsere Handlungen zu den unangenehmsten Konflikten führen. Ob ertappt beim »Doktorspiel« mit anderen Kindern oder als fasziniert-geschockter Beobachter von elterlichem Liebesspiel – sehr bald stellt sich Sexualität als ebenso verlockender wie rätselhafter Bereich unseres Wesens dar. Fast jeder könnte Bände damit füllen, wie sich seine heutige Einstellung entwickelte: wie sich z. B. Scham und Lust bei der Masturbation mischten, die Wechselbäder der Gefühle in den ersten sexuellen Beziehungen zum anderen Geschlecht, die auch beim Erwachsenen immer wieder neu aufflammenden Widersprüche zwischen Wunsch und Wirklichkeit.

Der Sexualtrieb hat seine biologische, der Fortpflanzung dienende Seite, darin ist seine Bedeutung aber keineswegs erschöpft. Nicht nur bleibt er uns das ganze Leben lang, auch über unsere fruchtbaren Jahre hinaus, erhalten: Er mischt sich und gerät in Abhängigkeit oder gar Widerspruch mit anderen, ebenso ausgeprägten Trieben (wie dem nach zuverlässiger und beständiger menschlicher Nähe), kulturell geprägten Denkens- und Verhaltensweisen, ethischen und moralischen Vorstellungen.

»Close your eyes and think of England« – diese Empfehlung soll Queen Victoria ihrer Tochter als Rat für die Hochzeitsnacht mit auf den Weg gegeben haben. Ob nun tatsächlich ausgesprochen oder nur in den Mund gelegt: Die Vorstellung, dass Sex für eine Frau nichts als unangenehme Pflicht im ehelichen Rahmen sein dürfe, zeigt die Wandelbarkeit der Moralvorstellungen im Lauf der Zeit.

Jeder steht vor der Aufgabe, den eigenen Weg zu finden, wie er seine Sexualität befriedigend auslebt und in Einklang bringen kann mit seinen anderen Bedürfnissen und denen seiner Mitmenschen.

Patentrezepte gibt es nicht

Wir meinen, die Frage danach, was eigentlich »natürlich« sei, hilft dabei ebenso wenig weiter wie eine Ausrichtung an den mit den Zeiten stets wechselnden moralischen Auffassungen, die heute ohnehin immer brüchiger werden.

Ob ein zölibatär lebender Mönch seinen Sexualtrieb in der geistigen Liebe zu Gott sublimiert, eine junge Frau den ersten Freund heiratet und ihm zeitlebens treu bleibt, jemand mit wöchentlich wechselnden Partnern das Bett, aber sonst nichts teilt oder aber sein eigenes Geschlecht als Sexual- und Lebenspartner bevorzugt – jeder dieser Lebensentwürfe kann erfüllend sein. Wichtig dabei: Wie wir als Erwachsene Sexualität leben und »erleben«, sollte das Ergebnis bewusster persönlicher Entscheidungen sein und keine Kette immer neuer unbefriedigender »fauler« Kompromisse, die unsere Lebensfreude untergraben.

Leider passiert aber sehr häufig eben dies: Unsere Erziehung und frühe Erfahrungen haben uns vielleicht in ein Korsett aus Unwissenheit, Vorurteilen und Ängsten gezwängt, überschwängliche Gefühlsräusche oder auch materielles Kalkül brachten uns in einengende Beziehungen, zu denen wir nicht mehr stehen möchten, oder unser gesellschaftliches Leben übt Druck aus, der uns zu Verdrängung und Verleugnung geführt hat.

Ganz locker beim Thema Sex? Das ist auch heute so gut wie niemand. Wie lässig wir uns auch geben mögen: Moralvorstellungen wurzeln tief, und es ist gar nicht einfach zu entscheiden, was wir für uns davon verwerfen und was wir annehmen.

Wie steht's um Ihre »Lustbilanz«?

Nun wollen wir Ihnen nicht raten, plötzlich alle Hemmungen abzuschütteln und tief einzutauchen in die weite Welt der Sexabenteuer – Sie könnten mit einem gefährlichen »Kater« wieder zu sich kommen, in einer Trümmerlandschaft zerstörter Beziehungen und menschlicher Vereinsamung.

Wir hoffen aber, Sie dazu anzuregen, neu zu überdenken, welchen Stellenwert Sie der Sexualität in Ihrem Leben eingeräumt haben. Beschränken Sie sich freiwillig in Ihren sexuellen Wünschen? Machen diese Beschränkungen nach wie vor Sinn, oder beruhen sie nur auf Vorurteilen, Ängsten oder falsch verstandener Rücksichtnahme? Hatten Sie überhaupt die Chance, Ihre eigene Sexualität sinnlich zu erfahren, oder sind Sie beim Sex einfach den gerade herrschenden Konventionen gefolgt, wie frei oder gehemmt auch immer die waren? (Denn ebenso wie es Zwänge in Bezug auf »Anständigkeit« gibt, gibt es natürlich auch Leistungsdruck, der sinnlichen Sex unmöglich macht: wie oft man »kann« als Mann, welche Stellungen man beherrscht etc). Hatten Sie an sich ein erfülltes Liebesleben, das jetzt aber immer mehr zur verblassenden Erinnerung wird?

Die alltäglichen »Liebestöter«

- Gewohnheit hat das Begehren nachhaltig getötet.
- Der (Ehe-)Partner hat sich vom Sex verabschiedet.
- Der Beruf ist immer erschöpfender geworden, Sie fallen abends todmüde ins Bett.
- Seit die Kinder da sind, geht quasi nichts mehr ohne sie, Sie finden einfach keine Gelegenheit mehr zu ungestörtem Sex.
- Sie fühlen sich körperlich nicht mehr attraktiv genug.
- Gesundheitliche Beeinträchtigungen machen Sex schwierig, peinlich oder sogar schmerzhaft.
- Antriebslosigkeit und Depressionen lassen keinerlei Begehren mehr aufkommen.
- Sie meinen, nun doch zu alt für Sex zu sein.
- Sie sind allein und wissen nicht, wie Sie einen Partner finden sollen.

Die tollsten Traumpartner ...

Andere Hindernisse zu einem erfüllten Liebesleben liegen eher in der scheinbaren Unmöglichkeit, das zu bekommen, was wir begehren. An Anregung fehlt es ja wahrhaftig nicht: Auch ohne gezielte Suche nach einschlägigen Magazinen und Filmen wird unser sexuelles Begehren mit einer endlosen Flut von Bildern angestachelt, die geradezu übermenschlich perfekte Körper mit üppigem Busen oder schwellenden Muskelpaketen zeigen.

Klar, dass das real vorhandene »Angebot« an Sexualpartnern dagegen manchmal ziemlich fad erscheint ... Aber, Hand aufs Herz, bekommen Sie etwa nicht kalte Füße bei der Vorstellung, eines dieser Sexidole könnte Ihnen leibhaftig näher treten und Sie wären gezwungen, Ihren vermutlich auch nicht ganz idealen Körper zu enthüllen? Ach, in dieser Phantasie sind auch Sie immer viel attraktiver als beim Blick in den Spiegel? Na, träumen Sie ruhig weiter, schade nur, wenn Sie darüber im realen Leben alles »anbrennen« lassen!

... wärmen weder Herz noch Bett

Während für manche die nur phantasierten Sexabenteuer eine Ausflucht aus der Langeweile einer »kalt gewordenen« Beziehung darstellen, sind sie für andere willkommener Trost in der Einsamkeit. Immer mehr Menschen leben allein und sehen sich entgegen aller Vorurteile über das wilde ungebundene Singledasein in ziemlichen Schwierigkeiten bei der Verwirklichung sexueller Wünsche. »Einsamkeit ist kein Schicksal, sondern ein Laster« lautet ein Ausspruch, der andeutet, dass Alleinsein regelrecht süchtig machen kann auch in dem Sinne, dass man auf Sex schon deshalb verzichtet, weil das zwischenmenschliche Komplikationen nach sich ziehen könnte. Und vielleicht ist das Leben ja auch anderweitig so ausgefüllt, dass man schlicht nicht mehr die nötige Initiative aufbringt, potenzielle Partner kennen zu lernen. Mit steigendem Lebensalter wachsen die Schwierigkeiten: Sich mit grauen Schläfen in Abendlokalen auf die Pirsch zu begeben oder Singleclubs zu frequentieren, ist nicht nach jedermanns Geschmack, und das Vereinsleben wird von Ehepaaren beherrscht. Ganz zu schweigen von den zahlreichen Problemen, mit denen das Heer der älteren geschiedenen oder verwitweten Männer und Frauen konfrontiert ist, wenn sie nicht zur Gänze auf ein Liebesleben verzichten möchten.

Männern bleibt noch die schnelle Lust durch käuflichen Sex, während für die meisten Frauen dies nach wie vor keine akzeptable Alternative ist.

Wunsch und Wirklichkeit klaffen mit wachsenden Lebensjahren oft immer weiter auseinander, was ein erfülltes Liebesleben betrifft. Doch auch für befriedigenden Sex gilt: Sie müssen schon selbst etwas dafür tun, denn Jammern und Resignation versetzen keinen in erotischen Sinnestaumel!

Echt »bio« – guter Sex

Wo auch immer Sie selbst stehen auf der großen Skala zwischen Lust und Frust: Wir möchten Ihnen Mut machen, Sex, Liebe und Sinnlichkeit breiteren Raum in Ihrem Leben zu geben. Neben dem offensichtlichen Grund, dass eine befriedigend ausgelebte Sexualität ein wichtiger Teil des Lebensglücks für die meisten Menschen ist, gibt es noch etliche andere gute Argumente, warum Sie nicht vorzeitig resignieren sollten. Das Wichtigste: Guter Sex macht jünger und gesünder! Dafür sind mehrere Faktoren verantwortlich:

Anti-Aging-Medizin kann Ihnen helfen, fit für die Liebe zu bleiben – aber auch umgekehrt stimmt's: Regelmäßiger und befriedigender Sex hält länger jung und kann Sie sogar vor manchen Krankheiten schützen.

- Die Durchblutung wird gefördert.
- Die Hormonbildung wird angeregt.
- Die Immunabwehr wird gestärkt.
- Das Nervensystem stabilisiert sich.

Lust vitalisiert und entspannt

Ganz konkret bedeutet das, dass regelmäßiger Sex Männer beispielsweise vor Prostatakrebs schützen kann. Und bei jedem Liebesakt findet ein Hormonaustausch unter den Partnern statt, der anregend und auch ausgleichend wirkt: Die im Vaginalsekret enthaltenen Östrogene verhelfen dem Penis zu mehr Standfestigkeit und tragen so zur Verlängerung des Liebesspiels bei. Die in der männlichen Vorsamenflüssigkeit enthaltenen Hormone dagegen steigern die Lust der Frau – in wörtlichem Sinne also ein fruchtbarer Austausch.

Und worauf nun wirklich ein Mensch kaum verzichten kann: Streicheleinheiten! Zärtliche Berührungen stimulieren zahllose Nerven in der Haut, und es wird verstärkt der beruhigend wirkende Neurotransmitter Noradrenalin ausgeschüttet. Nach liebevollem Sex sind Stress und innere Anspannung daher wie weggeblasen.

Übung macht den Meister

Das gilt auch für guten Sex! Es funktioniert im Prinzip zwar ohne jede Anleitung, aber die meisten machen die Erfahrung, dass die Liebe in jungen Jahren zwar äußerst aufregend, aber nur selten wirklich befriedigend

Hier das Ergebnis einer Befragung aus dem Klentze-Institut: Wie oft haben älter werdende Menschen Sex?

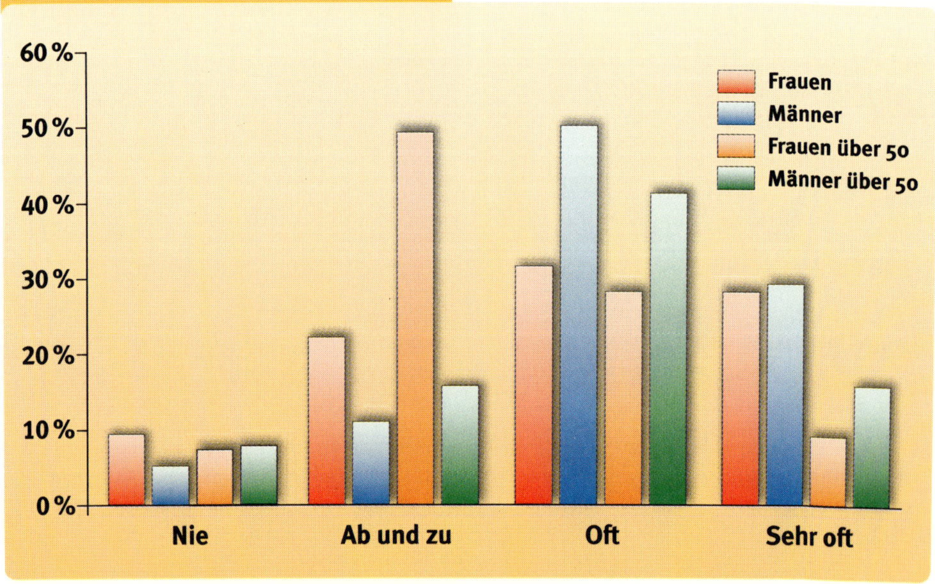

ist. Mit etwas Glück lernt man dazu und kann in späteren Jahren sexuelle Freuden ungehemmter, partnerschaftlicher, ausführlicher genießen. Man ist nicht mehr so ausschließlich auf den eigentlichen Geschlechtsakt und den Orgasmus als absoluten Höhepunkt fixiert, sondern nimmt sich die Zeit für mehr Raffinesse beim Liebesspiel. Auch erkennt man, dass Lust und Sinnlichkeit in vielen Lebensbereichen erfahrbar sind und Liebesfreuden sich nicht nur auf Sex beschränken.

Sex hat keine Altersgrenze

Und dann soll auf einmal alles vorbei sein? Dass Sexualität ein Privileg der Jugend sei, nistet immer noch in vielen Köpfen. Die Bilder in Filmen und Zeitschriften von immer nur jungen Körpern in inniger Umarmung werden nicht wahrer durch ihre stereotype Wiederholung. Dass auch jenseits der weiblichen und männlichen »Wechseljahre« das Bett nicht nur zum Schlafen da ist, belegt deutlich eine Umfrage aus unserem Institut zur Häufigkeit von Geschlechtsverkehr bei älter werdenden Menschen (siehe Grafik auf Seite 16).
Das sexuelle Verlangen erlischt nicht mit dem Alter, Sie müssen sich also weder als »Lustgreis« noch als »unwürdige Matrone« fühlen, nur weil Sie sich jenseits der 50 oder 60 nicht einfach sang- und klanglos von Ihren sexuellen Bedürfnissen verabschieden können oder wollen. Auf einem anderen Blatt steht dabei, dass der Körper vielleicht beim Sex nicht mehr so »mitspielt«, wie man möchte. Aber das müssen Sie nicht einfach hinnehmen: Für die meisten Probleme gibt es Abhilfe, wie Ihnen dieses Buch zeigen soll. Und, wie zu Beginn dieses Abschnitts gesagt: Übung macht den Meister! Pflegen Sie Ihr Liebesleben, wenn Sie bis ins hohe Alter sexuell aktiv bleiben möchten.

Thema mit Variationen

Das Kamasutra, der altindische Leitfaden zur Liebeskunst aus dem 3. Jahrhundert, ist durchaus nicht nur eine Sammlung möglicher und nahezu unmöglicher Stellungen der Partner beim Liebesakt, wie viele meinen. Hier wird die Liebe als Kunst verstanden, die neben dem eigentlichen Sexualakt 64 Wissenschaften und Fertigkeiten umfasst, die man beherrschen sollte. Dazu gehören alle Sinne ansprechende Künste wie z. B. Gesang, Instrumentalmusik, Tanz, Theater, Literatur und Dichtung, aber auch raffiniert verfeinerte Kenntnisse, wie man sich schmückt, kleidet, parfümiert, kosmetische Geheimmittel gebraucht, einen Raum und eine Lagerstatt für die Liebe herrichtet, anregende Speisen und Getränke zubereitet oder den Partner einreibt, massiert oder frisiert.
Manche dieser Anregungen zu einem mit Sinnlichkeit erfüllten Liebesleben muten allerdings heute etwas exotisch an: Die Fähigkeit zur Echtheitsprüfung von Silber, Gold und Juwelen mag für praktisch veranlagte Liebhaberinnen ja noch recht nützlich sein – die Sprechdressur von Papageien und Predigerkrähen möchte wohl niemand heute mehr in sein Repertoire von Liebeskünsten aufnehmen.

Viele alte Kulturen hatten ein weit unbefangeneres Verhältnis zur Sexualität und haben in ihren Kunstwerken davon Zeugnisse hinterlassen. Verschämt kichernde Touristen vor pompejanischen Fresken oder Eltern in Erklärungsnöten beim Bestaunen altgriechischer Vasenmalereien fühlen die eigene Distanz nur zu deutlich.

Sex – Mythen, Märchen, Vorurteile

Tabus rund um das Thema Sexualität sollen zwar ausgestorben sein – aber stimmt das eigentlich wirklich? Vorurteile und Unkenntnis sind immer noch verbreitet, nur trauen sich viele in unserer »aufgeklärten« Zeit nun erst recht nicht mehr zu fragen.

Bienen und Schmetterlinge ...

... und ihr aufregendes Liebesleben werden zwar heute nur noch selten zur sexuellen Aufklärung herangezogen, doch was man schon immer über Sex wissen wollte, wird nach wie vor selten konkret beantwortet. Die meisten von uns haben ihre Kenntnisse aus den unterschiedlichsten Quellen geschöpft: bemühte Erklärungen der Eltern, nüchterne naturwissenschaftliche Tatsachen im Sexualkundeunterricht, wilde Gerüchte und Prahlereien unter Jugendlichen, Bücher, Filme und Zeitschriftenartikel, die zwischen wissenschaftlich, hochkünstlerisch und krass pornografisch changierten. Zwischen Langeweile und wollüstigem Schauder entwickelten sich unsere Meinungen und Urteile, die leider häufig sehr weit von den Fakten entfernt liegen.

Für ein erfülltes Liebesleben ist es zwar nicht unbedingt wichtig zu wissen, welch unerhörte Sexvariante in der Subkultur New Yorks gerade »angesagt« ist, und auch die neuesten Erkenntnisse der Biochemie machen Sie nicht automatisch glücklicher – aber um solche »Wissenslücken« soll es hier auch gar nicht gehen.

Was wissen Sie eigentlich über Sex?

Eine vollkommene Enzyklopädie der Sexualität können wir Ihnen nicht liefern, aber einige gängige Vorurteile und Angstvorstellungen ausräumen, die so manchen Schatten auf ein lustvolles Sexualleben werfen. Für Sie sowieso kein Problem? Beantworten Sie einfach die 30 Fragen des folgenden kleinen Tests, und lesen Sie die Antworten – vielleicht sind Sie doch hier und da überrascht oder von einer heimlichen Sorge befreit. Oder Sie bekommen einen Denkanstoß, um ein Vorurteil neu zu überdenken und vielleicht zu revidieren.

Wahrheit oder Vorurteil – was meinen Sie?

		Ja	Nein
1.	Sex ist eigentlich etwas Schmutziges.	☐	☐
2.	Man muss schon ein/e gute/r Liebhaberin/Liebhaber sein, um Sex zu machen.	☐	☐
3.	Sperma/Scheidenflüssigkeit ist giftig.	☐	☐
4.	Sex kann leicht verletzen.	☐	☐
5.	Vaginismus bedeutet: Der Penis wird in der Scheide festgehalten, so dass Krankenhausärzte einen befreien müssen.	☐	☐
6.	Vaginismus bedeutet: Die Frau verkrampft ihre Scheide, so dass der Mann nicht eindringen kann.	☐	☐
7.	Wenn man älter wird, braucht man keinen Sex mehr.	☐	☐
8.	Homosexuelle ziehen gerne Frauenkleider an.	☐	☐
9.	Transsexuelle sind geschlechtsumgewandelt.	☐	☐
10.	Prostituierte können keinen Orgasmus bekommen.	☐	☐
11.	Analsex ist pervers.	☐	☐
12.	Oralsex kann Erstickungskrämpfe auslösen.	☐	☐
13.	Masturbation macht krank.	☐	☐
14.	Während der Menstruation Sex zu haben, kann zu Pilzinfekten führen.	☐	☐
15.	Männer wollen immer nur Sex.	☐	☐

Eigentlich wissen wir ja alle bestens Bescheid – oder etwa doch nicht? Jedenfalls ist es heute sehr schwer geworden, Unwissenheit über irgendein Detail der Sexualität zuzugeben. Alte Tabus sind zwar gebrochen, dafür unterliegen wir dem neuen Zwang, »null problemo« bezüglich unseres Liebeslebens vorzutäuschen.

Unseren Großmüttern konnte man in ihrer Jugend noch einreden, vom Küssen würde man schwanger – das glaubt heute nicht einmal mehr ein Kindergartenkind. Dennoch ist es erstaunlich, wie viele absurde Ängste und falsche Vorstellungen über Sex sich hartnäckig auch bei Erwachsenen halten.

Noch mehr Wahrheit oder Vorurteile – was meinen Sie?

	Ja	Nein
16. Frauen sind häufig frigide.	☐	☑
17. Scheidenausfluss ist immer infektiös.	☐	☑
18. Bei der Masturbation verliere ich die Fähigkeit, auf normalem Weg zum Orgasmus zu kommen.	☐	☑
19. Man sollte sich immer gleich nach dem Sex waschen.	☑	☐
20. Pornofilme und Pornobücher sollte man verbieten.	☐	☑
21. Homosexuelle Beziehungen sind pervers.	☐	☑
22. Der gleichzeitige Orgasmus ist Grundvoraussetzung für befriedigenden Sex.	☐	☑
23. Männer haben Schmerzen, wenn sie nicht zum Höhepunkt kommen.	☐	☑
24. Die Eichel ist der empfindlichste Teil des Penis.	☑	☐
25. Frauen können durch vaginale Stimulation zum Orgasmus kommen.	☑	☐
26. Die morgendliche Erektion des Mannes deutet auf einen Wunsch nach sexueller Befriedigung.	☐	☑
27. Bei der Frau läuft die Harnröhre getrennt von der Scheide.	☑	☐
28. Die Klitoris entspricht entwicklungsgeschichtlich eigentlich dem Penis (Eichel).	☐	☑
29. Sportler sollten vor Wettkämpfen auf Sex verzichten.	☐	☑
30. Frauen verlieren nach den Wechseljahren das Interesse am Sex.	☐	☑

Schein und Sein von Lust und Liebe

Auch wenn Sie nicht wie beim Uraltquiz »Hätten Sie's gewusst?« ein prall gefülltes Spar-»Schweinderl« davontragen können: Ein wenig mehr zu wissen, kann das Liebesleben manchmal sehr beflügeln. Nämlich dann, wenn sexuelle Wünsche unausgelebt und schamvoll verborgen bleiben, weil man sie für pervers, ungesund, gefährlich hält. Und überhaupt: Neugier tut gut, und Wissen ist Macht!

1. Gar nicht »Igitt«

Sex ist nie schmutzig. Als »Schmutz« wird Sex oft von Eltern oder Erziehungspersonen beurteilt, die mit einer antisexuell-klerikalen Sexualabwehr zu tun haben, also Ängsten und Vorurteilen, die aus rigiden religiösen Vorstellungen kommen.

Oft ertragen Menschen auch eigene starke sexuelle Wünsche nicht, sei es, dass sie aus Erziehungs- oder Beziehungsgründen diese nicht leben können oder weil sie stark neurotisch überlagert werden von Ängsten. Dann muss dieser starke Trieb abgewehrt werden.

Mädchen sollen »rein« bleiben

Leider ist solch eine Bewertung von Eltern häufig die Ursache für Scham und Sexualängsten bei den Kindern. Betroffen sind vor allem Frauen und Mädchen, die durch diese Einstellung sozusagen im Zaum gehalten werden sollen.

Dies betrifft vor allem Gesellschaftsformen, die Frauen in ihrer sozialen und sexuellen Entwicklung unterdrücken, ahnend, dass Frauen durchaus auch sexuelle Wünsche und Bedürfnisse haben, welche sie sich möglicherweise woanders als beim Partner holen könnten.

2. Nur für Fortgeschrittene?

Diese Behauptung gründet auf dem Glauben, Sex sei eine Art Hochleistungsdisziplin. Viele Menschen haben einen hohen Leistungsanspruch im Leben und übertragen diesen auch in die erotische Welt. Das hängt mit ihren narzisstischen Selbstwertproblemen zusammen. Damit sie als gute Liebhaberin/Liebhaber gelten, spielen sie auch im Bett Theater, sie lieben quasi nach Drehbuch. Wer darauf reinfällt, hat selbst Schuld. Nur – genießen können diese Menschen die Sexualität nicht.

Wer es mit wie vielen Partnern in welchen Stellungen und wie häufig tut – lassen Sie sich bloß nicht von solchen Nachrichten verunsichern. Es gibt keine Standardwerte für guten Sex; es zählt allein, wie zufrieden Sie selbst mit Ihrem Liebesleben sind.

3. Lustfördernde Säfte

Sperma und Scheidenflüssigkeit sind normale Körperflüssigkeiten, die per se nicht giftig sind. Im Gegenteil, die Scheidenflüssigkeit besitzt Wirkstoffe, die den Mann antörnen können: Östrogene verlängern die Erektionsfähigkeit, auch wenn die Flüssigkeit beim Oralverkehr über die Zunge aufgenommen wird. Sie enthält so genannte Kupoline, die die Dopamin- und Noradrenalinsekretion stimulieren und den Verliebtheitsrausch steigern. Sperma enthält ebenfalls lustfördernde Stoffe: Das männliche Hormon Testosteron sowie Pheromone steigern den Liebeshunger der Frau.

4. Gefahr im Verzug?

Keine Angst, Verletzungen beim Sex sind ausgesprochen selten. Wenn natürlich Gegenstände benutzt werden, um die Lust

zu steigern, dann können bei unsachgemäßer Verwendung unter Umständen auch gravierende Verletzungen auftreten. Klar auch, dass bei verliebter Rangelei und leidenschaftlichem Liebesspiel mal ein blauer Fleck oder ein Kratzer von scharfen Fingernägeln vorkommen kann – wer's nicht mag, der lässt's halt bleiben!
Häufiger treten Hautreizungen auf, weil die Scheide nicht ausreichend befeuchtet ist oder eine Infektion der Geschlechtsorgane vorliegt. Da helfen Gleitmittel oder aber eine ärztliche Behandlung.

Sex ist ein natürlicher Vorgang, für den unsere Körper perfekt ausgestattet sind – keine Risikosportart. Ernstere Verletzungen kommen eigentlich nur vor, wenn Menschen mit übersteigerten sadomasochistischen Praktiken die Verwandtschaft von Lust und Schmerz bis an die Grenzen ausloten möchten. Ein riskantes Spiel kann es auch sein, die Lust durch Sauerstoffmangel zu steigern: Gelegentlich haben sich schon Männer beim Onanieren versehentlich stranguliert.

Zu zweifelhaftem Weltruhm (und ausgedehnten Gefängnisstrafen) brachte es der französische Schriftsteller François Marquis de Sade (1740–1814), der in seinen Schriften körperliche und seelische Quälereien des Sexualpartners verherrlichte. Der nach ihm benannte Sadismus als Weg der Triebbefriedigung ist aber vermutlich so alt wie die Menschheit selbst.

5. + 6. Unzertrennlich?

Vaginismus heißt die krampfhafte Kontraktion des Beckenbodens, die dazu führt, dass der intravaginale Geschlechtsverkehr unmöglich wird. Dabei wird das Becken gleichzeitig gehoben. Die Ursachen liegen nicht, wie man denkt, in früher Vergewaltigung oder sexuellem Missbrauch, sondern sind gar nicht so naheliegend. Meist ist eine wenig abgegrenzte, aggressiv betonte Mutter-Tochter-Beziehung als Ursache zu sehen. Der Vaginismus ist dann nur ein Symbol dafür, sich aggressiv abzuschließen gegen Penetrationswünsche der Mutter (übertragen: Sie respektiert den abgesteckten Claim der Tochter nicht).
Die Geschichten vom Paar, welches nicht mehr auseinander kommt und erst durch Injektionen gelöst werden muss, entsprechen eher männlichen Angstphantasien vor dem vaginalen »Verschlungenwerden«.

7. Etwas geht immer!

Niemand sollte meinen, Menschen über 30 (40, 50, 60 etc.) hätten keine sexuellen Bedürfnisse mehr! Wenn auch mit ungefähr 50 Jahren bei Frauen (Menopause) und später auch bei Männern das sexuelle Interesse und die Frequenz des Geschlechtsverkehrs abnehmen, so bleibt der sexuelle Trieb ein Leben lang erhalten und ist immer erweckbar. Die Ursachen für zurückgehende sexuelle Wünsche sind einerseits psychisch und sozial zu sehen (Erfahrungen, Stress, Ablenkungen nehmen mit dem Lebensalter zu), andererseits spielen die Hormonmangelsituationen bei steigendem Lebensalter eine große Rolle.

8. + 9. Schwule und Tunten

Homosexualität ist eine normale Variante des sexuellen, sozialen und partnerschaftlichen Erlebens und hat nichts mit Krankheit oder Perversion zu tun. Über Jahrhunderte wurden Homosexuelle verlacht, verletzt, getötet, gefoltert. Heute können sie sich Gott sei Dank »outen«, müssen ihre Veranlagung nicht mehr dauernd verbergen und verleugnen. Sie sind in allen Positionen des öffentlichen Lebens tätig, genauso wie

Heterosexuelle. Ihre Paarbeziehungen leiden unter den gleichen Problemen wie heterosexuelle Paarbeziehungen, sie erfreuen sich aber auch der gleichen positiven Erlebnisse einer Partnerschaft.

Psychologen vermuten, dass Homosexuelle in den unbewussten Phantasien den männlichen Partner lieben wollen, wie die Mutter den Vater geliebt hat, bzw. möchten von ihm geliebt werden, wie der Vater von der Mutter geliebt wurde. Sie haben oft in der Kindheit ihren Vater vermisst und idealisieren ihn deshalb. Logischerweise tragen sie keine Frauenkleider, sondern dies tun die so genannten Transvestiten.

Na, wie finden Sie mich? Vielleicht ist es Zeit für Sie, Vorurteile abzulegen?!

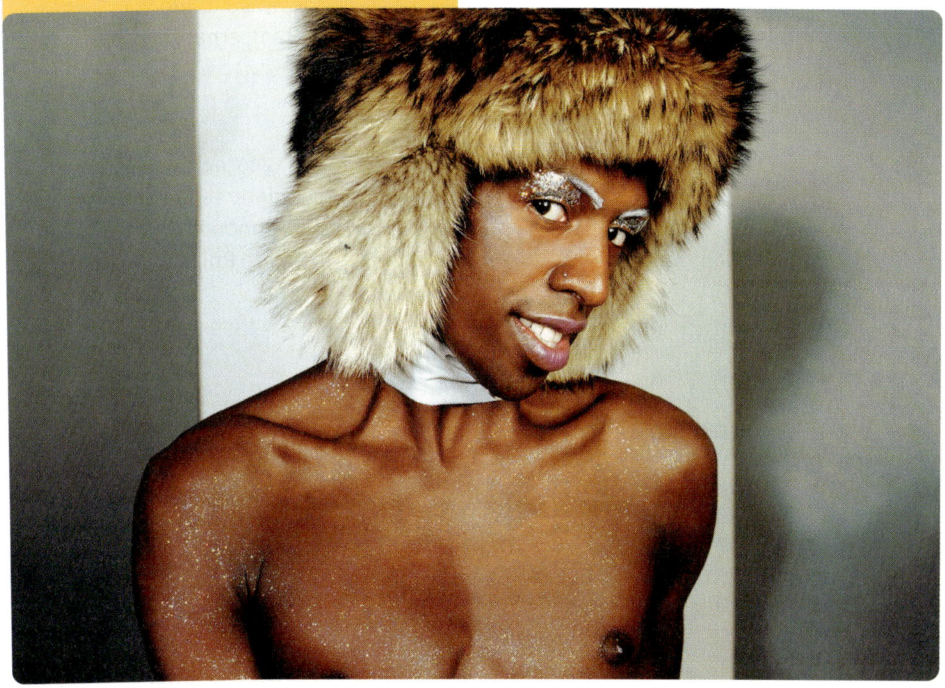

Mann oder Frau – wer weiß es genau?

Was ist mit den oft berückend attraktiven Männern in weiblicher Aufmachung? Hierbei handelt es sich im Gegensatz zu den Homosexuellen um eine narzisstische Störung mit erotischem Bezug zu Frauenkleidern. Psychologen ordnen dies dem gestörten Ablösungsprozess des Jungen von der Mutter zu, der sehr schwierig verlaufen kann. Das sexuell begehrte Objekt des kleinen Jungen in der Kindheit (nämlich die Mutter in der so genannten ödipalen Phase) wird durch die weiblichen Kleider »vertreten«, um der phantasierten Strafe der ödipalen Liebe (Kastration) auszuweichen.

Transvestiten sind ausnahmslos Männer und leben nie in intimen Beziehungen mit anderen Menschen. Ihre sexuell gestörte

Homosexuelle, Lesben oder Transvestiten sind »anders« als die Mehrheit der »Heteros« – was aber nicht rechtfertigt, dass sie häufig extreme Reaktionen wie Aggression und Abscheu auf sich ziehen. Psychologen vermuten, dass durch solche Haltungen u. a. starke Ängste in Bezug auf die eigene sexuelle Orientierung abgewehrt werden.

Situation lässt sie oft großes darstellerisches Talent entfalten. In Unterhaltungslokalen und im Showbusiness finden sie häufig eine Umgebung, in der sie als Künstler anerkannt werden. Sie spielen Tunten und arbeiten nicht selten als Prostituierte – was schon so manchem Mann eine unangenehme Überraschung bereitete. Durch Hormonbehandlung, Brustaufbau und reichlich Schminke sind sie oft nicht von Frauen zu unterscheiden.

Prostitution hat es immer gegeben und wird es wohl immer geben – die gesellschaftliche Haltung zu den Ausübenden dieses uralten Gewerbes reicht aber je nach Kultur und Zeit zwischen selbstverständlicher Akzeptanz bis zu Verfemung und Kriminalisierung. Im Schatten blieben immer die Kunden, obwohl erst ihre beständige Nachfrage das Angebot garantiert.

Eine andere Identität

Transsexuelle sind dagegen Menschen, die aus organischen Gründen eine so genannte Geschlechtsidentitätsstörung entwickeln. Sie leben seelisch ganz im anderen Geschlecht, und ihre größte Sehnsucht ist es, auch in allen äußeren Merkmalen diesem Geschlecht wirklich zu entsprechen. Durch Operationen und Hormonbehandlungen ist oft auch eine nahezu vollkommene Geschlechtsumwandlung möglich.

Sie leben dann ganz normal in Beziehungen mit dem Gegengeschlecht und tauschen die Rollen. Diese Menschen sind vom Fuß bis zur Haarwurzel dann das Wunschgeschlecht. Sie durchlaufen medizinisch, operativ, hormonell und sozial eine Identitätsänderung mit Namenänderung und neuem Pass. Transsexualität gibt es sowohl bei Frauen als auch Männern.

10. Das älteste Gewerbe

Prostituierte sind völlig normale Frauen. Wenngleich ihre Körperbeziehung oft gestört ist, so sind sie doch genauso wie jede andere Frau in der Lage, Liebe, Sex und Orgasmus zu genießen. Ihre berufsmäßige Schauspielerei, mit der sie Männer zufrieden stellen wollen, findet sich nicht selten auch bei anderen Frauen. Diese Form des Theaterspiels beim Sex ist oft sehr kindlich und leicht durchschaubar. Wer will es ihnen verdenken? Wenn sie lieben, dann ist ihre Liebe oft sehr begehrlich. Häufig sind sie vor allem geneigt, einen Partner zu finden, der sie liebt und respektiert, der sich also von den Kunden, die sie als Ware betrachten, manchmal sehr unterscheidet. Kunden, die so sind, werden auch nicht selten zu Wunschpartnern.

11. Geschmackssache

Analsex ist ein Spielform der sexuellen Lusterzeugung. Damit ist dies alles andere als eine Perversion. Eine Perversion ist im Gegensatz dadurch gekennzeichnet, dass

Alles pervers?

Der Volksmund nennt gerne alles »pervers«, was in irgendeiner Weise ungewöhnlich, unbekannt und vor allem von gesellschaftlichen Übereinkünften abweichend ist. Ganz besonders gilt das für den sexuellen Bereich, denn wir sind keineswegs so offen und tabulos, wie wir uns gerne geben. Gemeint ist eigentlich, dass wir etwas unappetitlich, abstoßend oder unmoralisch finden. Das viel missbrauchte Wort bedeutet nach seinem lateinischen Ursprung einfach »verdreht«. Ärzte und Psychologen verstehen unter einer Perversion eine krankhafte Abweichung vom Normalen – was in den seltensten Fällen auf das zutrifft, was wir »pervers« nennen.

sie ein Ausweichen vor narzisstischen Katastrophen darstellt, beispielsweise einer schweren Depression. Perversion dient also eher dem Aufrechterhalten des psychischen Gleichgewichts, das bei diesen ichschwachen Menschen erheblich gefährdet sein kann. Dies hat mit Analverkehr nichts zu tun.

Wenn allerdings ein Partner völlig einseitig in seinen sexuellen Vorlieben wird, beispielsweise nur durch Analverkehr, nur durch Masturbation, nur durch Oralverkehr usw. zum Orgasmus kommt, dann besteht der Verdacht, dass es sich doch um eine Perversion handeln könnte. Möglicherweise findet hier dann gar keine partnerschaftliche Begegnung mehr statt, sondern der Sex dient der Abwehr bedrohlicher Einbrüche in das Selbstgefühl.

12. Zungenspiele

Oralverkehr kann für beide Partner ein berauschend schönes Erlebnis sein. Der so genannte Cunnilingus, bei dem der Mann mit seiner Zunge zärtlich die Klitoris der Frau streichelt, kann ein großer Genuss sein. Viele Frauen haben aber Hemmungen, da sie sich wegen ihres Genitals, das regelmäßig blutet und ein oft nicht gut riechendes Sekret ausscheidet, schämen. Sie können sich dann nicht fallen lassen.

Zu einem Cunnilingus gehört natürlich, dass der Mann sich nicht sofort auf die Klitoris stürzt, sondern langsam die Umgebung, innere Schenkel, Schamhügel etc., mit der Zunge und dem Finger liebkost. Geht der Mann zu forsch an die Sache, dann kann es die Frau eher verschrecken. Die Frage des Erstickens stellt sich natürlich nicht, aber es gibt Situationen, in denen der Mann in einer wunderbaren Atemnot ist: dann, wenn sich die Partnerin im Orgasmus zusammenkrampft und den Kopf ihres Partners zwischen die Schenkel klemmt.

Bloß keine falsche Scham! Wohl kaum ein Mann wäre bereit, seine Partnerin durch Cunnilingus zu verwöhnen, wenn er sich im Stillen davor ekelte. Natürlich sollte für beide Partner vor dem Oralverkehr eine gründliche Körperreinigung selbstverständlich sein – allerdings keine »Totaldesinfektion« oder der heftige Einsatz parfümierter Lotionen und Sprays!

Der Begriff »Fellatio« beschreibt den Oralverkehr von Frau zu Mann. Die Frau liebkost zärtlich den Penis des Mannes und kann die Eichel ganz in den Mund nehmen, daran saugen oder ihre Zunge spielen lassen.

Zu viel zu schlucken?

Erstickungsängste haben immer etwas mit neurotischen Ängsten zu tun. Leiden Frauen unter einer solchen Angst, dann kann bei der Fellatio tatsächlich so ein Gefühl aufkommen. Aber keine Angst, niemand ist bisher daran erstickt.

Unangenehm kann es werden, wenn der Mann unbeherrscht den Penis zu tief in den Rachen seiner Partnerin stößt und dabei womöglich noch ihren Kopf festhält. Das mag keine Frau, auch wenn pornografische Filme anderes behaupten! Es zeigt wohl mehr ein Unbehagen des Mannes mit seiner passiven Rolle bei der Fellatio. Wird Ihr Liebhaber also zu zappelig unter Ihren zärtlichen Bemühungen, müssen Sie ihn entweder einfühlsam zum »stillen Genießer«

Nach einer neuen medizinischen Studie der North Carolina State University scheint ein regelmäßiger Schluck Ejakulat Frauen vor Brustkrebs zu schützen. Bei den mehr als 15 000 Studienteilnehmerinnen hatte die Gruppe, die nach eigenen Angaben über zehn Jahre lang ein- bis zweimal wöchentlich Fellatio ausübte, ein bis zu 40 Prozent verringertes Risiko, an Brustkrebs zu erkranken.

erziehen oder aber sich auf Liebestechniken beschränken, bei denen er mehr Initiative zeigen kann, ohne Ihnen wehzutun.
Die Frage, ob die Partnerin das Ejakulat herunterschluckt, stellt sich dann, wenn der Partner dies gerne hätte. Der alkalische Geschmack ist für einige Menschen unangenehm, andere Frauen aber nehmen mit diesem Akt die erotischste Gabe des Mannes in sich auf, was ihnen dann auch gefällt.
Wenn sich die Partnerin vor dem Penissekret ekelt, kann eine wunderbare erotische Alternative der zärtliche Kuss und die Zungenberührung des Penisschafts sein, wobei sie gleichzeitig zärtlich die Hoden des Mannes streicheln kann. Andererseits bestimmt die Frau, wenn sie den Penis im Mund hat, durch die Handbewegungen am Penisschaft und um die Eichel ja selbst, wann er zum Orgasmus kommt, und kann sich entsprechend darauf einrichten.

Masturbation ist ein völlig legitimes und gesundes Mittel, die eigene Sexualität auszuleben. Wenn Selbstbefriedigung durch Schuldgefühle vergällt wird, sind häufig kindliche Erfahrungen daran schuld, wenn man von den Eltern dabei ertappt und beschämt oder gar bestraft wurde.

13. Selbst ist der Mann/ die Frau!

Masturbation ist eine völlig natürliche Ersatzhandlung, wenn Menschen allein leben oder der Partner nicht erreichbar ist, und macht in keinem Fall krank. Auch als Alternative beim Sex kann es eine wunderschön spannende Abwechslung sein, wenn der Mann die Frau an der Klitoris streichelt und die Frau den Mann masturbiert. Auch ein gemeinsames Masturbieren kann sehr aufregend sein, wenn sie zuschaut, wie er sich mit der Hand befriedigt, oder er ihr beim Massieren der Klitoris zuschaut. Diese voyeuristischen Erlebnisse stimulieren vor allem stark visuell orientierte Menschen. Der Gedanke, dass dies krank macht, hängt stark mit der viktorianischen oder wilhelminischen Sexualerziehung zusammen, die alle Kinder damit bedrohte, dass es bei zu häufigem Masturbieren zu Schwindsucht oder Schwachsinn kommen könnte. Generationen von Menschen wurde so schon früh ein unbefangener Zugang zur eigenen Sexualität versperrt. Tiefer noch wurzelt die Überzeugung, Masturbieren sei sündhaft, weil es dabei so offenkundig nicht um Fortpflanzung geht. Die alttestamentarische Forderung, Sexualität ausschließlich zur Produktion von Nachwuchs auszuleben, bringt auch heute noch viele Menschen in Gewissensnöte und führt zu Heuchelei und Lebenslügen.

14. + 17. Infektionen sind immer möglich

Pilzinfekte der Scheide sind in erster Linie im Zusammenhang mit dem Zuckerspiegel der Scheide zu sehen, der östrogenabhängig ist. Denn hohe Östrogenspiegel führen zu einer starken Vermehrung an glykogenreichen Zellen der Scheidenschleimhaut. Glykogen ist ein Produkt aus Zucker und wird wieder in Zucker umgewandelt und durch die Milchsäurebakterien, die den Zucker anaerob vergären, wiederum zu Milchsäure.
Pilze können bei jedem pH-Wert wachsen. Aus diesem Grund ist es Unsinn, bei Pilzinfektionen der Scheide Milchsäurebakterien zu verordnen (dies hilft nur bei Bakterieninfekten). Der hohe Östrogenspiegel hat ausreichende Milchsäurebakterien gebildet. Frauen vom Venustyp oder solche, die östrogenhaltige Präparate zu sich nehmen, leiden viel häufiger unter Scheidenpilzinfektionen als knabenhafte Frauen oder solche mit Östrogenmangel,

z. B. nach der Menopause. Wichtiger ist es schon, dass während der Menstruation immer viel Blutreste in der Scheide bleiben. Diese sind leicht bakteriell überladen, denn Blut ist ein idealer Nährboden, besonders für Darmbakterien aus dem benachbarten Dickdarm. Damit kann es bei Geschlechtsverkehr während der Menstruation zu einer bakteriellen Infektion, besonders mit Kolibakterien aus dem Darm, kommen. Hierbei hängt natürlich viel davon ab, wie es um die körperliche Abwehrkraft und die psychische Konstitution der Frau bestellt ist.
Männer stecken sich während der Menstruation nicht an. Ausnahme wäre eine Chlamydieninfektion der Scheide, eine Herpesinfektion oder eine spezielle Geschlechtskrankheit – aber diese wären selbstverständlich auch an den Tagen vor und nach der Menstruation infektiös!

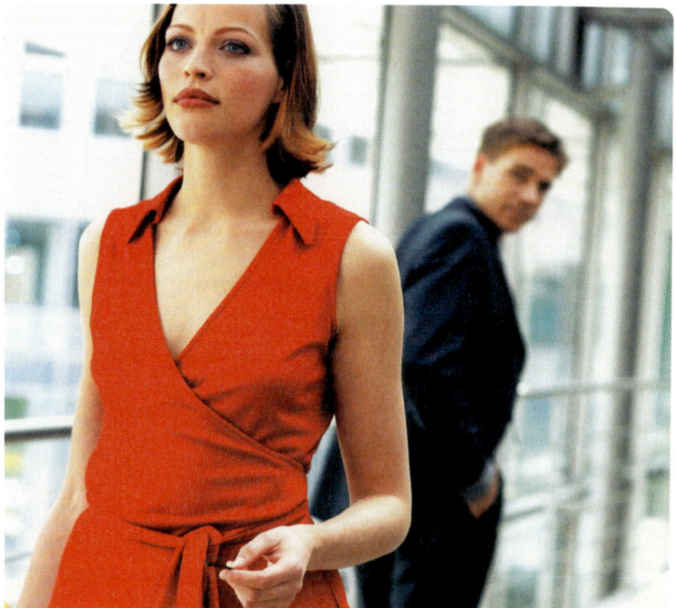

Wie (un)wahr: Männer wollen immer nur das eine – und Frauen reden zu viel!

15. So simpel sind sie nicht!

Die ständige Beschäftigung mit Sexgedanken ist nicht geschlechtsabhängig, sondern ein Produkt der Testosteronwirkung auf das Gehirn. Somit sind Männer wie auch Frauen mit einem hohen Testosteronspiegel sehr oft mit sexuellen Phantasien beschäftigt. Androgyne Männer haben diesen Ruf nicht. Aufgrund der primär testosteronbedingten Prägung des männlichen Gehirns ist natürlich die Sexualität, genauso wie schnelle Autos oder Gewalt und Krieg, ein wichtiges männliches Thema in Phantasien und Realität. Dies mehr als bei den östrogenbetonten Frauen. Dann gehen Männer wie Frauen durch unterschiedliche Lebensphasen: In jungen Jahren kann Sex durchaus zeitweise bei beiden Geschlechtern zum alles beherrschenden Thema werden und gehört zum Prozess der Persönlichkeitsentwicklung. Bei der Unausrottbarkeit des Vorurteils von der männlichen Sexfixiertheit spielt die Vorbildhaltung der Eltern eine große Rolle. Männer wollen nicht nur das eine, wie die Mütter ihren Töchtern warnend einreden, sondern sind zumeist auch sehr verantwortungsvoll und partnerschaftsbezogen, ohne immer gleich Sex zu wollen.

Die leichte Stimulierbarkeit der meisten Männer für Sex finden Frauen oft ärgerlich oder primitiv. Andererseits nutzt die holde Weiblichkeit seit Adam und Eva diese männliche Schwäche gern für eigene manipulative Zwecke!

16. »Eisprinzessinnen« sind selten

Frauen sind genauso oft oder genauso selten frigide wie ihre Geschlechtspartner. Frigidität, d. h. Unlust am Sex, ist teils hormonell bedingt, hat zumeist aber psychologische Ursachen, die in der Kindheit liegen können oder in der Partnerschaft entstanden sind. Wenn Männer ihre Partnerin frigide nennen, soll das in aller Regel nur ihre Sorge bemänteln, sie sexuell nicht befriedigen zu können oder schlichtweg von ihr nicht begehrt zu werden.

18. Nichts geht verloren

Das Gegenteil ist wahr: Masturbation verstärkt die Sexlust. D. h.: Mehr macht Lust auf noch mehr (innerhalb gewisser Erschöpfungsgrenzen, versteht sich)! Daraus nun aber wie manche Männer zu schließen, nur tägliche Masturbation erhalte die Manneskraft, ist auch wieder übertrieben.

Auch Frauen verderben sich selbstverständlich nicht ihre Orgasmusfähigkeit beim Geschlechtsverkehr durch Masturbation. Wahr ist allerdings, dass viele Frauen leichter oder überhaupt nur durch Masturbation zum Orgasmus kommen. Das liegt wohl an der immer noch in den Köpfen steckenden Rollenverteilung der passiven, empfangenden Frau und dem aktiven Mann als Freudenspender. Frauen fürchten, das männliche Selbstbewusstsein ihres Liebhabers durch allzu deutliche Hinweise zu untergraben, und Männer glauben immer noch, am besten zu wissen (oder dieses Wissen vortäuschen zu müssen), wo es denn langgehen muss beim Liebesspiel.

Natürliche Körpergerüche spielen eine große Rolle für gegenseitige Anziehungskraft und sexuelle Stimulation. Allzu übertriebene Hygiene und zu intensive synthetische Duftstoffe vermindern also eher die Attraktivität und sind auch gesundheitlich völlig überflüssig.

19. Waschbär und Dreckspatz

Es bahnte sich alles so romantisch und aufregend an – und dann springt sie auf: »Nur einen Moment, Schatz!« und verschwindet auf vorläufiges Nimmerwiedersehen im Badezimmer. Bis die aufwändigen Waschungen, Salbungen und Parfümierungen vollendet sind, hat ihn die Müdigkeit übermannt, und auch Kleopatra persönlich hätte die größte Mühe, seine Lust noch einmal anzustacheln. Oder auch: Nach heißem Liebesspiel ist nun kuscheln, entspannen und traute Intimität angesagt – aber er rennt los, und beim fernen Rauschen der Dusche fragt sie sich gedemütigt, was für eine Art von »Schmutz« er sich denn nun abwaschen muss. Also bitte, kein übertriebener Waschzwang davor oder danach, denn in der heutigen Zeit mit ihren hygienischen Verhältnissen gibt es dafür keinen Grund.

20. Heißer Schund

Pornofilme und -bücher stimulieren die Sexualität. Singles, die sich Pornofilme anschauen, haben dadurch die Möglichkeit, ihre sexuellen Spannungen durch Masturbation abzubauen. Allerdings kann dies zu einer gewissen »Sucht« führen. Irgendwann schaffen die Menschen es nicht mehr, ihre eigenen Phantasien zu entwickeln, und brauchen immer Stimulation von außen.

In Paarbeziehungen haben Pornofilme eine stimulierende Funktion, regen zum Teil zum Nachmachen an.

Auf jeden Fall sollten Pornofilme Kindern und Jugendlichen vorenthalten werden, denn sie stimulieren einerseits zu früh sexuelle Phantasien, führen zu hohen Spannungen, welche nicht abgebaut werden können. Andererseits werden spätere Enttäuschungen vorprogrammiert, denn Pornofilme zeigen ein ganz anderes Bild von Erotik als das, welches für eine gute sexuelle Beziehung notwendig ist. Meiner Ansicht nach sollte der Gesetzgeber Pornofilme nicht verbieten, aber es sollten rechtliche

Regelungen für Hotels geschaffen werden, in denen Kinder und Jugendliche allzu leicht an diese Filme kommen können.

21. Perverse Schwule?

Nein, so ist das selbstverständlich nicht. Homosexualität ist keine Perversion, sondern es handelt sich um eine früh in der Kindheit entstandene Ausrichtung auf ein Elternteil. Der Junge, der seinen Vater über alles liebte, möchte beispielsweise als erwachsener Mann von einem anderen Mann so sexuell behandelt und geliebt werden, wie seine Mutter es vom Vater wurde. Das bedeutet, er nimmt die passive Rolle in der Beziehung ein. Es gibt in homosexuellen Beziehungen die gleichen sexuellen, erotischen und perversen Spielarten wie in heterosexuellen.

Eine neurotische Störung

Von Perversionen spricht man dagegen, wenn Menschen mit narzisstischen Störungen durch sexuelle Handlungen versuchen, den drohenden Verlust ihres Selbstwertes abzuwehren. Es handelt sich also um psychische Probleme, die durch Sex kompensiert werden sollen, ähnlich wie andere Menschen Probleme z. B. durch Alkohol- oder Drogenmissbrauch betäuben. Es gibt deshalb in Paarbeziehungen keine Sexvarianten, die an sich bereits pervers wären. Nur ein Partner, der z. B. nur durch eine sexuelle Spielart seine drohende Depression abwehren kann, benutzt in diesem Falle die Partnerin oder eine sexuelle Spielart zur Regulierung seiner Psyche. Dies hat dann nichts mit Sexualität, Erotik oder Liebe zu tun, sondern ist eine psychische Krankheit, die therapiert werden sollte.

22. Simultaner Höhenflug

Lässt sich das Glück an seiner Dauer messen? Offenbar nicht, denn sonst würde dem nur wenige Sekunden dauernden Orgasmus sicher nicht so hohe Bedeutung für die sexuelle Erfüllung beigemessen.
Aber muss er auch noch bei den Partnern gleichzeitig eintreten? Nein, denn es ist

Reines Männervergnügen?

Eigentlich ist Pornografie nicht nur eine anregende Unterhaltung für Männer, denn auch Frauen werden durch heiße Filme und Bücher sexuell stimuliert. Dass sie dennoch in weit geringerem Maß als Männer Pornografie konsumieren, hat sicher andere Gründe als sexuelles Desinteresse. Offensichtlich ist die Auswahl einschlägiger Filme und Zeitschriften nur wenig darauf ausgerichtet, was Frauen animiert. Und warum macht niemand etwa mit »frauengerechterer« Pornografie ein Geschäft? Weil keiner offenbar genau weiß, wie das aussehen sollte. Versuche in dieser Richtung (z. B. die Zeitschrift »Playgirl«) waren jedenfalls ziemliche Flops. Andererseits ziehen männliche Stripshows in vielen Städten ganze Scharen weiblicher Fans an, die durchaus den Kitzel genießen, attraktive Männer in aufreizenden Posen zu beobachten. »Eva« scheint also im Hinblick auf Pornografie geteilten Herzens zu sein – oder darf sie sich vielleicht immer noch nicht so recht erlauben, an »Sex pur« Gefallen zu finden?

Hardcore, Softporno oder subtil erotischer Film – dies zu unterscheiden, liegt im Auge des Betrachters. Kindliche Augen sollten es möglichst nicht sein, denn schon Erwachsene tun sich oft schwer, ihre gemischten Gefühle bezüglich heißer Bilder unter einen Hut zu bringen.

zwar manchmal sehr schön, gleichzeitig zum Orgasmus zu kommen, aber kein Muss, um befriedigende Sexualität zu erleben. Und schon gar nicht ist es der Beweis für besonders ausgefeilte Liebeskünste, sondern vielmehr ein Zufallstreffer. Bekanntlich brauchen Frauen weitaus mehr Zeit (etwa 15 bis 30 Minuten), um beim Liebesspiel den Höhepunkt zu erreichen, während ihre Partner das oft in zwei bis drei Minuten schaffen.

Nicht jeder Orgasmus ist wirklich ein »Höhepunkt« im Sinne eines ganzheitlichen Erlebnisses, und eine sexuelle Begegnung ohne Orgasmus muss nicht lustlos sein. Bringen Sie keinen Leistungsstress ins Bett durch den Mythos vom gemeinsamen Orgasmus!

Fazit: Ein bisschen Durchhaltevermögen sollte er schon haben, um seine Partnerin nicht zu frustrieren; ein verkrampftes gemeinsames »Hinarbeiten« auf einen gemeinsamen Orgasmus ist dagegen fast immer vergeblich und lusttötend.

23. Au weh!

Nein, körperliche Schmerzen erleiden Männer nicht, wenn es mal nicht klappt mit dem Höhepunkt, aber es ist oft psychisch quälend, wenn sie keinen Orgasmus bekommen. Es kratzt am männlichen Selbstbewusstsein, man grübelt über mögliche Ursachen und fürchtet sich vor drohender Impotenz. Auch die Partnerin plagt sich vielleicht mit Zweifeln, ob sie nicht mehr attraktiv genug ist oder ihm im Bett einfach nichts zu bieten hat.

Am besten wäre es, die Sache auf die leichte Schulter zu nehmen, denn meist stecken harmlose, vorübergehende Dinge dahinter wie beruflicher Stress, körperliche Erschöpfung, zu viel innere Ablenkung durch quälende Gedanken, oder man hatte schon zuvor »nicht so richtig« Lust. Wer es nicht locker nehmen kann, riskiert, dass sich das Problem schon allein aus innerer Verkrampfung dauerhaft einrichtet.

Wer allerdings immer häufiger keinen Orgasmus bekommt, sollte ärztlichen Rat suchen: Neben psychischen Ursachen kann auch ein Hormonmangel, ein organischer Grund bzw. eine Erkrankung (z. B. Diabetes mellitus) dahinter stecken.

Keiner weiß es, keiner merkt es: Ob der Partner wirklich einen Orgasmus erlebt hat, bleibt stets ungewiss. Beide Geschlechter sind absolut überzeugend bei der Vortäuschung des Höhepunkts – und nach Umfragen machen sowohl Männer als auch Frauen von dieser Schauspielkunst öfter Gebrauch. Die häufigsten Gründe: Der Partner soll nicht enttäuscht sein oder Zweifel an seiner erotischen Attraktivität bekommen, und man selbst möchte nicht als frigide gelten, nur weil man mal den Orgasmus verpasst hat. Der positive Aspekt: Immerhin gibt der Partner durch seine Darbietung meist zu erkennen, dass er den anderen mag und schätzt und auch den Sex genossen hat.

24. Hochsensibel

Die Eichel ist sehr dicht mit Gefühlsnerven besetzt, deshalb ist sie sehr schmerzempfindlich. Aber auch äußerst empfänglich für Lustempfindungen – weshalb viele Männer es lieben, von ihrer Partnerin dort zärtlich berührt zu werden. Beißen, Kneifen oder Zerren sind dagegen tabu, denn zu heftige Stimulation ist mehr schmerzhaft als anregend. Sie erzielt dann blitzschnell das Gegenteil der erhofften Wirkung – die schönste Erektion ist vorläufig dahin.

25. Vaginaler Orgasmus?

Eigentlich gibt es das nicht, denn die Vagina hat keine sexuellen Stimulationsnerven. Der Orgasmus der Frau ist also von der Stimulation der Klitoris abhängig, genauso wie der des Mannes von der Eichel. Es gibt aber eine vaginale »Ejakulation« aus den paraurethralen Drüsen und – vielleicht – den »G-Punkt« (siehe Seite 204).

26. Good morning, sunshine

Die so genannte Morgenlatte ist zwar mit dem Drang nach Sex verbunden, hat aber ziemlich unromantische Ursachen. Sie ist bedingt durch eine extreme Gefäßerweiterung, weil die gefüllte Harnblase den Blutabfluss aus den Penisvenen verhindert.

27. Auch hochsensibel

Ja, die weiblichen Harnwege sind völlig getrennt von den Geschlechtsorganen. Die Harnröhrenmündung ist sehr schmerzempfindlich und befindet sich unter der Klitoris. Ein Liebhaber, der weiß, wie (sehr) seine Partnerin durch Stimulation der Klitoris erregt wird, schießt vielleicht über das Ziel hinaus: Zu ausdauernde Stimulation wird dann schmerzhaft und vertreibt die Lust.

28. Das Ei und die Henne ...

Ja, die Klitoris entspricht entwicklungsgeschichtlich der Eichel des Mannes, die großen Schamlippen dem Hodensack und die Eierstöcke den Hoden. Frauen dürfen diese Entsprechungen aus der umgekehrten Perspektive betrachten, also: Die Eichel entspricht der Klitoris, der Hodensack ...

29. Frauen und Fußball

Wir meinen, sexuelle Enthaltsamkeit vor Wettkämpfen ist überflüssig, denn Sex entspannt und macht den Sportler ruhiger und konzentrierter. Manche Trainer im Profisport sehen das allerdings ganz anders.

Der »Morgenlattensex« ist in vielen Fällen eher ein langweiliges, weil nicht wirklich erotisches Geschehen, bei dem man oft vorzeitig von der Erektion im Stich gelassen wird.

30. Zum alten Eisen?

Frauen nach der Menopause haben genauso Lust auf Sex wie vorher. So ist das Prinzip, ausreichend Östrogen und Testosteron sind aber wichtig für die Libido. Auch führen mangelnde Gelegenheit, Depressionen oder Erkrankungen häufig in höherem Alter zu nachlassendem Interesse an Sex – bei Frauen und Männern.

Nach den Wechseljahren verlieren Frauen die Lust, sind zu unattraktiv und zu alt für Sex? Von wegen!

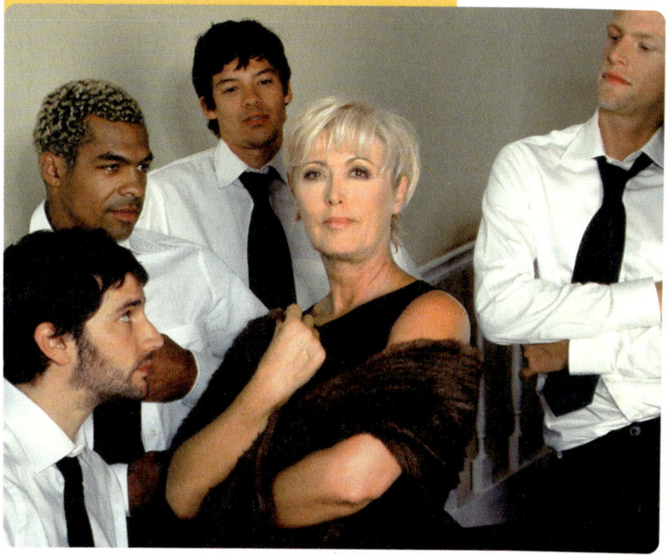

Sinnlichkeit
ist mehr als Sex

Wir erfahren die Welt durch unsere Sinne – und je nachdem, wie abgestumpft oder wahrnehmungsfähig unsere Sinne sind, erfahren wir mehr oder weniger. Sinnlichkeit ist der Weg, Sex umfassend zu genießen, statt nur flüchtig einen Trieb abzureagieren.

Nicht so eindimensional

Ein sinnliches Erlebnis – das kann so vieles sein: eine sanfte Brise auf der Haut, der Klang eines Musikinstruments, der zarte Schmelz von Schokolade auf der Zunge, das Formen eines Schneeballs mit bloßen Händen ... Wer die Sinnlichkeit seines Liebeslebens kultiviert, schärft Augen, Ohren, Nase, Mund und Tastsinn und wird belohnt mit einer Fülle von Eindrücken, die Lust und Genuss steigern. Ach ja, und klüger, reaktionsschneller und attraktiver wird man durch ein solches »Training« der Sinne übrigens auch noch! Sex mit dem Partner kann so zu einem Fest werden, das weitaus befriedigender verläuft als eine Jagd nach dem Orgasmus unter Einsatz bewährter Techniken – eben ein im wahrsten Sinne des Wortes ganzheitliches Erlebnis.

Gelegentlich begegnet man Menschen mit einer großen Anziehungskraft, die man sich objektiv betrachtet nicht so recht erklären kann. Sie haben eine »sinnliche Ausstrahlung«, wecken bei uns erotische Impulse und oft auch undefinierbare Neidgefühle. Dabei müssen solche Menschen weder besonders schön oder jung sein noch überhaupt als potenzielle Partner infrage kommen. Wir nehmen diese Ausstrahlung unabhängig von unserem eigenen Geschlecht oder Alter wahr. Es wirkt so, als ob sie selbst und ihr Leben bunter, interessanter, vielfältiger, intensiver seien als unser eigenes, um eine unbekannte Dimension erweitert.

Jeder braucht »Lehrjahre des Gefühls«

Natürlich verbinden sich alle möglichen Assoziationen mit dem Begriff »Sinnlichkeit«. Was wir nicht damit meinen: den heftigen Einsatz sexueller Signale wie den megatiefen Ausschnitt oder einstudierten »Schlafzimmerblick«, auch nicht die gierige Sucht nach Sinnesgenüssen ohne Grenzen oder etwa gar sentimentale »Empfindelei« unter Ausschaltung des Verstands.

Eigentlich gehört Sinnlichkeit selbstverständlich zur natürlichen biologischen Ausstattung. Unsere Sinne, Tasten, Riechen, Schmecken, Sehen und Hören, liefern uns nach der Geburt (zum Teil sogar bereits davor) die ersten Lebenseindrücke, lange bevor unser Verstand sich entfaltet. Ja, man kann sogar sagen, dass sich der Verstand erst auf der Basis der Informationen durch unsere Sinneseindrücke entwickelt.

Kinder, die schließlich in wenigen Jahren ganz rapide Entwicklungsschritte bewältigen müssen, sind deshalb ausgesprochen sinnliche Geschöpfe. Sie können mit einer Intensität kuscheln, lauschen, Geschmäcker oder Gerüche lieben und verabscheuen, die wir belächeln und beneiden.

Der Augenblick geht verloren

Das »Wunderland der Kindheit« ist eigentlich kein anderes als das, was auch unsere Erwachsenenwelt ausmacht. Nur: Wir bestaunen nicht mehr selbstvergessen ein Feuerwerk (wir denken vielmehr daran, was der Unfug kostet), plantschen entzückt in Regenpfützen (wir schimpfen auf das Wetter), lauschen, wie schön der Matsch unter den Schuhen quietscht (die muss man putzen!) oder spielen mit der so herrlich glitschigen Seife (andere wollen schließlich auch noch ins Bad).

Wir wollen Sie auch nicht auffordern zu solch kindlichen Spielen (die Sie hoffentlich im entsprechenden Alter ausgiebig genießen konnten). Was Sie aber versuchen sollten zurückzugewinnen, ist die hellwache Offenheit für Sinneseindrücke jeglicher Art, die bedingungslose Hingegebenheit an den Augenblick.

Unsere Sinne sind notorisch überarbeitet

Unsere Umgebung ist ja nicht gerade arm an Sinneseindrücken, ganz im Gegenteil. Unsere Kultur ist geradezu darauf eingerichtet, ständig und allerorten Augen, Ohren und Nasen mit einer Überfülle von Stimulanzien zu versorgen. Es scheppert, klingelt, piept und dröhnt, bewegte Bilder in allen Farben wechseln schneller, als unsere Augen folgen können, es duftet und stinkt. Das Stichwort heißt Reizüberflutung.

Unsere Sinne werden ermüdet, gleichzeitig süchtig nach immer intensiveren Reizen, die sie immer weniger als solche empfinden. Das stumpft nicht nur den Lebens- und Liebesgenuss ab – man verblödet auch, um es drastisch auszudrücken.

Zu viel stumpft ab

Der Psychologe Rüdiger Rogoll bemerkt zum Thema Reizüberflutung: »Da wir vornehmlich durch sinnliche Erlebnisse lernen – negative (wie Verlust, Bedrohung, Krankheit, Schmerz) ebenso wie positive (Freude, Behaglichkeit, Glück, Liebe) –, vermindert sie die Abstufung unserer Gefühlsfärbung in Freude- und Leidensfähigkeit. Zwischen innerer und äußerer Verödung besteht ein Zusammenhang.«

Nun könnte man ausführlich die Hintergründe, Ursachen und Auswirkungen dieser Entwicklung beleuchten, aber das Dauerbombardement mit Sinneseindrücken hat ja auch das Phänomen des »Lesers mit kurzer Aufmerksamkeitsspanne« hervorgebracht, der bei langatmigen Erläuterungen anfängt, per geistiger »Fernbedienung« herumzuzappen. Womit wir beim nächsten Stichwort wären: Konzentration. Bei diesem Begriff denkt man meist an geistige Tätigkeit, aber Konzentrationsfähigkeit ist auch die wichtigste Voraussetzung für intensives sinnliches Erleben.

Innehalten und den Augenblick zu genießen, ist eine Lebenskunst, die man im hektischen Alltag oft erst neu erlernen muss. Man hat damit einen Schlüssel zur eigenen Sinnlichkeit und damit auch zu befriedigendem Sex in der Hand.

Heute schon im Flow gewesen?

Bei Untersuchungen zu Lebensglück und -zufriedenheit von Menschen stießen Psychologen auf einen Bewusstseinszustand, den sie »Flow« nannten. Es stellte sich heraus, dass diejenigen Menschen sich als besonders glücklich einschätzen (und noch dazu gesünder und langlebiger sind), die möglichst häufig und andauernd völlig konzentriert in einer Tätigkeit aufgehen – ohne sich allerdings angestrengt um diese Konzentration bemühen zu müssen. Für das Gefühl von Zufriedenheit spielt es dabei keine Rolle, ob es sich bei dem Tun um Bodenschrubben oder die Auswertung von Bilanzen handelt – obwohl es natürlich individuell unterschiedlich ist, bei welcher Art von Tätigkeit jemand diesen »fließenden« Bewusstseinszustand erreichen kann.
Andere »Glücksfaktoren«, wie materieller Wohlstand, sozialer Status, äußere Attraktivität oder Intelligenz, spielen offenbar eine absolut untergeordnete Rolle gegenüber der Fähigkeit, »im Augenblick« aufgehen zu können.

Konzentration steigert die Wahrnehmung

Konzentration bedeutet hauptsächlich: störende Reize und Ablenkungen wirksam ausschalten zu können. Der noch unverbrauchten Sinnlichkeit von Kindern gelingt das spielend. Ein Reiz wird als so intensiv und fesselnd erlebt, dass sie alles andere rings um sich her vollständig vergessen – oft sehr zum Leidwesen ihrer Eltern. Erwachsene können es sich kaum noch erlauben, dem nächstbesten Eindruck ohne Rücksicht auf die Konsequenzen nachzugeben, darüber womöglich Pflichten und Termine zu versäumen.
Wir »verkopfen«, weil Verstand und Lebenserfahrung die Kontrolle über spontane Impulse übernehmen. Das ist natürlich ein unverzichtbarer Reifungsprozess, ohne den Verantwortlichkeit und Selbstständigkeit nicht denkbar wären. Nur trübt das auch unsere natürliche Fähigkeit, in den »Flow« zu geraten. Um uns wieder zu intensivem Sinneserleben und tiefer Hingegebenheit an etwas oder jemanden (beispielsweise unseren Partner) zu bringen, müssen wir den bewussten Weg gehen: uns freiwillig selbst beschränken und ablenkende Reize minimieren.

Schnell leben – kurz genießen

Und das ist genau das Gegenteil von dem, was wir heute meist tun: Um unsere überbeanspruchten Sinne überhaupt noch zu spüren, verlangen wir nach immer stärkeren, schneller wechselnden Reizen. Alles wird schneller, lauter, bunter, intensiver und kürzer: Das gilt für Filmschnitte wie für

Musikstücke, Moden oder Parfüms, berufliche Anstellungen oder Partnerbeziehungen. Fast jeder gibt an, darunter in irgendeiner Form zu leiden – warum haben wir uns dann so ein Umfeld geschaffen? Unsere Kultur ist an Jugendlichkeit orientiert, und Jugendliche haben den natürlichen Drang, Grenzen auszuloten und auch mal zu überschreiten, das Leben bis zum Rauschhaften zu steigern, rasch auszuprobieren und schnell zu verwerfen.

Dieser Prozess dient der Selbstfindung, der Auslotung der eigenen Möglichkeiten und Grenzen. Diesen eigentlich nur wenige Jahre dauernden Entwicklungsschritt zum verbindlichen Lebensstil zu erklären bedeutet, zwischen Extremen hin- und hergeworfen zu werden.

Sinnlichkeit ist Liebe zum Detail

Der ewige Schrei nach Mehr und nach Neuem führt zum Überdruss an allem – und bei Klügeren zu der uralten Einsicht, dass Qualität mehr wert ist als Quantität. Und dies gilt eben auch für Sex und Sinnlichkeit: Ein einziger Kuss bietet dieselben Möglichkeiten sinnlichen Erlebens wie eine dreitägige Gruppenorgie mit wechselnden Partnern.

Das klingt nun wirklich etwas übertrieben? Dann kramen Sie doch mal ein bisschen in Erinnerungen. War da nicht auch vielleicht irgendwann einmal ein Kuss oder nur eine zärtliche Abschiedsumarmung aufregender und befriedigender als später so manches »vollwertige« Sexerlebnis? Das soll nun keineswegs heißen, dass Sie Ihre Sexualität nur noch bei zarten Küssen ausleben sollen, oder gar ein billiger Trost dafür sein, dass es im Bett nicht mehr so klappt. Aber ein bisschen Sinnesverfeinerung tut Ihrem Liebesleben auf alle Fälle gut, ob sich das nun mehr in der Vertikalen oder der Horizontalen abspielt.

Achtsamkeit macht Sex für beide lustvoll

Die Steigerung der sinnlichen Fähigkeiten beim Sex muss auch Achtsamkeit gegenüber dem Partner beinhalten. D. h., nicht nur die eigenen Sinneseindrücke zu intensivieren, sondern auch empfänglicher dafür zu werden, was dem Partner gut tut.

Lust nach Lehrbuch gibt es nicht. Vergessen Sie also »todsichere« Sextipps, und schärfen Sie lieber Ihr Gespür dafür, was dem/der Partner/in gefällt und ihm/ihr Appetit auf mehr macht.

Erinnern Sie sich an den Kino- und Fernsehfilm »9 1/2 Wochen«? Oberflächlich, aber ein Lehrstück in Bezug auf Achtsamkeit. Kim Basinger spielte eine junge Frau, die völlig in den Bann gezogen wird von ihrem äußerst phantasievollen Liebhaber, der sie mit immer neuen Sexspielen überrascht und fasziniert. Doch die zunächst so lustvoll erlebten Varianten werden zwanghaft immer extremer bis zu ihrer Kränkung und Erniedrigung. Schließlich ist nicht mehr zu verhehlen, dass sich ihr keine neuen Dimensionen der Sinnlichkeit eröffnen, sondern sie nur willfähriges Objekt einer Lust ist, die stetiger Verstärkung der Reize bedarf – ohne jede Rücksicht auf das Lustempfinden des Partners. Na ja, sie braucht 9 1/2 Wochen, um's zu kapieren.

Es gibt kein wirksameres Aphrodisiakum, als das Begehren des anderen zu spüren – und das werden Sie nur wecken, wenn Sie ihm Lust bereiten.

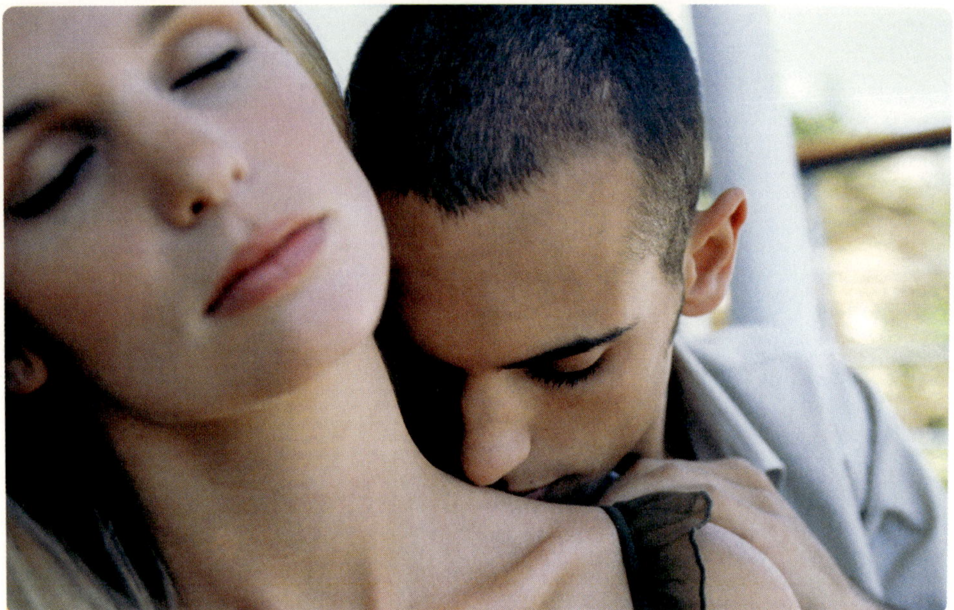

Ob nun bewusst oder unbewusst: Der Geruch des anderen macht uns richtig an – oder törnt uns richtig ab.

Die feine Botschaft unserer Nase

Ihr Lieblingsparfüm kann zum »Markenzeichen« werden. Wechseln Sie dennoch ab und zu den Duft, denn bei Dauergebrauch nehmen Sie ihn selbst nicht mehr wahr und benutzen dann leicht zu viel davon.

Wenn es heißt: »Den kann ich nicht riechen!«, ist gemeint, dass wir jemand nun überhaupt nicht leiden können.
Oft ist das sogar weniger metaphorisch, als uns bewusst ist: Wir haben eine sehr ausgeprägte Wahrnehmung für Körpergerüche von Menschen und fühlen uns instinktiv über unsere Geruchsempfindung zu jemandem hingezogen oder auch von ihm abgestoßen. Zwar ist unsere Nase nicht so fein, dass wir wie zahlreiche Tiere über größere Entfernungen potenzielle Partner oder Feinde wittern, aber dennoch treffen wir tagtäglich unzählige »Geruchsentscheidungen«; die meisten davon allerdings, ohne uns darüber auch nur im Geringsten bewusst zu sein.

Gerüche steuern Reaktionen

Knoblauchdünste, betäubende Parfümschwaden, muffige Kleidung fallen uns unangenehm auf, auf subtilere Gerüche reagieren wir, ohne es zu merken. Über Pheromone als natürliche sexuelle »Lockstoffe« haben wir schon gesprochen. In Bezug auf Düfte sind wir große Individualisten: Was dem einen furchtbar stinkt, nimmt der andere als herrliches Aroma wahr. Und: Düfte haben einen großen Einfluss auf unsere seelische und körperliche Befindlichkeit. Ob wir uns in einem Raum wohl fühlen, dort gut entspannen oder arbeiten können, hat u. a. damit zu tun, was unsere Nase meldet.

Intim und sinnlich – Körperdüfte

Haben Sie schon einmal bewusst den Körpergeruch Ihres Partners wahrgenommen? Damit meine ich den natürlichen Geruch eines sauberen Körpers, nicht das neueste Parfüm der Liebsten! Nun müssen Sie sie/ihn nicht gleich mit schnuppernder Kaninchennase misstrauisch machen, aber achten Sie doch einmal auf die Vielfalt der Gerüche von Haut, Haaren und verschiedenen, auch intimen, Körperstellen, wenn Sie sich nahe sind.

Aromatherapie steht hoch im Kurs und bietet wunderbare Möglichkeiten, der Nase zu schmeicheln und sie zu schulen. Die natürlichen ätherischen Öle von Blüten, Kräutern und Hölzern sind vielseitig einsetzbar zur Aromatisierung der Raumluft, als Körperöle und Badezusätze oder als äußerliches Mittel bei zahlreichen Beschwerden. Als besonders erotisierende Düfte gelten z. B. Rosen-, Sandelholz-, Neroli-, Ylang-Ylang-, Zypressen- und Ingweröl. Ausprobieren! Aber halten Sie Maß: Nicht jeder kommt in der Atmosphäre eines Rosengartens oder orientalischen Basars in Stimmung – und weniger ist mehr!

Teilen Sie Ihrem Partner auch mit, was Sie riechen, und versuchen Sie dabei Ihre Empfindungen so fein zu differenzieren wie ein Parfümeur: Wie ist die Grund-, Kopf- und Herznote des Geruchs? (Vergleiche mit gereiftem Käse oder altem Fisch verkneifen Sie sich aber bitte – etwas poetischer sollte es schon formuliert sein.)

Lassen Sie sich auch von Ihrem Partner Ihren eigenen Körpergeruch beschreiben, denn den kann man kaum selbst wahrnehmen (wenn doch, sind Sie sicher überreif für eine Dusche).

Die Augen schaffen unser Bild von der Welt

Unsere Kultur ist stark auf optische Eindrücke eingestellt – unsere Augen werden von früh bis spät von wechselnden Bildern geradezu überwältigt. Für aufmerksames Betrachten von Details bleibt da kaum mehr Aufmerksamkeit, es sei denn, wir lenken sie sehr bewusst darauf. Um der Flut der Bilder Herr zu werden, tragen wir innerlich ein ganzes Schubladensystem mit uns herum, wo ein neues Bild nach wenigen Erkennungsmerkmalen abgelegt wird.
Auch für den äußerlichen Eindruck von Menschen haben wir in der Regel nur einige wenige Kategorien: Einmal eingeordnet, nehmen wir sie optisch kaum mehr differenzierter wahr. Wir meinen, es reicht, wenn wir erkennen, wen wir vor uns haben – aber was erkennen wir da eigentlich?

Versuchen Sie einmal, Menschen in Ihrer Umgebung »vorurteilsfrei« zu betrachten. Bei diesem Spiel fällt schnell auf, wie sehr wir bestimmten optischen Eindrücken auch alle möglichen charakterlichen Eigenschaften zuordnen.

Weniger wird mehr

Nicht jeder ist ein Freund minimalistischen Einrichtungsstils oder japanischer Kunst. Aber kaum jemand kann sich dem starken Eindruck entziehen, wenn (wie bei diesen Stilen) einzelne Objekte in einem optisch sehr zurückhaltenden Kontext plötzlich viel mehr in ihrer Eigenart hervortreten. Nicht umsonst ist auch die Meditation mit einem ausgewählten, schlichten Gegenstand so wirkungsvoll. Selbst wer dabei nicht so an-

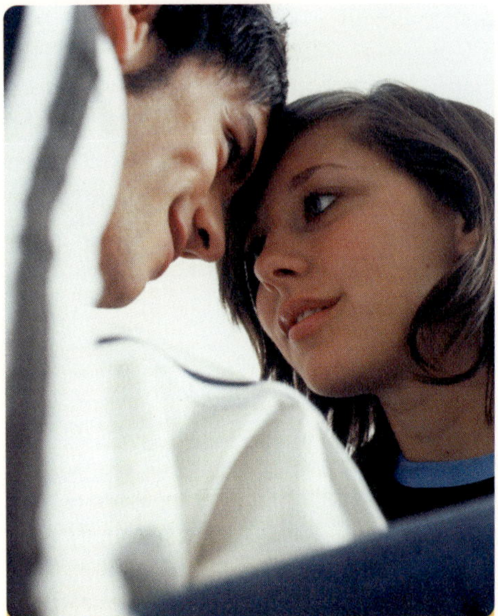

Schau mir in die Augen, Kleine(r)! Oft sagen Blicke wirklich mehr als Worte ...

Schulen Sie Ihr Auge mit der »Zoomtechnik«: Betrachten Sie einen Gegenstand oder eine Person wechselnd quasi per Teleobjektiv, also konzentriert auf Details, und dann per Weitwinkel, also als Ganzes und im Kontext der Umgebung.

spruchsvolle Ziele wie Bewusstseinserweiterung oder innere Erleuchtung verfolgt, fühlt sich nach einer Zeit beruhigt und gesammelt. Durch die konzentrierte Betrachtung aller Einzelheiten erfassen wir das Objekt in neuer Vollständigkeit – und auch in uns wird dabei etwas klarer.

Konnten Sie zu Beginn Ihrer Beziehung in den Augen Ihres Partners geradezu versinken? Was es da alles zu lesen gab! Wann haben Sie das letzte Mal eigentlich »nachgeschaut« – gibt es dort vielleicht neue Botschaften?

Manche Paare finden es ungemein erregend, sich selbst beim Liebesspiel mit Hilfe von Spiegeln zu beobachten oder gar Filmaufnahmen zu machen. An diesem Voyeurismus ist auch gar nichts Verwerfliches, vorausgesetzt natürlich, dass sich beide dabei wohl fühlen. Allerdings muss es auch kein Zeichen für Spießertum oder Prüderie sein, wenn Sie zum sexuellen »Hauptgericht« am liebsten die Lampe löschen: Dann sind die Augen zwar schachmatt gesetzt, aber dafür werden alle anderen Sinne umso mehr beflügelt!
Optische Eindrücke sind für viele Menschen beim eigentlichen Geschlechtsverkehr eher zweitrangig, es sei denn, man genießt den »Verfremdungseffekt« (als ob man einen Film sähe statt sich selbst).

Optisches Neuland erforschen

Umso wichtiger sind sie »davor«, denn unsere Erregungskurve steigt beträchtlich durch verlockende Anblicke. Da machen uns in einer Partnerschaft gleich zwei Effekte den Genuss häufig schwer: die Festlegung auf stereotype Bilder und der Gewöhnungseffekt.
Ob Platinhaar, Superbusen oder lange Beine, ob Athletenbrust, Riesenpenis oder schwellender Bizeps: Was »sexy« ist, haben wir längst durch viele Bilder gespeichert und können die erotischen Qualitäten des Partners kaum noch ohne diesen »Filter« würdigen. Und dann: Badroutine, Umziehen, gegenseitige Krankenpflege – kein körperliches Detail des Partners scheint uns fremd. Selbst wenn der sich bemüht, uns durch raffinierte Wäsche, Änderungen von Frisuren- und Kleidungsstil, Muskelaufbau oder Übergewichtabbau mal wieder »ins Auge zu stechen«, nehmen wir das oft kaum zur Kenntnis.

Heiße Szenen als Vorbild?

Wir haben bereits erwähnt, dass Männer und Frauen gleichermaßen von pornografischen Zeitschriften oder Filmen erregt werden – obwohl bei Frauen oft von Abscheu- und Ekelgefühlen überlagert. Viele Paare stimulieren sich, allein oder gemeinsam, durch heiße Bilder. Prima, wenn das für Sie beide funktioniert! Häufig hinterlassen solche »Stimmungsmacher« aber auch ein schales, trauriges Gefühl nach dem Sex (wobei auch hier vermutlich die Frauen in der Überzahl sind): Man fühlt sich »entfremdet«, als ob man nach fremdem Drehbuch rein körperlich agiert hätte, was mit dem Partner und einem selbst gar nichts zu tun hat. Das Gefühl, geliebt und in seiner Eigenart angenommen zu werden, ist auf der Strecke geblieben.

Eifersucht öffnet die Augen

Das Bewusstsein für die erotische Attraktivität eines langjährigen Partners wird oft erst wieder wach, wenn Eifersucht ins Spiel kommt. Plötzlich gibt es da jemanden, der den Partner ungemein anziehend findet, und man sieht nun quasi durch fremde Augen, was man schon längst nicht mehr oder noch nie wahrgenommen hat.

Man könnte das auch schmerzloser haben: Machen Sie sich bewusst, was Sie an Ihrem Partner einmal besonders schön und aufregend fanden, und statten Sie diesen äußerlichen Merkmalen mal wieder einen ausgiebigen »Besuch« mit den Augen ab. Ziehen Sie Ihren Partner ganz langsam Stück für Stück aus, und würdigen Sie in aller Ausführlichkeit, was Sie da enthüllen! Sagen Sie ihm/ihr auch, was Ihnen gefällt, und gehen Sie dabei in Details (ob Sie das in blumigen Vergleichen oder »scharfen« Ausdrücken tun, ist reine Geschmackssache). Sie und/oder Ihr Partner haben sich äußerlich weit entfernt von Ihrer früheren Erscheinung? Dann gibt es jedenfalls Neues zu entdecken, wenn es auch schwer fallen kann, sich von den stereotypen Vorstellungen zu lösen, nur jugendliche Konturen und faltenfreie Gesichter könnten ästhetisch und sexuell attraktiv sein.

Ganz gemütlich im trauten Heim? Man muss ja nicht gerade mit Stilettoabsätzen staubsaugen, aber wer sich immer nur für andere außer Haus »zurechtmacht«, muss sich über sexuelles Desinteresse des Partners vielleicht nicht wundern.

Bloß nicht gehenlassen!

Selbstverständlich sollte eigentlich sein, sich auch aktiv darum zu bemühen, den Augen des Partners zu gefallen. Damit ist nicht gemeint, dass Sie sich der neurotisch-zwanghaften Jagd nach ewiger Jugend und Schönheit anschließen. Aber »egal« sollte Ihnen Ihr äußeres Erscheinungsbild nie sein – denn zwischen dem äußerlichen »Sich-gehen-Lassen« und innerer Verödung und Resignation gibt es einen engen Zusammenhang.

> Ihre »Ist was mit Oma?«-Wäsche nennt eine Freundin selbstironisch den neuen nachtschwarzen Stringbody – in der sicheren Überzeugung, dass das die einzige Reaktion ihres Ehemanns auf das verführerische Teil bleiben wird.

Bei älteren Paaren geht das oft nach dem »Auge um Auge, Zahn um Zahn«-Prinzip: Ihm gehen die Kopfhaare aus und wachsen stattdessen aus Nase und Ohren, also soll er sich gefälligst nicht beklagen, dass sie immer mehr Pfunde auf den Hüften sammelt. Sie schlappt zu Hause nur noch in Latschen und Schlabberpulli herum – weshalb

Stimmen können bezaubern und erotisieren – oder aber an den Nerven zerren. Und der Umgangston mit dem langjährigen Partner ist oft ein ganz besonderer. Hören Sie mal wieder nicht nur auf den Wortsinn, sondern auch auf den Klang Ihrer Unterhaltung: Tönt das schon gewohnheitsmäßig ironisch, vorwurfsvoll, nörgelnd, brummend, belehrend?

soll er da nicht die ganze Freizeit in der zerbeulten Trainingshose verbringen? Beide finden das meist sehr bequem, werden dabei aber für sich gegenseitig und andere immer langweiliger und reizloser. Solche Tendenzen sollten Sie um Ihrer selbst willen frühzeitig bekämpfen!

Auf allen Frequenzen empfangsbereit?

Unsere Ohren gehören wie die Augen zu den heute überbeanspruchten Sinnesorganen. Das Gehirn reagiert auf diese permanente Beschallung durch unzählige Lärmquellen mit dem Versuch, dies alles möglichst auszuschalten, nicht bewusst wahrzunehmen. Oder wir werden aktiv und umgeben uns mit einer aufdringlichen eigenen Geräuschkulisse, um alles Störende zu übertönen.

Viele Menschen sind so sehr an Dauerlärm gewöhnt, dass sie die ewige Geräuschkulisse mit Normalität und Sicherheit assoziieren. Stille ist ihnen unerträglich und löst Unbehagen und Ängstlichkeit aus. Dabei ist es nie völlig still! Sie sind aber ihrer Fähigkeit beraubt, einzelne leise Geräusche und Laute überhaupt noch bewusst wahrzunehmen und sinnlich zu genießen.

Lauschen Sie doch einmal bewusst auf die »Sounds of Silence«, und verzichten Sie darauf, Radio, Fernseher oder andere Lärmquellen »nebenbei« einzuschalten. Als wohltuend, beruhigend oder auch angenehm anregend werden Naturlaute empfunden, wie Bachgeriesel, Bäumerauschen oder Vogellaute. Vielleicht tragen wir noch eine Art unbewusster Erinnerung in uns, dass wir selbst als Naturgeschöpfe unter solchen Geräuschen in der für uns »angemessenen« Umgebung sind.

Entspanntes Wohlgefühl ist jedenfalls wichtig, um sich sinnlichem Genuss hinzugeben, und deshalb ist es sicher keine schlechte Idee, sich z. B. durch plätschernde Zimmerbrunnen oder Klangspiele angenehme Geräusche ins Haus zu holen.

Der Rhythmus, bei dem man mit muss

Ach ja, auch die Geräusche, die beim menschlichen Liebesspiel entstehen, sind Naturlaute. Es gibt deshalb keinen Grund, sie als peinlich zu empfinden und möglichst zu unterdrücken. Im Gegenteil: Hören Sie hin, und lassen Sie sich stimulieren von Rhythmus und Lauten! Waren Sie auch schon einmal unfreiwilliger Lauscher, wenn andere Sex hatten und hellhörige Wände Ihnen das »live« ans Ohr brachten? Je nachdem haben Sie vielleicht verärgert, peinlich berührt oder belustigt reagiert – aber einer gewissen anregenden Wirkung konnten auch Sie sich bestimmt nicht entziehen!

1001 Nacht und noch viel mehr

Sehr stimulierend für beide Partner kann es auch sein, sich gegenseitig erotische Erzählungen vorzulesen. Selbst krass pornografischer Lesestoff hat gegenüber Bildern den Vorteil, der Phantasie breiteren Raum zu lassen. Das eröffnet auch Menschen, die von Pornografie sonst eher abgestoßen sind, mehr Möglichkeiten, sich in die »Handlung« zu integrieren.

Natürlich kann man sich auch sexuelle Phantasien oder Träume erzählen. Das ist aber mit Vorsicht zu genießen, denn kaum ein Partner schätzt es besonders, wenn in diesen Phantasien Fremde – oder noch schlimmer: Bekannte – als Akteure einbezogen sind.
Auch sollte der Erzähler deutlich machen, ob er das Geschilderte gern in Wirklichkeit erleben möchte oder im Reich der Phantasie belassen will.

Klänge können verzaubern

»Mit Musik geht alles besser« – dieses Motto ist heute eher in sein Gegenteil verkehrt, nachdem wir in der Warteschleife am Telefon, im Supermarkt, Restaurant und selbst im Aufzug mit Melodien jeder Art zur Anregung oder Beruhigung berieselt werden. Denoch: Musik beeinflusst enorm unsere Stimmung und prägt eine Atmosphäre.

Früheren Generationen galt die Komposition »Bolero« von Maurice Ravel mit ihrer verschlungenen spanisch-arabischen Melodik und der kontinuierlichen Steigerung von Intensität und Lautstärke als ungemein erotisierendes Musikstück – so sehr, dass man schon eindeutige Absichten verriet, wenn es auf den Plattenteller kam. Heute geht es da deutlicher zu: »I want your sex«, röhrt George Michael unmissverständlich in den Äther.

Deshalb kann sie immer noch ein ausgezeichnetes Mittel sein, eine heiße Liebesnacht einzuleiten oder zu untermalen. Denn genauso schön wie gelegentlich ganz spontaner Sex kann auch ein liebevoll und raffiniert vorbereitetes »Fest der Sinne« sein. Aber bleiben Sie achtsam, und bedenken Sie sorgfältig, ob Ihr Partner auch wirklich Ihre Vorliebe für sanfte Pianoklänge oder fetzigen Rap teilt.

Das geht unter die Haut

Vielleicht unser wichtigster Sinn ist der Tastsinn, ganz sicher der mit dem empfänglichsten Organ: Jeder Zentimeter unserer Hautoberfläche ist mit Nervenenden durchsetzt, die hochsensibel jede Berührung weiterleiten.
Eigentlich braucht man kaum Worte darüber zu verlieren, wie wichtig unser Tastsinn für ein befriedigendes Sexualleben ist, denn Sex ohne intensive Berührungen ist wohl kaum denkbar. Auch leidet dieser Sinn nicht wie die meisten anderen unter Abstumpfung durch ständige Überstimulation, denn Berührungen sind in unserer Kultur unter Erwachsenen im Alltag eher rar und flüchtig. Das Gegenteil trifft eher zu: Durch die wachsende Auflösungstendenz intimer menschlicher Beziehungen und die Überbetonung von Sachlichkeit und geistigem Austausch haben wir ausgesprochene Defizite an zärtlicher Zuwendung und Hautkontakten. Die sind für uns aber nicht nur angenehm, sondern geradezu lebensnotwendig!

»Erotik ist etwas, was man erleben muss. Sie lässt sich nicht erdenken. Zwar kann man sich etwas Pornografisches vorstellen oder auch einiges Romantisches in seinem Gehirn zusammenstellen; damit es aber wirklich wird und den Körper erfasst, bedarf es immer der Berührung.« ***(Andro, Therapeut und Heilpraktiker)***

Bloß nicht anfassen!

Da Berührungen so eng mit unseren Gefühlen verbunden sind, nimmt es nicht Wunder, dass Männer in unserem Kulturkreis da noch weitaus zurückhaltender als Frauen sind – sowohl beim Geben als auch beim

Empfangen. »Handgreifliche« Zärtlichkeiten gelten als zu weich und gefühlsbetont, ein harter Mann braucht das nicht, außer vielleicht gegenüber seinen Kindern oder eben beim Sex.

Das ist natürlich kompletter Blödsinn, aber so kommt es, dass viele Frauen sich darüber beklagen, dass ihr Partner sie nur streichelt, wenn es um Sex geht. Und wie er sich ziert: »Das kitzelt!«, »Lass mich!« – so werden zu ausgiebige Zärtlichkeiten der Partnerin oft abgewehrt.

In unserer Kultur setzen Berührungen meist ein hohes Maß an Vertrauen und Intimität voraus. Deshalb ist hier Achtsamkeit für die Gefühle des anderen gefragt: Ritualisiertes »Bussigeben« oder Umarmungen wirken oft nur aufdringlich oder sogar heuchlerisch.

Jeder weiß, dass Kinder schwerste seelische Schäden davontragen, wenn sie mit zu wenig Körperkontakt und liebevollen Berührungen aufwachsen. Ein schwedischer Dokumentarfilm über alte Menschen zeigte eindrucksvoll, dass aber auch diese unter nichts so sehr litten wie dem Mangel an Streicheleinheiten. Da in unserer Kultur Küsse, Umarmungen und Streicheln fast ausschließlich Kindern oder Intimpartnern gelten, werden die wenig attraktiven Körper alter Menschen oft jahrelang höchstens von Pflegepersonal berührt. Das verstärkt Gefühle der Isolation, Depression und führt sogar zu Verwirrtheitszuständen.

Probieren Sie's mal mit einer liebevollen Massage, wenn Ihr Liebster so wenig hingabefähig ist! Das kann zunächst mal noch so gewisse Anklänge an Sport und Therapie haben und damit leichter zuzulassen sein für so einen durch und durch »harten Burschen«. Vielleicht bekommen Sie ihn ja auf Dauer dahin, eine etwas phantasievollere »Berührungskultur« zu entwickeln und auch genießen zu können.

Unbekanntes Terrain erforschen

Nehmen Sie sich wirklich einmal Zeit für das Vorspiel, und berühren Sie Ihren Partner am ganzen Körper. Ertasten und genießen Sie die unterschiedlichen Strukturen von seidigen Haaren, sanfteren und rauen Hautstellen, glatten Nägeln und feuchten Schleimhäuten. Registrieren Sie bewusst die unterschiedlichen Empfindungen, die Streicheln, sanftes Kneten oder Reibung bei Ihnen und dem Partner erzeugen. Dunkelheit steigert die Sensibilität unseres Tastsinns – probieren Sie es aus! Duschen oder baden Sie gemeinsam, und rücken Sie sich dabei ausführlich mit Händen, Schwämmen, Bürsten und Seife zu Leibe.

Nicht zu vergessen die zärtlichen Berührungen des Alltags, die uns in besonders hohem Maß das Gefühl vermitteln, geliebt und geschätzt zu werden. Lassen Sie Umarmungen und Küsse zum Abschied und Wiedersehen nicht zu flüchtigen Ritualen verkommen, sondern machen Sie sich ab und zu klar, wie glücklich Sie sich schätzen können, in dieser aus »Einzelkämpfern« bestehenden Welt intime Berührungen empfangen und geben zu können.

Lassen Sie sich's auf der Zunge zergehen

»Die Erotik des Alters« nennt ein höchstens mittelalter Bekannter seine ausgeprägte Vorliebe für raffiniertes und gutes Essen, und tatsächlich gibt es viele Bezüge zwischen sexuellen und Tafelfreuden. Haut und Schleimhaut von Lippen, Mund und Zunge sind mindestens ebenso sensibel wie unsere Genitalien und können sich mit diesen auch hervorragend zu sinnlichem Genuss ergänzen. Ein gemeinsames Abendessen mit ausgewählten Köstlichkeiten bildet oft den Auftakt zu einer Liebesnacht, ganz besonders wenn die Menüfolge auch noch mit Rücksicht auf erotische Stimulation zusammengestellt wurde (mehr dazu in den Kapiteln zur Ernährung ab Seite 168 und zu den Stimulanzien ab Seite 214). Gute Planung und Zurückhaltung sind aber gefragt, denn ein überladener Magen ist alles andere als lustfördernd. Alkohol enthemmt zwar und regt an, aber schon ein bisschen zu viel ist für die Lust meist viel zu viel: Er macht müde und die Sinne stumpf. Champagner ist ein geradezu sprichwörtlicher Verführer – das edle Prickeln transportiert den Alkohol blitzschnell ins Blut. Aber auch sein anregender Effekt ist von kurzer Dauer und schlägt bei zu reichlicher Dosierung ins Gegenteil um.

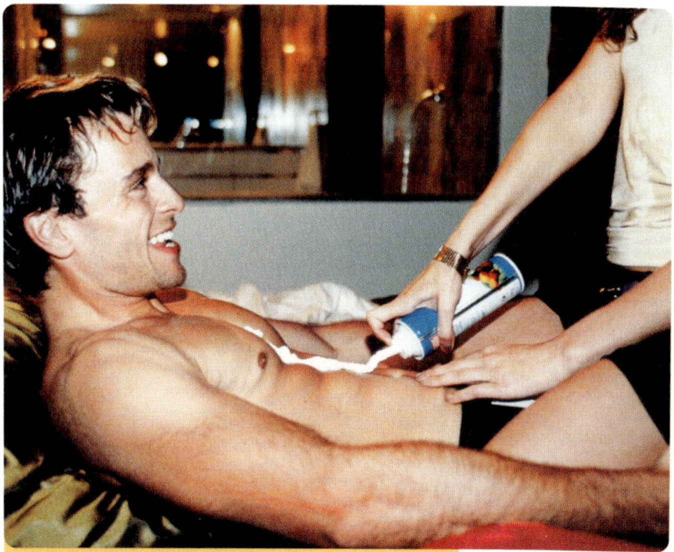

Aber bitte mit Sahne?
Reine Geschmackssache! Erlaubt ist alles, was beiden gefällt.

Dinner for two

Manche suchen auch eine innigere Verbindung von Liebeslust und Gourmetfreuden: Da wird an verborgenen Stellen beispielsweise nach Gummibärchen geangelt, Champagner aus der Nabelgrube geschlürft, Brustwarzen mit Sahnehäubchen dekoriert oder Honig von empfindsamen Körperstellen geschleckt – was immer Phantasie und Spieltrieb eingeben.
Wem das zu unappetitlich oder zu kindisch ist oder wer um die Bettwäsche fürchtet, hält die Lebensmittel heraus und genießt »pur«. Über Cunnilingus und Fellatio (was der Volksmund »Blasen« nennt, obwohl dabei gar nichts geblasen wird) haben wir schon gesprochen als Möglichkeiten, sich sexuelle Lust zu schenken. Aber auch andere Körperregionen sind es durchaus wert, geschmacklich erkundet zu werden. Da sollten bloß nicht Parfüm, Deo oder Körperlotionen unsere empfindliche Zunge beleidigen – sauber gewaschen genügt!

Das kulinarische Nachspiel

Weniger erotisch, aber menschlich sehr verbindend ist schließlich noch der gemeinsame nächtliche Streifzug zum Kühlschrank nach erschöpfendem Liebesspiel. Bei improvisierten Häppchen oder frühmorgendlicher Spaghettiorgie lebt oft noch einmal eine zärtlich-verspielte Stimmung auf, die auf Fortsetzung oder Wiederholung der gemeinsam erlebten Sinnesgenüsse drängt …

Alkohol stimuliert – aber manchmal nur zum Konsum von noch mehr Spirituosen. In geringen Mengen verstärkt er den Liebesrausch durch seine enthemmende Wirkung. Also rechtzeitig den Nachschub stoppen, damit die Lust nicht auf der Strecke bleibt!

Ein guter Liebhaber braucht weniger technische Raffinesse oder besondere körperliche Leistungsfähigkeit als vielmehr Einfühlungsvermögen, Sensibilität, Gelassenheit und Phantasie.

Check – Sinnlichkeit und Achtsamkeit

Sinnlichkeit und Achtsamkeit machen Sex erst zu einem umfassend lustvollen Erlebnis. Wie steht es damit bei Ihnen? Die Beantwortung der folgenden Fragen kann Ihnen Hinweise geben, ob Sie persönlichen Nachholbedarf haben.

	Sie	Er
1. Ich brauche immer eine schöne Umgebung beim Sex		
▸ Nie	4	5
▸ Manchmal	6	8
▸ Immer	10	12
2. Küssen des Partners in jeder Situation beim Sex ist ...		
▸ ... mir wichtig	10	12
▸ ... weniger wichtig	5	4
▸ ... unwichtig	0	0
3. Kuscheln ist mir wichtig		
▸ Weniger	3	4
▸ Manchmal	6	5
▸ Immer	10	10
4. Ein Vorspiel beim Sex halte ich für unverzichtbar		
▸ Immer	12	12
▸ Manchmal	8	9
▸ Nie	3	0
5. Nach dem Sex ...		
▸ ... bin ich traurig	12	12
▸ ... bin ich lustig und rede von mir	8	8
▸ ... rauche ich gerne eine Zigarette	4	3
6. Kuscheln ist mir wichtig, es muss nicht immer Sex sein		
▸ Stimmt	6	12
▸ Ab und zu richtig	8	10
▸ Reicht mir nicht	0	0
7. Nach dem Sex brauche ich gegenseitiges Streicheln		
▸ Nie	0	0
▸ Manchmal	6	6
▸ Immer	12	12

Check – Sinnlichkeit und Achtsamkeit

	Sie	Er
8. Alkohol vor dem Sex macht mich lockerer		
▶ Immer brauche ich Alkohol	0	0
▶ Manchmal hilft er mir, Hemmungen abzubauen	4	4
▶ Es geht immer ohne Alkohol	12	12
9. Ich träume von Erotik		
▶ Häufig	12	12
▶ Selten	5	3
▶ Nie kann ich mich daran erinnern	8	8
10. Wenn ich masturbiere ...		
▶ ... dann mache ich es mir schön (z. B. Kerzen, ein Glas Wein)	12	12
▶ Ich masturbiere nie	0	0
▶ Ich mache es mir schnell	0	0

Auswertung und Beurteilung

Addieren Sie die Punkte der von Ihnen markierten Antworten, und ordnen Sie sich je nach Ihrem Geschlecht in eine der folgenden Kategorien ein:

Sie	Er
a) bis **110** Punkte	**a)** bis **110** Punkte
b) bis **50** Punkte	**b)** bis **50** Punkte
c) bis **19** Punkte	**c)** bis **15** Punkte

a) Ihre Sinnlichkeit und Ihr Gefühl für den Partner sind überzeugend. Ihr Partner muss von Ihnen begeistert sein.

b) Hier lässt einiges zu wünschen übrig: Sie können Sex vor allem egoistisch und unsinnlich erleben. Der Orgasmus steht im Vordergrund und soll schnellstmöglich erreicht werden.

c) Sie scheinen soziale Beziehungsschwierigkeiten zu haben. Hier sollten Sie mit einem Psychotherapeuten sprechen.

Na, wie haben Sie »gepunktet«? Nehmen Sie Ihr Testergebnis nicht als absolutes Urteil über Ihre Fähigkeiten als Liebhaber/in. Es kann Ihnen aber Aufschluss darüber geben, ob Ihr Sexualleben nicht etwas mehr Aufmerksamkeit und ein paar neue Impulse vertragen könnte.

Hormon-gesteuert – wo die Liebe hinfällt

Mit wem wir das Bett teilen, wird längst nicht so sehr durch unsere bewusste Entscheidung bestimmt, wie wir oft glauben. Lockstoffe senden geheime Botschaften aus, und alte biologisch verankerte Instinkte entflammen die Leidenschaft. Unser individueller Hormontyp spielt eine wichtige Rolle dabei, von wem wir uns magisch angezogen fühlen oder wer uns eher kalt lässt. Die eigene hormonelle Konstitution zu kennen, hilft bei der Frage, wer eigentlich zu uns passt und was uns gut tut.

Partnerwahl – wie kommt es dazu?

Manche wissen ganz genau, bei welchem Typ von Mann oder Frau sie geradezu automatisch in Flirtlaune kommen – andere bevorzugen eher ein Kontrastprogramm. Rätselhaft bleibt aber meist: Warum fühlen wir uns zu jemandem so spontan hingezogen?

Schmetterlinge im Bauch

Was bringt selbstbewusste Frauen dazu, sich vor einem Treffen mit jemand sehr Speziellem fünfmal umzuziehen und quälende Minuten mit der Frage »blauer oder brauner Lidschatten?« zu verbringen? Warum verlieren sich nüchterne Geschäftsmänner plötzlich in Tagträumen mit völlig unrealistischen Szenarien, in denen eine ganz bestimmte Frau die entscheidende Rolle spielt? Wenn wir gerade damit beginnen, das vielfältige Repertoire unseres »Balzverhaltens« zu entfalten, stellt sich nur selten die Frage: »Warum ausgerechnet er (sie)?« Die unwiderstehliche Anziehungskraft, die gelegentlich ein anderer Mensch auf uns ausübt, ist ebenso geheimnisvoll wie vielschichtig – und im ersten Rausch der Verliebtheit auch kaum zu ergründen.

Viele Faktoren spielen dabei mit, wenn aus zwei Menschen ein Paar wird – sei es nur für eine heiße Liebesnacht oder gleich für das ganze Leben. Kein Wunder, denn auch hier mischen sich bei unserer Entscheidung sexuelles Begehren mit tieferen seelischen Liebes- und Bindungssehnsüchten zu einem nur schwer trennbaren Gefühlscocktail. Neben biologisch uralten Instinkten leiten uns bei der Partnerwahl gesellschaftliche Konventionen, das negative oder positive Beispiel der Eltern, materielle Erwägungen und natürlich auch äußerliche Merkmale, die dem gerade herrschenden Klischee entsprechen, was den Mann/die Frau sexy und attraktiv macht.

Wenn's richtig funkt – mehr als ein Glücksfall

Manche unserer Entscheidungsgrundlagen bei der Partnerwahl sind uns sehr wohl bewusst, andere bleiben uns völlig verborgen. Nur so ist es zu erklären, warum es gelegentlich »wie ein Blitz einschlägt«, wenn sich zwei völlig Unbekannte begegnen, oder aber auch manchmal nach jahrelanger rein freundschaftlicher Beziehung der Funke überspringt und sich plötzlich aus wohltemperierten Gefühlen heftige Leidenschaft entwickelt. Viele Fragen tauchen auf:

- Wie kommt es zur Partnerwahl?
- Was bestimmt, dass ich gerade diesen Partner will?
- Hat es etwas mit Hormonen zu tun? Wenn ja, was sollen die Hormone beim anderen bewirken?
- Suchen wir uns den Partner nach den genetischen Gegebenheiten aus, sucht die Frau unbewusst nach einem Mann, der ihr genetische Stabilität für die Nachkommen garantiert?
- Haben wir so etwas wie ein Beziehungsprogramm in den Genen? Erlernen wir das Beziehungsprogramm durch Simulation der Elternbeziehung in der Kindheit?
- Welche Mitteilungscodes haben Mann und Frau, um sich anzunähern?

Liebe, Sex oder beides?

Den Gesetzmäßigkeiten der Liebe auf die Spur zu kommen, haben sich viele Forscher vorgenommen. Doch da stolpern wir schon: Forscher? Liebe ist doch Rausch, Verliebtheit oft ein suchtartiges Verlangen. Was kann ein nüchterner Wissenschaftler da überhaupt erforschen? Warum zwei Menschen sich finden, entbehrt meist jeder klaren Logik. Sex ohne Liebe ist offensichtlich möglich, wenn auch nicht immer wünschenswert. Viel spricht für die Theorie, dass Sex der Trieb ist, der die Paare zusammenführt, Verliebtheit und Liebe dann die Beziehung stabilisieren sollen. Das sagt aber nicht unbedingt, welches dieser Bedürfnisse Vorrang hat. Allgemein stimmt es wohl, dass den meisten Frauen eine Gefühlsbindung als Voraussetzung für sexuelle Kontakte wichtiger ist als den Männern. Generalisieren kann man das aber nicht, denn auch beim männlichen Geschlecht scheint der Sexualtrieb doch eng mit dem Wunsch nach Intimität, Nähe und Geborgenheit verwoben.

> Prostituierte wissen ein Lied davon zu singen, dass die allermeisten Kunden doch mindestens den Schein einer Beziehung herstellen möchten. Die Freier möchten einen Namen wissen oder erfinden einen, ergehen sich über ihre Alltagsprobleme oder entwickeln sogar eine gewisse Treue in wiederholten Besuchen. Der Wunsch nach völlig anonymen, namen- und gesichtslosem Sex scheint eher eine Phantasie zu sein, die auch von Männern in der Realität als bedrohlich erlebt wird und Ängste auslöst.

Der Partner als Ergänzung

Der Volksmund vertritt widersprüchliche Meinungen dazu, was uns dazu bringt, uns zu verlieben: »Gleich und gleich gesellt sich gern« und »Gegensätze ziehen sich an«. Das Therapeutenpaar Art und Elaine Aron hat sich dazu viele Gedanken gemacht, die sie in ihrer »Theorie der Selbsterweiterung« publiziert haben. Danach sei der Mensch erfüllt von einer inneren Wunschvorstellung über die Vollkommenheit der eigenen Persönlichkeit. Um sich die fehlenden Anteile anzueignen, strebt er Beziehungen mit Partnern an, die ihm diese Persönlichkeitsanteile, in denen er sich unbewusst unvollkommen fühlt, ergänzen.

Mars sucht Venus

Nach den ab Seite 56 vorgestellten hormonellen Konstitutionstypen wären z. B. der testosterongesteuerte Mann (Mars; siehe Seite 80ff.) und die östrogengesteuerte Frau (Venus; siehe Seite 62ff.) Musterexemplare für eine Partnerwahl mit dem Ziel der Ergänzung des eigenen Ichs. Tatsächlich finden diese beiden hormonell gesteuert häufig zueinander. Der Mars wird von der Venus erwählt, weil sie unbewusst die für ihre Nachkommen beste Komplettierung des Genschatzes anstrebt. Also: Gegensätze ziehen sich an.

Auf Grundlage der Geschlechtshormone Testosteron und Östrogen lassen sich Frauen und Männer in jeweils drei hormonelle Haupttypen einteilen. Allerdings ist eigentlich jeder Mensch eine »hormonelle Mischung« aus diesen Typen.

Der Partner als Spiegelbild

Aber: Interessant an diesen beiden Hormontypen ist, dass sie sich auf irgendeine Weise auch ähnlich sind. Beide sind extrovertiert und meist besonders attraktive Vertreter ihres Geschlechts. Dementsprechend erwarten sie Aufmerksamkeit und Bewunderung ihrer Umgebung. Aber leider lieben sie sich beide selbst so sehr, dass sie sich gegenseitig gar nicht richtig lieben können – der andere ist mehr ein Schmuckstück für die eigene Person, als dass man ihn bzw. sie um ihrer/seiner selbst willen schätzt. Teilweise konkurrieren sie miteinander. Das führt zu erheblichen Spannungen in der Beziehung. Aber davon später mehr.

Narziss war ein schöner Jüngling der griechischen Mythologie, der sich in sein im Wasser gespiegeltes eigenes Abbild verliebte und in Sehnsucht danach verzehrte. Sigmund Freud prägte nach ihm den Begriff »Narzissmus« als Ausdruck für die Hinwendung zum eigenen Körper als Sexualobjekt – oder allgemeiner: für Selbstbezogenheit und -verliebtheit.

Der Schönste ist wie ich

Wissenschaftler der schottischen Universität St. Andrews stellten fest, dass Frauen aus einer Reihe von Männerbildern jenes als das attraktivste erwählten, das sie selbst zeigte. Dabei wurden die Fotos der Frauen per Computer in Männerbilder umgewandelt.

Die Interpretation der Forscher zu diesen Untersuchungsergebnissen: Bei der Wahl des möglichst ähnlichen Partners ist nicht allein der Sexualtrieb die treibende Kraft, sondern die unbewusste Einsicht, dass mit einem Menschen, der uns selbst gleicht, erheblich einfacher eine Beziehung anzuknüpfen ist. Leider wissen wir nicht, ob dieselbe Untersuchung mit Männern zu ähnlichen Ergebnissen führen würde.

Für Frauen ergibt sich hier bereits die erste Komplikation bei der Partnersuche. Der spontan attraktiv erscheinende (weil ähnliche) Partner ist nicht der, zu dem sie sich sexuell hingezogen fühlen. Da sprechen Hormone nämlich ein gewichtiges Wort mit, und diese Steuerung geht stur nach dem Prinzip: Der beste Partner weicht möglichst stark von der eigenen genetischen und hormonellen Ausstattung ab.

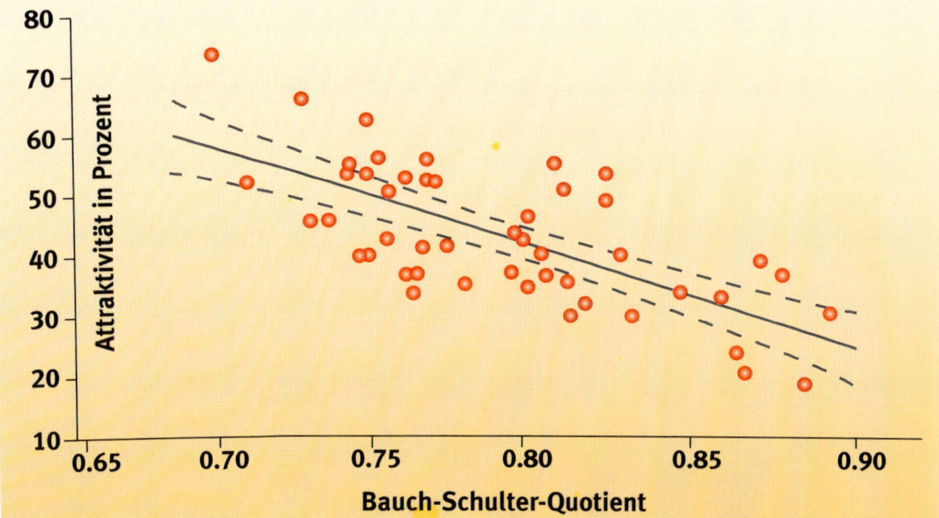

Kurven für den Mann: Je niedriger das Verhältnis von Bauch- zu Schulterumfang, desto attraktiver wirkt Mann auf seine Umwelt im Allgemeinen.

Beste Chancen für den Nachwuchs

Eine weitere interessante Untersuchung der Universität Chicago macht es deutlich: Partnersuche geht vor allem auch nach den Hormonen. Warum ist ausgerechnet der Testosteronprotz Mars so begehrt als Sexualpartner?
Diese Untersuchung machte es deutlich: Frauen schauen unbewusst nach dem optimalen Verhältnis von Bauch- und Schulterumfang (siehe dazu die Grafik oben).

Energisches Kinn bevorzugt

Unbewusst gehen Frauen während ihres Eisprungs öfter aus, zeigen mehr Haut und achten interessanterweise auf einen anderen Männertyp als sonst. Sie bevorzugen nämlich Männer mit einem energischen Kinn. Wir wissen, dass die Kinngröße von der Menge Testosteron, die während der Pubertät beim Jungen gebildet wird, bestimmt wird. Männer mit einem großen Kinn haben eine Tendenz zur sozialen Dominanz und Aggressivität, sagt Professor Grammer von der Wiener Feldstudie zu Sexualverhalten.
Ein sehr interessanter Test wurde von einer Mitarbeiterin Grammers, Astrid Jütte, durchgeführt: Frauen, die gerade ihren Eisprung hatten, setzten sich auffallend oft instinktiv auf Stühle, die mit Androstenol, einem Testosteron ähnlichen Hormon und Produkt der männlichen Schweißdrüse, präpariert waren. Daraus folgt natürlich

Breite Schultern, strammer Bizeps und knackiger Po sind alles bekannte Attribute der Männlichkeit. Überraschender ist, dass ein markantes Kinn den echten Macho auszeichnen soll – was sich weder durch Muskeltraining noch Diät beeinflussen lässt.

keinesfalls zwingend, dass diese Frauen ihren Männern untreu werden, aber immerhin, sie fühlen sich vom männlichen Androstenol in ihrer fruchtbaren Zeit deutlich angesprochen.
Aber auch Männer haben über ihre Hormone die Arterhaltung im Blick, wenn sie nach einer potenziellen Sexpartnerin Ausschau halten. Warum sind bei ihnen gerade weiblich wirkende Frauen, so genannte Venustypen, deren Östrogensäfte sich im Körper anhäufen, so begehrt? Ganz einfach: Sie garantieren Fruchtbarkeit und sichern den Nachwuchs.

Was uns spontan zu einem Partner hinzieht, sind nicht unbedingt die Eigenschaften, die auch ein befriedigendes Zusammenleben ermöglichen. Tief verankerte biologische Instinkte können dabei sogar in direktem Gegensatz dazu stehen, was wir uns aufgrund von Kultur, Erziehung und Persönlichkeit vom anderen wünschen.

So machen Sie Punkte

Befragt danach, auf welche Punkte sie bei der Partnersuche ganz besonders achten, geben Frauen und Männer hauptsächlich folgende Kriterien an:

- Aussehen
- Alter
- Intelligenz und Ausbildung
- Werte und Einstellungen
- Persönlichkeit
- Beruf
- Herkunft

Reihenfolge und Gewichtung dieser Merkmale variieren dabei nach Geschlecht und individuell. Männer legten tendenziell etwas mehr Wert auf das Äußere, Frauen dagegen auf die soziale Stellung eines potenziellen Partners. Nicht aufgelistet, aber wichtig sind unbewusste Kriterien wie hormonelle Attraktivität. Wie sonst wäre Lady Chatterley bei ihrem Wildhüter schwach geworden?

Wann ist ein Mann ein Mann?

Und vor allem – was finden Frauen denn besonders männlich? Männer richten bei solcher Selbstbefragung den Blick voll Stolz oder Sorge auf ihre Fortpflanzungswerkzeuge. Da wird von frühester Jugend an verglichen, nachgemessen und gewetteifert. Aber haben Größe, Aussehen und Gewicht der Geschlechtsorgane wirklich so viel Bedeutung für die sexuelle Attraktivität?
Im Tierreich gibt es allerdings dafür Beispiele: Bei den Menschenaffen, den Primaten, ist offenbar das Hodengewicht entscheidend für die Stärke des Männchens – und damit für seine Fähigkeit, Rivalen aus dem Feld zu schlagen und die Partnerin während der Schwangerschaft zu behüten. Dementsprechend sind verschiedene Affenarten »bedarfsgerecht« ausgestattet: Schimpansen, die im Verband leben, haben sich mit vielen Nebenbuhlern auseinander zu setzen, der Gorillapascha hat keine Nebenbuhler, der Orang-Utan gelegentlich einen. Der männliche Homo sapiens hat zwar auch gelegentlich Nebenbuhler, aber die Evolution hat längst »erkannt«, dass diese nicht mit großen Hoden aus dem Feld zu schlagen sind.

Lust geht nicht nach Zentimetern

Viele Männer glauben immer noch, die Länge ihres Glieds sei entscheidend. Da auch kleine Penisse Kinder zeugen können, spielt dies keine Rolle für die Partnerattraktivität, wohl aber für das Sexualgefühl der Frau. Aber auch in dieser Hinsicht werden Kriterien wie Länge und Dicke doch stark überschätzt. Zugegeben, in den von der amerikanischen Autorin Nancy Friday gesammelten und in mehreren Büchern veröffentlichten Sexualphantasien von Frauen kommt der extreme »Monsterpimmel« in stereotyper Wiederholung vor. Daraus aber auf die tatsächlichen Wünsche von Frauen zu schließen, wäre wohl ebenso verfehlt, wie von den ebenfalls häufigen Überwältigungsphantasien abzuleiten, dass Frauen Lustgewinn aus einer realen Vergewaltigung ziehen könnten.

Also, liebe Männer, die Penisverlängerung, wenn sie überhaupt funktioniert, bringt euch den Frauen nicht näher. Und wer hat schon mal ernsthaft eine Frau nach der Penislänge des ihr gegenüberstehenden Mannes schauen oder fragen sehen?

Kluge Köpfe sind begehrt

Es bleiben noch als typisch männliche »Sonderausstattung« die angeblich etwa 100 Gramm mehr Gehirn, die sie den Frauen voraushaben. Männer sollten sie gezielt für ihre intellektuellen Pirouetten einsetzen, wie der Pfau seine schillernden Wedel speziell zur Erregung weiblicher Aufmerksamkeit hochfährt. Nicht gut kommt es heute dagegen an, auf geistige Überlegenheit zu pochen: Frauen kontern da gern mit dem Grundsatz, dass Qualität auf jeden Fall vor Quantität gehe.

Lieber sanft und zuverlässig als rau und sexy

Zwar wählen Frauen, wenn sie sich ein Kind wünschen, eher den rauen Typen, aber als Lebenspartner gefällt ihnen mehr der Junge mit dem weichen Gesicht.

Wie sexy ein frecher Muskelprotz auch wirken mag, Frauen verlieren nur selten dermaßen den Kopf, dass sie ihre langfristigen Bedürfnisse völlig außer Acht ließen. Eine Frau, die sich in einen Liebesbriefschreiber verliebt, ohne ihn je gesehen zu haben, erkennt in den an sie gerichteten Worten männliche Eigenschaften, auf die es ihr persönlich ankommt. So wählen Frauen auch Partner nach langfristigen Überlebensstrategien. Ein älterer Mann ist durchaus attraktiv, durch seine Macht, Erfahrung und nicht zuletzt durch die Fähigkeit, der Frau eine gesicherte Existenz für sich und die Nachkommen bieten zu können.

Der Balzaufwand, den Männer betreiben, um Frauen zu gewinnen, ist nicht zu vergleichen mit dem des Hirschen. Der trägt ein sechs Kilogramm schweres Geweih mit sich herum. Aber nur die fittesten Hirsche können es sich leisten, dies zu tun. Deshalb ist das Geweih für die Hirschkuh das Zeichen einer langfristigen sozialen Absicherung und die Garantie für gesunde Nachkommen.

Die Beziehung muss stimmen

Von der psychologischen Seite her sind für beide Partner Ehrlichkeit, Vertrauen und Zuverlässigkeit am allerwichtigsten. Das Medium dafür sind die positive Einstellung zur Beziehung und die Kommunikation in der Beziehung, also das gegenseitige Verstehen. So ergab eine Umfrage in 60 Ländern, dass Frauen solche Männer mögen, die sie schätzen und ihnen auch mal das Baby abnehmen.

Verstehen ohne Worte – das ist meist nur eine schöne Illusion. Sobald es um mehr als einen One-Night-Stand geht, wird die Frage, ob man einen guten gemeinsamen Kommunikationsstil findet, ganz schnell zum Knackpunkt einer Partnerbeziehung.

Pheromone – die verlockende Körperchemie

Die Natur kümmert sich nicht darum, ob Kinder gerade in unsere persönliche Lebensplanung passen oder nicht: Duftstoffe sollen uns geradewegs zu dem Partner führen, mit dem gesunder Nachwuchs am wahrscheinlichsten wird.

Dr. Claus Wedekind von der Universität in Bern beschäftigt sich, wie viele seiner Kollegen, seit Jahren mit der Suche nach biochemischen Stoffen, die es möglich machen, dass sich Mann und Frau anziehen. Sein Arbeitsfeld ist der Major Histocompatibilty Complex (MHC), ein großer Genkomplex, der für die Immunantworten auf äußere oder leider manchmal auch innere Reize (Bakterien, Viren oder sogar auch manchmal körpereigenes Gewebe) verantwortlich ist. Dieser Komplex ist offenbar für die Ausscheidung von Stoffen verantwortlich, die Männer anlocken und Frauen für den Mann begehrlich machen.

Wenn die Chemie zwischen den Partnern stimmt, sind die Voraussetzungen für eine harmonische Beziehung günstiger.

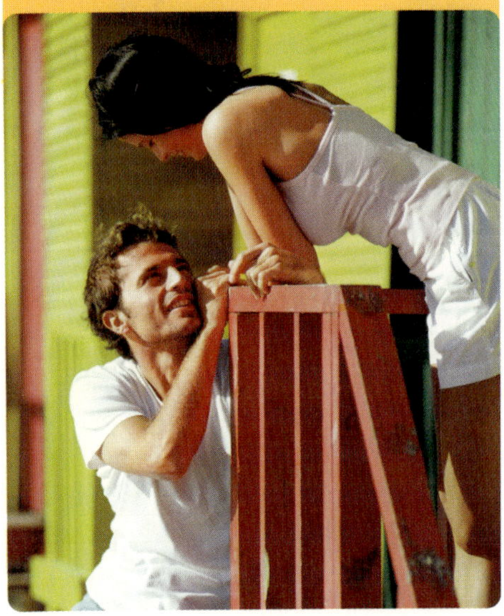

Duftstoffe sichern immunstarke Nachkommen

Der Sinn gerade dieses das Immunsystem bestimmenden Komplexes liegt aber auch darin, möglichst Nachkommen zu zeugen, die das optimale Immunsystem besitzen, mit der stärksten Abwehr von Krankheiten. Unser Riechhirn ist der älteste Teil des Gehirns und damit für das instinktive Verhalten verantwortlich. Neben dem menschlichen Geruchssinn existiert noch eine zweite sensorische Fähigkeit, chemische Botenstoffe wahrzunehmen. Dieses sitzt in der Nase und ist ein eng verzweigtes Nervenfasersystem. Der Name: Jacobsches Organ oder vomeronasales Organ.
Wedekind fand heraus, dass Frauen den Schweißgeruch am betörendsten fanden, der von ihrem eigenen stark abwich. Damit werden möglicherweise zwei Fliegen mit einer Klappe geschlagen: Komplettierung der Immunabwehr, um höchste Widerstandskraft der Nachfahren zu sichern, und Vermeidung von genschädigender Inzucht durch Ausschluss möglicher Verwandter.

Nur in fruchtbaren Zeiten interessant

Empfänglich für diese Stoffe, die so genannten Pheromone, sind übrigens nur Frauen, die weder gerade ihre Regelblutung haben noch die Antibabypille einnehmen, die ja hormonell eine Schwangerschaft vortäuscht. Denn dies ist logisch: Beide Frauengruppen sind vorübergehend unfruchtbar und damit an einer Partnersuche aus biologischer Sicht nicht interessiert. Diese Tatsache macht auch deutlich, wie sehr die Partnersuche über die Pheromone von den Hormonen bestimmt wird, und erklärt eigentlich, warum manche Hormontypen immer wieder den gleichen Männer- oder Frauentyp als Partner suchen und auch finden.

Der Duft der Frauen

Aber auch Männer unterliegen dem Duft der Frauen. Ich meine nicht nur einem Parfüm, wie es unglaublich gut im Film »Der Duft der Frauen« mit Al Pacino dargestellt wurde, sondern dem Lockstoff aus der Scheide. Dieser Kopulin genannte Stoff wird unter dem Einfluss von Östrogenen in der Scheidenflüssigkeit gebildet. In einer Studie des Ludwig Bolzmann Instituts in Wien wurden Männer diesem Lockstoff in der Scheidenflüssigkeit ausgesetzt. Das Schnuppern an den Kopulinen ließ die Testosteronwerte der Männer um ca. 150 Prozent in die Höhe schießen. Interessanterweise wurden äußerlich wenig attraktive Frauen (die Männer rochen nur an der Scheidenflüssigkeit) gnädiger beurteilt, als wenn die Versuchspersonen das Bild dieser Frauen vor sich hatten. Viele Frauen schenken ihren Liebhabern ihr Höschen, das sie getragen haben. Viele Männer schnuppern allzu gerne daran und werden stimuliert. Es ist sicher schöner, dies als Vorlage zum Masturbieren zu nehmen und sich dabei an seine geliebte Partnerin zu erinnern als irgendein nichtssagendes Pornoheft.

Liebe Pilleneinnehmerinnen, es könnte sein, dass der Partner, den Sie unter der Wirkung der Pille kennen gelernt haben, sich als der falsche Sexualpartner für die Zeugung von Nachkommen erweist ...

Welche Botenstoffe steuern unsere Sexualität?

- **Pheromone** Aus den männlichen Schweißdrüsen stammt das Androstenol, im Vaginalsekret gibt es Kopuline.
- **Dopamin** Es stammt aus der Aminosäure Phenylalanin; macht Liebe rauschhaft, besessen, aufregend und begünstigt die Fixierung auf eine Person; der Appetit schwindet, Schlaf wird unwichtig.
- **Serotonin** Es stabilisiert die gute Laune; kommt aus der Aminosäure Tryptophan; ein Absinken des Serotoninspiegels ist bei Verliebten möglich und hat starke Stimmungsschwankungen zwischen Hoffnung und Verzweiflung, Freude und Enttäuschung zur Folge. Alle Gedanken sind auf die eine Person fixiert, leicht kommt es zu überstürzten Handlungen.
- **Endorphine** Sie erzeugen Glücksgefühle und manische Hochgefühle, können Realitätsverlust auslösen.
- **Noradrenalin und Adrenalin** Sie werden wie Dopamin aus den Aminosäuren Phenylalanin oder Tyrosin aufgebaut. Erzeugen ebenfalls rauschhafte, aber eher stressbetonte Zustände; verantwortlich für das Kribbeln im Bauch (Durchblutungsveränderungen), das Herzklopfen und den Blutdruckanstieg bei Verliebtheit.
- **Cortisol** Das Stresshormon stimuliert zusammen mit Adrenalin das limbische System, das die Kontrolle übernimmt – ein System, das schon seit Jahrmillionen die Verbindungen von Gefühlen, Temperatur, Blutdruck und Puls steuert.

Hormontypen – Ihre individuelle Konstitution

Wir sind nicht alle gleich »gestrickt«, was unseren Hormonhaushalt anbelangt. Ihr persönlicher Hormontyp bestimmt nicht nur Ihr Aussehen, Temperament oder typische Gesundheitsrisiken, sondern prägt auch Ihr Sexualleben und die Partnerwahl.

Wie von anderen Planeten ...

... so fremdartig kommen uns gelegentlich zwar manche Mitmenschen vor, aber wenn in diesem Kapitel die Rede von »Mars-« oder »Venustypen« ist, denken wir nicht etwa an intergalaktische Besucher, sondern an die römischen Gottheiten des Krieges und der Liebe als Verkörperung extrem männlicher bzw. weiblicher Eigenschaften. Die Ausprägung dieser und der zahlreichen anderen Hormontypen basiert allerdings nicht auf mythischen Vorstellungen, sondern auf neuen wissenschaftlichen Erkenntnissen der Genetik und der Endokrinologie (also der Lehre von den hormonbildenden Drüsen). Hier erfahren Sie, welche eher unromantischen medizinischen Fakten zu der Entwicklung der Hormontypologie führten.

Durch Hunderte von molekulargenetischen Untersuchungen, die wir im Rahmen von Anti-Aging-Behandlungen durchführten, zeigten sich starke Abweichungen im hormonellen Stoffwechsel, die sich im Wesentlichen auf sechs verschiedene Hormontypen konzentrieren lassen: Venus, Mars, Amazone, Asket, Androgyner, Knabenhafte. In erster Linie sind dabei die Geschlechtshormone im Blickfeld.

Je nach individueller Stoffwechsellage wird Östrogen rasch oder langsam abgebaut, bei einer dritten Gruppe überwiegt der Testosteroneinfluss. Die drei Varianten gibt es in männlicher und weiblicher Version, daher umfasst die Typologie sechs Spielarten der hormonellen Konstitution.

Jeder ist ein Unikat

Selbstverständlich passt nicht jeder perfekt in das Schema eines dieser Typen, denn unsere genetische Ausstattung ist so individuell, dass wir auch in hormoneller Hinsicht

Unikate sind. Wundern Sie sich also nicht, wenn von den nun folgenden Kurzbeschreibungen der einzelnen Typen nichts so ganz auf Sie zutrifft: Vermutlich sind Sie ein Zwischentyp. Aber insgesamt kann sich jeder irgendwo nach seinem Schwerpunkt einordnen und in den ausführlicheren »Porträts« der Hormontypen ab Seite 62 schon einmal sehen, welche Partner gut für ihn sind, ob er sich mehr bewegen sollte, was er essen sollte, wie er altert, kurz, wie sein Leben von Hormonen mitbestimmt wird und wie er dies beeinflussen kann.

Der östrogenbetonte Hormontyp

Sanft und verführerisch

Die Venus-Frau ist die weibliche Spielart des Hormontyps mit natürlichem Östrogenüberschuss. Sie hat weiche Haut und ausgeprägt weibliche Formen, oft schon in früher Jugend. Ihr hoher Östrogenspiegel macht sie sehr fruchtbar, Kinderwünsche werden ihr in aller Regel bald erfüllt.

Leider hat die ausgeprägte Ausstattung mit dem Weiblichkeitshormon Östrogen auch negative Seiten. Die Venus gehört zu den Frauen, die bereits vom Anblick einer Praline dick werden, und legt oft in höherem Alter reichlich Übergewicht zu. Typischerweise sammeln sich die Extrapfunde bei ihr besonders an den Armen, Hüften und Oberschenkeln. Zellulite und Krampfadern sind weitere Komplikationen, die ihr oft die Freude am eigenen Spiegelbild verderben. Die Wechseljahre werden von Venus-Frauen häufig »durchlitten«: Ihr ursprüngliches Östrogenhoch fällt stark ab, typische Wechseljahrebeschwerden wie Hitzewallungen und Schweißausbrüche fallen bei ihnen besonders unangenehm und zahlreich aus, auch steigt ihr Brustkrebsrisiko stärker als bei anderen Hormontypen.

Der genießerische Softie

Ihren männlichen Gegenpart nennen wir den Androgynen, da er durch seinen Östrogenüberschuss auch weibliche Züge zeigt – meist sehr zu seinem Leidwesen. Seine Gesichtszüge wirken oft sanft, weich und wenig ausgeprägt. Auch in jungen Jahren hat er einen massigen Körperbau, später neigt er sehr stark zu Gewichtszunahme. Neben einem runden Bauch entwickelt er zu seinem Horror oft auch eine Fettbrust.

Die Bezeichnung von Östrogen als »weibliches« und von Testosteron als »männliches« Hormon darf nicht so interpretiert werden, als ob nur beim stark östrogenbetonten weiblichen Hormontyp (der Venus) und beim stark testosteronbetonten männlichen Hormontyp (dem Mars) hormonell alles in Ordnung wäre. Diese Typen entsprechen zwar besonders gut unseren Klischees von »typisch Frau« bzw. »typisch Mann«, aber auch die Konstitutionen anderer Hormontypen sind ganz natürliche Varianten und nicht etwa generell mit Störungen des Hormonhaushalts verbunden.

Diese hormonelle Konstitution hat aber auch ihr Gutes: Meist weiß der Androgyne mit allen Sinnen zu genießen und ist ein ausgeglichener, einfühlsamer und liebevoller Mensch. Seiner ausgeprägten Freude an gutem und reichlichem Essen und Trinken sollte er sich nicht zu ungehemmt hingeben, weil Übergewicht die für ihn typischen Gesundheitsrisiken noch verschärft: Herz-Kreislauf-Erkrankungen, Diabetes mellitus, Krampfadern und Prostatavergrößerung.

Je nach individuellem Hormonhaushalt bestehen auch ganz typische Erkrankungsrisiken. Wer sie kennt, kann den meisten Beschwerden durch entsprechende Veränderungen von Ernährung und Lebensstil wirksam vorbeugen.

Der testosteronbetonte Hormontyp

Rassig und sinnlich

Die Amazonen-Frau entspricht durch den starken Einfluss des Testosterons auf ihren Hormonhaushalt vielleicht äußerlich nicht dem Inbegriff sanfter Weiblichkeit, muss aber deshalb keineswegs unattraktiv sein. Sie ist oft sehr temperamentvoll (auch in sexueller Hinsicht), weiß sich durchzusetzen und kann durchaus für ihre Interessen kämpfen. Kummer machen ihr manchmal ihr eher kräftiger Körperbau, die für eine Frau ausgeprägte Behaarung von Armen und Beinen und die Tendenz, Übergewicht zuzulegen. Auch neigt ihre Haut zu Irritationen und Unreinheiten. Die Stimmlage ist häufig relativ tief, sie verfügt mühelos über das dunkel-rauchige Timbre, das viele Männer so unwiderstehlich sexy finden. Gesundheitliche Schwachpunkte sind bei ihr das Herz-Kreislauf-System und der Fettstoffwechsel.

Der starke Held

Mars als testosteronbetonter Hormontyp entspricht in vielerlei Hinsicht dem Idealbild der Männlichkeit: von athletischem Körperbau, groß, selbstbewusst und voller Elan. Er ist aber auch oft selbstbezogen und rücksichtslos, kämpft verbissen und ehrgeizig um Positionen und Status. Damit ist er häufig sehr erfolgreich, denn er verkör-

Einfluss weiterer Hormone

Auch andere als die Geschlechtshormone prägen sich bei einem Ungleichgewicht in typischen äußerlichen und innerlichen Merkmalen oder speziellen Gesundheitsrisiken aus.

- Hoher Wachstumshormonspiegel: hoch gewachsen, große Hände, Füße, Nase und Ohren, muskulöser und grober Körperbau
- Niedriger Wachstumshormonspiegel: klein mit entsprechend zierlichen Gliedmaßen, Gewichtszunahme am Bauch, oft müde, in den Reaktionen verlangsamt, zu Isolation neigend
- Hoher Cortisolspiegel: dickes, aufgeblähtes Gesicht (Mondgesicht), Fettgürtel um den Bauch, schlanke Beine, bekommt leicht schwere Infektionen, Gedächtnisprobleme
- Niedriger Cortisolspiegel: dünn, neigt zu Gewichtsabnahme, vor allem mittags sehr müde, häufig erschöpft, depressiv
- Mangel an Schilddrüsenhormonen: Gewichtszunahme, langsamer Puls, Schwellungen unter den Augen, Müdigkeit, Frieren, depressiv, Konzentrations- und Gedächtnisprobleme
- Zu viel Schilddrüsenhormone: Gewichtsabnahme, Durchfälle, Herzrasen und -stolpern, Erregung, Schweißausbrüche

pert den dynamischen und belastbaren Managertyp, der für Führungspositionen gesucht ist. Er überschätzt aber leicht seine Belastbarkeit und stresst sich bis zum Zusammenbruch. Dementsprechend liegt sein Gesundheitsrisiko hauptsächlich im Herz-Kreislauf-Bereich; er ist der typische Kandidat für einen Herzinfarkt. Auch läuft er Gefahr, an Prostatakrebs zu erkranken.

Schnellverwerter mit raschem Östrogenabbau

Das schlanke Reh

Die knabenhafte Frau hat in den Augen von Menschen mit anderer hormoneller Konstitution ein riesiges Plus: Gewichtsprobleme kennt sie nicht, und es kostet sie nicht die geringste Mühe, eine schlanke Figur zu behalten. (Dass sie sich oft nichts sehnlicher wünscht als ein paar mehr Kurven an den richtigen Stellen, steht dabei auf einem anderen Blatt.) Krampfadern, Zellulite – für sie alles kein Thema.
Weniger gut gefällt es ihr aber, dass sie häufig zu stärker behaarten Armen und Beinen neigt. Durch den raschen Abbau ist ihr Östrogenspiegel niedrig und fällt dementsprechend in den Wechseljahren nicht so stark ab. Das erspart ihr die meisten Beschwerden, unter denen andere Frauen in dieser Zeit leiden. Sie ernährt sich häufig gesundheitsbewusst und ist sportlich aktiv. Vom Temperament her ist die knabenhafte Frau meist lebhaft, was sich bis zur hektischen Ruhelosigkeit steigern kann. Auch neigt sie dazu, sich in ehrgeizige Ziele zu verbeißen und dabei verkrampft und nervös zu werden.

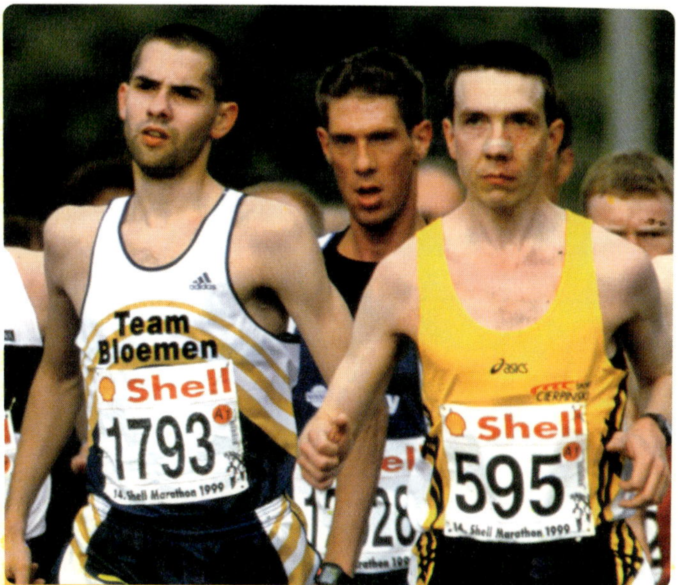

Der Asket ist zäh und ausdauernd. Anstatt sich immer viel zu versagen, sollte er sich öfter auch mal etwas verzeihen!

Das bleibt natürlich nicht ohne Folgen: Typische gesundheitliche Beschwerden sind bei ihr Schlafstörungen, Kopfschmerzen und Migräneattacken.

Ausdauernd und genügsam

Die männliche Entsprechung der knabenhaften Frau ist der Asket. Wie sein weibliches Pendant ist er schlank und etwas knochig nach seinem äußeren Erscheinungsbild, dabei aber eher zäh als zart. Er achtet auf gesunde Ernährung und ist fast immer ein guter Sportler; seine besten Leistungen erzielt er dabei in Ausdauersportarten.
Froher Sinnesgenuss ist allerdings nicht unbedingt seine Sache, er neigt dazu, das

Frauen mit wenig Östrogen haben zwar selten hyperweibliche Kurven, auf ihre Fruchtbarkeit hat der niedrige Hormonpegel aber nicht unbedingt Einfluss: Sie sind oft leidenschaftliche Mütter und haben nur selten Stillprobleme.

Leben vorwiegend ziemlich nüchtern und zweckgebunden zu betrachten. Er ist gern aktiv und immer in Bewegung, dabei verfolgt er seine Ziele mit großem Ehrgeiz und viel Ausdauer. Kein Wunder, dass er häufig beruflich recht erfolgreich ist. Allerdings bietet sein manchmal doch etwas dürftiges Privatleben ihm auch wenig Ablenkung. Emotionen spielen für ihn eine Nebenrolle – Freunde und Partner finden ihn leicht unterkühlt und wenig einfühlsam.

Der Spruch »Man gönnt sich ja sonst nichts« geht an ihm völlig vorbei, er zeigt stets eine gewisse Härte zu sich selbst und hat einen Widerwillen gegen alles scheinbar Überflüssige. Sein Temperament und seine Lebenseinstellung lassen ihn manchmal zwanghaft und verklemmt werden. Typischerweise neigt er zu folgenden gesundheitlichen Beeinträchtigungen: Kopfschmerzen, Schlafstörungen, Untergewicht und Potenzstörungen.

Verfallen Sie bloß nicht in »Schubladendenken«: Natürlich muss eine »Venus« nicht eine dumme Biene mit großem Busen oder eine »Knabenhafte« eine magere Zicke sein. Genauso wenig ist jeder »Mars« ein protziger Angebertyp und jeder »Asket« ein mürrischer Einzelgänger.

Kaum jemand ist ein »Musterexemplar«

Bloß nicht generalisieren bei dem Versuch, sich oder Bekannte in dieses Typenschema einzuordnen! Unsere Typbeschreibungen sollen Tendenzen deutlich machen, die durch eine bestimmte hormonelle Veranlagung begünstigt werden, nicht konkrete Menschen auf ein Charakterbild festlegen.

Darüber hinaus gibt es sehr viele Menschen, deren Hormonhaushalt irgendwo zwischen den drei hier geschilderten Tendenzen liegt und die somit auch verschiedene Eigenschaften mehrerer Typen mehr oder minder stark ausgeprägt bei sich feststellen können.

Unendliche Vielfalt

Um zu verstehen, wie es zu diesen vielen individuellen Abweichungen des Hormonhaushalts kommt, müssen wir einen kleinen Ausflug in die Genetik machen. Die Zwischentypen ergeben sich aus der Tatsache, dass die Vererbung von Genen sowohl gemischtgeschlechtlich (heterozygot) als auch gleichgeschlechtlich (homozygot) vonstatten gehen. Dies liegt daran, dass alle Gene doppelt vorhanden sind: jeweils eines von Vater und Mutter. Lokalisiert sind sie jeweils auf den gleichen Chromosomen (ebenfalls je ein väterliches und ein mütterliches), die Gene liegen sich gegenüber.

Nun kann ein mütterliches oder nur ein väterliches Gen eine Mutation in der DNS des Gens besitzen (man spricht dann von Genpolymorphismus = Verschiedengestaltigkeit des Gens, siehe Kasten gegenüber). Dann ist der Gensatz gemischtgeschlechtlich. Haben beide Elternteile aber gleiche Mutationen, dann sind die Gene gleichgeschlechtlich. Entsprechend ist die Ausprägung der Eigenschaften, die diese Gene als Erbgut in sich tragen, beim jeweiligen Menschen weniger stark oder stärker.

Ein weiterer Grund für die individuellen Unterschiede im Hormonhaushalt ist dadurch gegeben, dass am Aufbau, Umbau und Abbau von Hormonen eine Variation von Genen beteiligt ist.

Für eine Anti-Aging-Behandlung oder Therapien von hormonellen Störungen ist deshalb eine genaue Laboruntersuchung des Hormonhaushalts unerlässlich. Hier ist die Zuordnung zu einem Hormontyp nach äußeren Merkmalen nicht ausreichend. Was im Einzelnen kontrolliert werden sollte, sehen Sie im Kasten gegenüber.

Genpolymorphismen und ihre Auswirkung auf den Hormonhaushalt

Alle hier kurz beschriebenen Genmutationen erhöhen vor allem die Wirkung des Östrogens, wenn auch aus verschiedenen Gründen. Praktisch bedeutet dies, dass Trägerinnen dieser Genmutationen den oft erhöhten Östrogenspiegel durch reichlich körperliche Bewegung und Gewichtsabnahme senken sollten. Eine Hormonersatztherapie sollte nur in niedrigster Dosierung und nicht über lange Zeit erfolgen. Auch ist von der zusätzlichen Zufuhr von DHEA oder Androgenen abzuraten. Sinnvoll kann es dagegen sein, Sulfatase-Hemmer (z. B. Tibolon) oder Sulfotransferase-Induktoren (z. B. Progesteron) anzuwenden. Auch Gestagene haben eine reduzierende Wirkung auf den Östrogenspiegel im Gewebe.

- **Cytochrom P450 17-a Hydroxylase (CYP17)** Dieses Wortungetüm bezeichnet eine Genmutation, die bei Frauen eine Neigung zu erhöhten Hormonkonzentrationen bewirkt.
- **Cytochrom P450 19-CYP19 (Aromatase)** Auch diese Genmutation führt häufig zu erhöhten Hormonspiegeln (insbesondere des Östrogens) und verstärkt das Risiko, an Brust- oder Gebärmutterkrebs zu erkranken. Trägerinnen dieser Mutation sind aber besser geschützt vor Osteoporose (Knochenschwund) und dem damit verbundenen Risiko von Knochenbrüchen.
- **ER alpha** Dieses Gen ist ein so genannter Östrogenrezeptor, eine Mutation in diesem Gen beeinflusst die Wirkung der Östrogene.
- **CYP 1A1 und CYP 1B1** Diese Gene sind für den Östrogenabbau (der in zwei Stufen verläuft) wichtig. Bei Mutationen von CYP 1B1 kann dieser Abbau in seiner ersten Stufe verlangsamt sein. Auch Giftstoffe (die die Wirkung von Östrogenen noch verstärken können), die z. B. durch Rauchen, Grillen, Benzindämpfe, Autoabgase, Lacke oder Lösungsmittel aufgenommen werden, werden verzögert abgebaut. Mutationen von CYP 1A1 führen gleichfalls zu erhöhten Östrogenspiegeln. Außerdem ist das Risiko für Brustkrebs, Myome und Krampfadern erhöht, bei Rauchern auch für Lungenkrebs.
- **COMT und SULFT** Sie sind für den Östrogenabbau in der zweiten Stufe zuständig. Bei Veränderungen dieser Gene ist ebenfalls der Östrogenabbau gestört. Das führt zu einer Erhöhung des Brustkrebsrisikos, insbesondere bei übergewichtigen Frauen.

Was vor einer Hormonbehandlung untersucht werden sollte

Ob Genmutationen vorliegen, kann durch eine Polymorphismusdiagnose festgestellt werden (Adressen siehe Anhang Seite 220). Die Hormonspiegel werden durch Blut-, Speichel- und Urinuntersuchungen bestimmt. Diese Substanzen sollten gemessen werden:

- Östradiol
- FSH (bei Frauen)
- LH (bei Männern)
- Gesamttestosteron oder freies Testosteron (aus dem Speichel)
- SHBG (**s**exual**h**ormon**b**indendes **G**lobulin)
- IGF-1 und IGF-BP3 als Wachstumshormonmarker
- TSH, T3 und T4 als Schilddrüsenmarker
- Serotonin (»Glückshormon«)
- DHEA-Sulfat
- Eventuell Dihydrotestosteron und Androstendion (bei starker Androgenbildung)

Die Venus-Frau
und ihre Partner

Schönheit allein garantiert noch kein Liebesglück – gerade die Venus-Frau weiß davon oft ein Lied zu singen. Doch mancher Kummer lässt sich vermeiden, wenn sie mehr auf ihre hormonelle Konstitution Rücksicht nimmt.

Berg- und Talfahrt ...

... folgen für die Venus oft rasch aufeinander im Leben, besonders wo es um Partnerschaft und Liebe geht. Und die sind zentrale Punkte in ihrem Dasein, denn sie scheint geradezu dafür erschaffen zu sein. Ihre hohen Östrogenspiegel statten sie mit schöner Haut, üppigen Kurven und allen begehrten weiblichen Attributen aus, sie ist fruchtbar und liebesbedürftig. Sie zieht alle Männerblicke auf sich, aber so mancher potenzielle Partner ist eher eingeschüchtert von so viel Weiblichkeit. Außerdem hat sie selbst oft ein ausgesprochen »schlechtes Händchen« bei der Partnerwahl und angelt sich zielstrebig solche Kandidaten, bei denen Liebeskummer für sie geradezu vorprogrammiert ist. Den »Richtigen« fürs Leben findet sie häufig erst spät – oder nie.

Der Charakter eines scheuen Rehs ist ihr nicht gegeben. Sie verführt. Verführung ist ihr Ziel, weil die Antwort, das gesteigerte Interesse an ihr, sie zumindest kurzzeitig befriedigt. Venus-Frauen sind körperbetont, wissen um ihre Reize und setzen sie gezielt ein, um Aufmerksamkeit zu erregen oder andere dazu zu bewegen, sich für ihre Ziele einzusetzen.

Selbstbewusstsein in Gefahr

Dass sie auf ihr Äußeres baut, um ihre Lebensziele zu erreichen, bedeutet nicht, dass sie wenig im Kopf hat oder untüchtig ist. Aber sie hat von klein auf verinnerlicht, dass sie mit einem Lächeln und hübscher »Verpackung« schneller und müheloser erreicht, was sie will.

Schon als kleines Mädchen wegen ihrer Schönheit bewundert, ist sie geradezu süchtig nach der Reflexion von außen, spätestens nach der Pubertät sollte diese dann vom anderen Geschlecht kommen. Aufmerksamkeit erhält sie auch reichlich – und die benötigt sie dringend für ihr Selbstbewusstsein.

Vom Neid verfolgt

Das bringt sie leicht in eine fatale Abhängigkeit, denn so viel äußere Vorzüge, auch noch ins Rampenlicht gerückt, tragen ihr natürlich auch viel Neid ein. Andere Frauen (und von ihr enttäuschte Männer) werten sie als hohlköpfige Puppe ab. Bemüht sie sich um geistige Leistungen oder beruflichen Erfolg, wird dies oft einfach nicht zur Kenntnis genommen, oder man sagt ihr nach, auch dort ihre Schönheit manipulativ eingesetzt zu haben. Das tut dem Selbstbewusstsein der Venus gar nicht gut. Hinzu kommt, dass ihre Reize zu den vergänglichen gehören und sie mit fortschreitendem Alter oft schmählich im Stich lassen.

Mars-Männer stehen hoch im Kurs

Venus-Frauen sind archetypische Romantikerinnen und möchten ebenso raffiniert verführt werden, wie sie selbst das tun. Ein Essen bei Kerzenlicht und klassischer Musik, begleitet von einer guten Flasche Wein, lässt sie dahinschmelzen. Sie lieben das Küssen und dabei das Spiel mit der Zunge. Als ihr Spiegelbild findet sich ihr Alter ego: der Mars. Auch er ist körperlich orientiert, attraktiv, muskulös und stark auf die Reflexion durch das weibliche Geschlecht fixiert, dessen Aufmerksamkeit und Bewunderung er ebenso herausfordert wie die Venus-Frau. Kein Wunder daher: Der Mars-Mann ist ihr sexuell begehrtes Objekt. Er weiß sie zu verwöhnen, weil der Orgasmus der Partnerin sein Ego stärkt. Aber auch sie lässt sich nicht nur passiv verwöhnen, sondern wendet alle Mittel an, um ihren Mars sexuell glücklich zu machen, denn sein Orgasmus ist ihr Erfolg.

Ein Liebestrunk für Venus: Lapacho-Fruchtdrink (Brasilian Ginseng), ein Energydrink mit Lapacho und Granatapfelsaft. Regt an und hat gleichzeitig hemmende Wirkung auf den Scheidenpilz Candida albicans, unter dem die Venus-Frau aufgrund ihrer hohen Östrogenspiegel häufig leidet.

Das »Traumpaar« hat aber rasch ein Problem: Beide streben so sehr nach Geltung und Aufmerksamkeit, dass sie dabei leicht in eine Konkurrenzsituation geraten. Mars schmückt sich gern mit einer hübschen Venus – deshalb soll sie ihm aber noch lange nicht den Rang ablaufen. Und Venus leidet Qualen der Eifersucht, weil Mars sich nicht allein mit ihrer Bewunderung begnügt.

Besser passt der Androgyne

Leider befindet sich die Venus-Frau deshalb auch mit dem Mars-Mann nie in dauerhaften Verbindungen. Im Grunde sehnt sie sich aber, obwohl sie den tollen Mars für sich gewinnen will, nach einer Beziehung mit dem androgynen Mann. Dieser ist, im Gegensatz zum Mars, sexuell nicht so sehr fixiert und auf Perfektion aus. Das macht ihn als langjährigen Partner wertvoll. Raffinierte Stimulation der Partnerin ist zwar nicht so sehr Sache des androgynen Mannes, der eher passives Verhalten an den Tag legt und sich verwöhnen lässt. Aber das schließt ein

Ein attraktives, aber nicht unbedingt beliebtes Paar: Mars und Venus wetteifern gern um die Aufmerksamkeit und Bewunderung ihrer Freunde und Bekannten. Die sind auf Dauer nicht erfreut, immer nur das Publikum spielen und den »Stars« Beifall spenden zu dürfen.

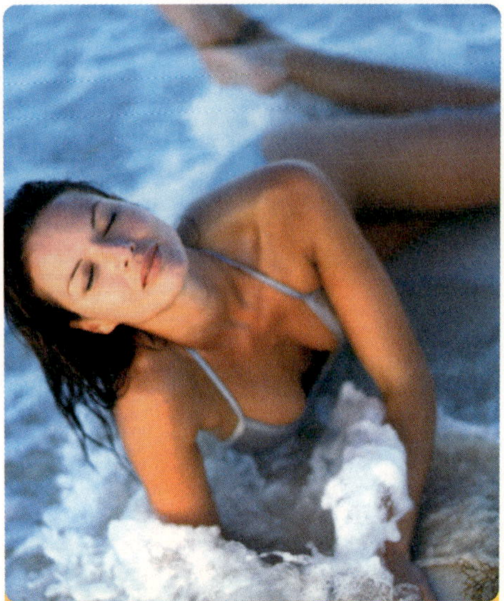

Venus, die Schaumgeborene, ist die Göttin der Liebe, der Fruchtbarkeit und der vollendeten Schönheit.

befriedigendes Sexualleben für die Venus nicht aus. Denn ihre Libido ist meist nicht so stark ausgeprägt, wie es scheint. Ihr niedriger Testosteronspiegel bewirkt, dass heiße Bettspiele ihr eigentlich nicht so wichtig sind. Aber sie kann dies kaschieren, weil es zu ihrem Narzissmus gehört, Orgasmus und Geilheit vorzutäuschen. Obwohl sie es genießt, von anderen Männern umschwärmt zu werden, ist sie selbst doch sehr treu. Oft findet sie erst in späteren Lebensjahren den verlässlichen Partner, der ihr beständigen Rückhalt gibt. Erst wenn ihr narzisstisches Potenzial durch die Altersveränderungen geschwächt wird, kann sich Venus vom Mars lösen und sich dem nicht so hyperattraktiven, dafür aber weichen und einfühlsamen Androgynen zuwenden.

Wenn Venus in die Jahre kommt

Sie liebt die Beschäftigung mit der Esoterik, lebt manchmal in anderen Welten und träumt mit Begeisterung. Ihre spirituelle Empfänglichkeit gründet auf den Östrogenen, die das limbische System im Gehirn, unseren ewigen Quell der Gefühle, ständig stimulieren. Darum leidet sie auch extrem unter dem Östrogenmangel der Wechseljahre, hat aber meist Angst vor einer schulmedizinischen Therapie. Deren Rationalität ist für sie schrecklich, weil sie sie als kalt und unberechenbar erlebt. Vernünftige Argumentation kann sie nur schwer überzeugen; auch wenn sie nicht dumm ist, hört sie lieber auf »Bauchgefühle« und instinktive Reaktionen. So entscheidet sie sich für alternative Wege, um ihre schwere Zeit der Wechseljahre zu überwinden.

Ihr lebenslanger hoher Östrogenspiegel lässt gerade sie unter dem akuten Entzug, bedingt durch das Versiegen der Eierstocktätigkeit, besonders leiden. Sie möchte verstanden werden und wendet sich grundsätzlich nur Ärzten und Heilern zu, die eine weibliche Seite nach außen zeigen. Ärzte vom Marstyp haben kaum eine Chance, sie zu behandeln.

Unfreiwillig Single

Die Venus lebt im Alter häufig allein, da ihre Partnerbeziehungen alle gescheitert sind. Das liegt zum einen an den falschen Partnern, die nach narzisstischen Gesichtspunkten gewählt wurden, zum anderen an der übergroßen Erwartung. Venus-Frauen sind als Kinder oft »Papas Liebling«. Diese enge Bindung an den Vater schafft zumeist

die hohen Erwartungen, die kaum ein Mann in ihren Augen erfüllen kann. So leben sie oft traurig und einsam, wenn sie älter werden, gelegentlich mit dem »Trostpflaster«, von ihren früheren Partnern reichlich finanziell versorgt zu sein.
Hinzu kommt, dass der zunehmende Östrogenmangel von ihnen schmerzlich als ein »Verblühen« erlebt wird. Jede Falte macht ihnen Sorgen und isoliert sie mehr vom Leben der Außenwelt. Ein sie verstehender Partner könnte hier Abhilfe schaffen – und den findet sie, wie gesagt, eher in einem Mann vom androgynen Hormontyp als beim Mars.

So bleibt die Venus länger schön und gesund

Bereits in jungen Jahren hat die Venus-Frau oft große Probleme, ihr Gewicht zu halten – ein Kampf, den sie spätestens in den Wechseljahren meist verliert. Sie ist ein sicherer Kandidat für den Jo-Jo-Effekt, also nach wiederholten Crashdiäten immer mehr Pfunde zuzulegen.
Das liegt daran, dass sie alles Sahnige, Süße, Milde und Üppige liebt, und das macht in Verbindung mit ihren hohen Östrogenspiegeln eben besonders schnell dick. Knackige Salate, Vollkornprodukte und frisches Gemüse können sie nur wenig locken; sie rafft sich lieber gelegentlich zu einer kurzen Radikaldiät auf, als ihre Ernährung dauerhaft umzustellen. Das sollte sie aber unbedingt, weil für sie typische Schönheits- und Gesundheitsprobleme wie Übergewicht, Zellulite, Krampfadern dann gar nicht erst auftreten bzw. deutlich gemildert werden.

Mehr Bewegungsfreude entwickeln

Wichtig wäre auch reichlich körperliche Bewegung an frischer Luft. Das hält Haut und Gewebe straff und geschmeidig und ist außerdem ein hervorragendes Mittel, Wechseljahrebeschwerden zu mildern, trübe Gedanken zu vertreiben und aufkommenden Isolationstendenzen entgegenzuwirken. Der Venustyp schätzt es in der Regel aber gar nicht, sich etwa unvorteilhaft und verschwitzt auf dem Joggingparcours zu präsentieren. Eher liegen ihr Sportarten, die mit Status und schickem Outfit verbunden sind. Auch prima, solange nicht der »gesellige Teil« so viel Raum einnimmt, dass von körperlicher Bewegung keine Rede mehr sein kann! Gut tun ihr aber auch sanfte Gymnastik-, Entspannungs- und Meditationsprogramme, die ihrer spirituellen Ader entgegenkommen.

Typbezogene Ernährungstipps für mehr Vitalität und Wohlbefinden findet die Venus-Frau auf Seite 171f.

Sport für die Venus

Wenn Sie zum Hormontyp der Venus gehören, zählt Sport vermutlich nicht unbedingt zu Ihren liebsten Freizeitaktivitäten. Ein sportliches Hobby würde aber gerade Ihnen gut tun. Probieren Sie's doch mal mit:

- Tennis
- Golf
- Segeln
- Tanz, von Bauchtanz bis Tango
- Pilates-Übungen
- Hatha-Yoga
- Oder testen Sie sich durch das Angebot eines modernen Fitnessstudios

Fallbeispiel aus der Praxis

Birgit und Alexander – Venus und Mars

Die Situation: Birgit klagt über ihren Mann Alexander, er sei gefühllos, beim Sex bliebe sie immer unbefriedigt. Danach würde er immer gleich aufstehen und wieder an seine Arbeit gehen (das Büro des Versicherungsagenten befindet sich im eigenen Einfamilienhaus). Sie haben drei Kinder, das Familienleben ist immer schön gewesen. Von der Optik passen sie wunderbar zusammen, aber Alexander hat jetzt nur noch sich und seine Arbeit im Sinn. Die Frauen machen ihn an, worauf Birgit sehr eifersüchtig ist. Immer wenn er auf einer Geschäftsreise ist, quält sie sich mit Phantasien, wie Alexander mit anderen Frauen Sex hat. Sie gerät dann in Panik, liegt schweißgebadet da und kann nicht schlafen. Ihr Vater ist häufig fremdgegangen, was ihre Mutter zutiefst verletzt hat. Ab dem Alter von 14 hat sie ihren Vater oft dafür gehasst, obwohl er eigentlich ihr großes Vorbild gewesen ist. Erst später hat sie zur Mutter gestanden und den Vater verurteilt.

Es gestaltet sich schwierig, Alexander zu einer Konsultation bei mir zu bewegen. Dies sei alles Quatsch – so sein Urteil über die Bemühungen und das Leid seiner Frau. Als er nun doch kommt, nur um sich, wie er sagt, seiner Frau zuliebe zu erkundigen, welche Probleme sie denn habe, räumt er dann doch sowohl erhebliche sexuelle als auch körperliche Beschwerden ein. Er sei völlig erschöpft, müde, leide unter der vielen Arbeit. Seine Frau nerve ihn mit der ständigen Eifersucht. Sie wolle beim Sex immer ein langes Vorspiel, »viele Gefühle und so ’n Quatsch«, meint er. Für ihn sei Sex Geilheit, und Frauen hätten dabei denselben Spaß wie der Mann, denn letzten Endes interessiere doch nur die Erektion und die Penislänge zur Befriedigung. Auf meinen Einwand, dass Frauen meist allein über die Vagina keinen Orgasmus bekommen könnten, sondern die Klitoris der sexuell sensible Ort sei (wie beim Mann die Eichel), entgegnet er kurz, dann sei es das Problem der Frauen, sich selbst zu befriedigen. Er müsse sich ja auch oft selbst befriedigen, wenn er Lust habe und unterwegs sei. Sicher habe er – erzählt er mir »von Mann zu Mann« – schon öfter seine Frau betrogen. Männer hätten eben deutlichere sexuelle Triebe und Bedürfnisse. Nach einigen weiteren Treffen gesteht er mir, dass es doch nicht mehr so toll bei ihm funktioniere und er häufiger eine Erektionshilfe wie Viagra brauche.

Bei diesem vermeintlichen Macho werden – bewusst oder unbewusst, aber aus rein egoistischen Motiven – die Bedürfnisse der Frau verleugnet. In dieser Beziehung prallen Aktivität und Passivität, Fühlen und Handeln so sehr aufeinander, dass man glaubt, die beiden lebten auf verschiedenen Planeten. Beide Partner müssen also ihre Positionen deutlich regulieren. Birgit muss handlungsfähiger und aktiver, Alexander weicher, passiver und mitfühlender werden.

Nun sind Östrogene die Hormone der rechten Hirnhälfte, der Kreativität, des Instinkts, des limbischen Systems, das Gefühle stimuliert. Es ist aber auch das Hormon der Passivität, des Empfangens. Testosteron stimuliert mehr die linke Hirnhälfte, die räumliche Wahrnehmung, das Handeln, das Aktivsein, die Durchsetzungsfähigkeit. Es ist das Hormon der Aggressivität, der Penetration (eine durchaus aggressive Handlung).

Fallbeispiel aus der Praxis

Die Diagnose und die Therapie

Bei beiden Partnern waren die Hormone aus der Bahn geraten. Das Gleichgewicht war verschoben: Birgit hatte zu viele Östrogene, zu wenig Testosteron. Verantwortlich dafür: die erhöhte Aktivität der Aromatase, die jedes Testosteron in Östrogen umwandelt. Alexander hatte zu viel Testosteron, allerdings auch mäßige Östrogenspiegel. Aber er wurde zum Macho: rücksichtslos, denn sein Testosteron ist das Hormon zum Kämpfen, Jagen, Beutemachen.

Birgit wies alle klassischen Besonderheiten des Venustyps auf: eine gute Figur mit größerem Busen und eine schöne glatte Gesichtshaut, allerdings auch Mastopathie mit knotigem Brustdrüsengewebe, das durch Mammografie regelmäßig überwacht wurde. Sie hatte Myome der Gebärmutter sowie Zellulite an den Beinen und Oberarmen, außerdem Krampfadern. Dennoch war sie mit ihren 50 Jahren immer noch das, was man schön nennt, wenngleich auch ein wenig zu dick. Ihre Östrogenspiegel waren sehr hoch. Der Polymorphismus zeigte sich in Mutationen im CYP-19-Gen (erhöhte Aktivität der Aromatase) und im verzögerten Abbau der Östrogene in Stufe I (CYP 1B1 und CYP 1A1) sowie Stufe II COMT. Dies erklärte die hohen inneren Östrogenspiegel und deren Folgen an Haut und anderen Organen, insbesondere an den Brüsten. Sie wies ein deutlich erhöhtes Basisrisiko für Brustkrebs auf, ein erniedrigtes für Osteoporose und Darmkrebs. Die Therapie bei ihr bestand in einer Aromatasehemmung (Sojaöstrogene und Zink) sowie in der Vermeidung einzelner östrogenhaltiger Nahrungsmittel. Birgit musste lernen, Männer nicht nur mit den Augen zu betrachten, mit denen sie ihren Vater sah. Sie sollte männliche Sexualität nicht abwerten durch das Vorurteil »Die wollen nur das eine«. Sie musste lernen, sich selbst als sexuelles Wesen zu spüren, und ihre offensichtlich ödipale Übertragung des Vaterbilds auf ihren Partner Alexander in einer Therapie auflösen.

Alexander war der klassische Marstyp: trotz seiner 56 Jahre muskulös gebaut, aktiv, Stirnglatze, aber keine grauen Haare, etwas zu dick, aber durchtrainiert. Sein sexuelles Verhalten war das des Erzeugers von Kindern und entspricht den Vorstellungen mittelalterlicher Herrscher. Er scheiterte daran und bekam im Lauf der Zeit massive Erektionsprobleme, da ihm der Sex immer weniger Befriedigung verschaffte. Anstatt sich darüber Gedanken zu machen, besorgte er sich »Stehpillen«. Damit war das Problem aber nur scheinbar gelöst. Der Beziehung zu Birgit half das natürlich überhaupt nicht. Seine Polymorphismen zeigten eine geringe Aromataseaktivität. Mars-Alexander hätte sich Venus-Birgit nur nähern und erfüllenden Sex haben können, wenn er seine Gefühle und die seiner Partnerin ernster genommen hätte – nicht etwa eine Angleichung, sondern ehrlicher Umgang mit Gefühlen für beide. Dazu mussten seine Östrogenwerte ausbalanciert werden, z. B. über die Ernährung, Rotkleepräparate, Zink und weniger Muskeltraining.

Nach langer Zeit trennten sich Birgit und Alexander leider, da sie es nicht schafften, ihre Bedürfnisse aufeinander abzustimmen, die Gefühle des anderen auch zu den ihren zu machen – Grundvoraussetzung für Vertrauen in der Sexualität.

Der Androgyne
und seine Partnerinnen

Androgyn – das klingt Männern nicht gut in den Ohren. Dieser Hormontyp ist aber nicht unbedingt ein gemütliches Dickerchen ohne jeden Sexappeal. Für viele Frauen scheint er das Beste zweier Welten zu verkörpern und ist ihr Wunschpartner.

Die Lust am Leben …

… merkt man dem Androgynen mindestens in jungen Jahren deutlich an: Er ist der Genießer per se – ob es nun um schöne Frauen, gutes Essen oder irgendwelche anderen sinnlichen Freuden geht. Ein gehöriger Schuss Östrogene macht ihn sensitiv und einfühlsam; dabei hat er oft ansteckend gute Laune, ist aufgeschlossen und zuverlässig. Klar, dass man seine Gesellschaft sucht und er meist einen ausgedehnten Freundeskreis hat. Oft ist er der »Hahn im Korb«, weil er einfach gut mit Frauen kann. Nur allzu viel »gutes Leben« hat für ihn leicht unliebsame Folgen in fortgeschrittenen Jahren. Die typischen äußerlichen Veränderungen und Krankheitsrisiken des androgynen Typs können dann allzu leicht seine gute Laune und hohe Lebensqualität erheblich trüben.

Der androgyne Hormontyp ist sehr verbreitet und muss keineswegs »verweiblicht« wirken, wenn er auch nicht das männliche Flair eines Marstyps besitzt. Dies macht ihm am ehesten selbst zu schaffen – Frauen finden ihn durchaus attraktiv. Er spielt zwar nicht die »Prinzenrolle«, aber dafür weiß man, was man an ihm hat. Nämlich nicht gerade weiche Knie, aber einen Partner, der fürs Leben taugt.

Vitaler Typ mit kleinen Macken

Sein sichtbarstes Problem ist die Neigung, rasch Gewicht zuzunehmen – und da gehen Charakter und Hormone Hand in Hand. Er ist äußerst empfänglich für gutes Essen, und sein Stoffwechsel lagert jede Kalorie ins überreichliche Speckdepot ein. Mancher Androgyne kann deshalb schon jung seine Schnürsenkel nicht mehr sehen. Oft hält er aber auch noch seine Figur, weil er die überreichliche Nahrungszufuhr durch seine Vitalität und Unternehmungslust kompensiert. Dieser Hormontyp ist keine »Schlaftablette«, seine Ausgeglichenheit und ruhige Freundlichkeit können da täuschen. Umso überraschender, wenn er mal richtig »hochgeht«, was durchaus passiert, wenn man ihm übel mitspielt.

Er wär so gern ganz anders

Leider entwickelt er oft Komplexe, weil er aus seiner Sicht dem Machoideal nicht ausreichend entspricht. Er ärgert sich über fehlende Markanz seiner Gesichtszüge und zerbricht sich den Kopf über die Bedeutung von Penisgrößen. Dabei ist er am ehesten dafür prädestiniert, von einer ganzen Schar von Frauen umgeben zu sein, die seinen Charme unwiderstehlich finden. Auch an männlichen Freunden fehlt es ihm nicht: Die bauen auf seine Zuverlässigkeit und schätzen es sehr, dass der Androgyne selten von Konkurrenzdenken und beruflichem Kampfgeist besessen ist.

Bel ami sucht Halt

Partnerinnen dieses Hormontyps sind vorzugsweise Frauen mit einer liebevoll umsorgenden Art. Kein Wunder, dass die Wahl sehr oft auf den knabenhaften Frauentyp fällt, der dies reichlich zu bieten hat. Und auch die Knabenhafte erwählt ihrerseits am liebsten den Androgynen zum Partner, der ihr eigenes Östrogendefizit so perfekt ergänzt. Ihre straffe, durchorganisierte Vitalität gibt dem Androgynen Halt. Er weiß sich durch sie geführt und umsorgt. Da er selbst auch sehr liebevoll sein kann, genießt die knabenhafte Frau, von ihm verwöhnt zu werden. Aber auch die Amazone mit ihrer Klarheit, genauen Struktur und Dominanz passt gut zum androgynen Hormontyp. Der Androgyne mag ihre führende Rolle. Dafür gibt er ihr Wärme und Geborgenheit, die ihr etwas harsches Wesen so sehr braucht. Nur die Sexualität kann Probleme machen. Während die Knabenhafte dem Androgynen im Bett etwas bieten will und sich um seine Lust bemüht, ist die Amazone fordernd. Dies kann den androgynen Mann zum Schwitzen bringen.

Sein heimlicher Wunsch nach männlicher Anerkennung kann ihn gelegentlich zu ausgesprochen machohaftem Getue verleiten. Je nach Partnerin wird das leicht zum Eigentor: Die Amazone kann ihn verletzen, da sie eine aggressive Ironie besitzt und ihn »auf die Schippe« nimmt. Die Knabenhafte geht eher auf die Supermannattitüde ein, weil sie weiß, dass er dieses Spiel schon nicht übertreiben wird.

Schmusebär mit Krallen

Seine Anpassungsfähigkeit und friedliche Art können seine Partnerin zu der Annahme verleiten, sie habe einen bequemen Pantoffelhelden. Da sollte sie sich nicht zu sicher sein: Fühlt sich der Androgyne zu wenig geliebt, dann holt er sich schnell von anderen, was ihm fehlt. »Ich liebe dich, weil ich dich brauche« ist bei ihm eher angesagt als »Ich brauche dich, weil ich dich liebe«.

Wird er vernachlässigt, wechselt er die Partnerin, wobei Trennung oder Scheidung ihm schwer zu schaffen machen und sich lange hinziehen können, da er, wie wir sagen, oral auf seine Partnerin fixiert ist.

Als Liebhaber begehrt

Venus findet im Androgynen oft einen verlässlicheren und liebevolleren Partner als im von ihr bevorzugten Mars. Das bedeutet aber nicht, dass sie auch für den Androgynen die Idealpartnerin ist! Er muss manchmal viel einstecken als Preis dafür, die anspruchsvolle Venus erobert zu haben.

Er selbst ist zwar von seinen Fähigkeiten als Liebhaber im Stillen nicht so überzeugt, aber seine Partnerinnen sind begeistert. Er schafft es, sie sexuell zu verwöhnen, und gibt ihnen das Gefühl der Einzigartigkeit. Liebe bedeutet für ihn an sich zwar vor allem Nehmen, aber im sexuellen Bereich spielt er Verführung, Zärtlichkeit und Phantasie aus – alles, wovon die Partnerin nur träumen kann. Verantwortlich für dieses gefühlvolle Verhalten sind seine Östrogene. Sein einfühlsamer Umgang macht ihn zu einem begehrten Frauenfreund. Er liebt die Frauen, und sie lieben ihn – außer der Venus. Sie ist nicht die typische Partnerin.

Androgyne sind meist sinnliche Genussmenschen – gut für das Lebensgefühl, schlecht für die Linie ...

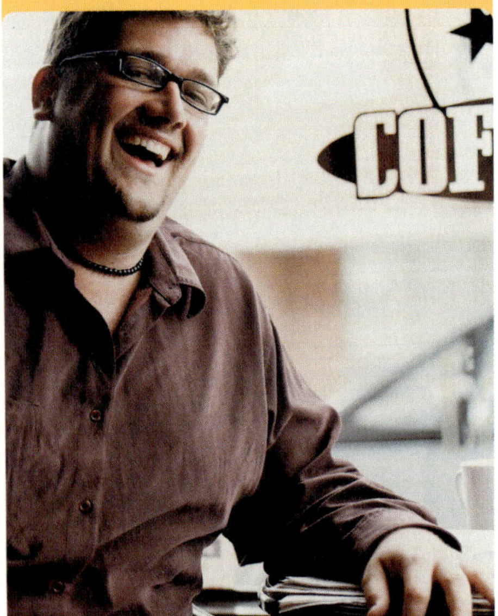

Eine ungute Mischung

Erst später, wenn der Venustyp altert, wenn ihre Attraktivität und Verführungskraft sich langsam minimieren, dann wird auch dieser Männertyp für sie interessant. Der Androgyne träumt natürlich seit je von ihr, traut sich aber nicht an sie heran. Der Androgyne unterwirft sich nur zu leicht dem Venustyp. Die ist zwar das oberpotente Gehabe leid, was der Marstyp in früheren Beziehungen an den Tag legte, aber mit dem Androgynen spielt sie. Das bringt beim androgynen Mann Tränen und Leid, Traurigkeit, Trennungswünsche und Verbitterung. Während Venus über ihn spottet, ihn auch bei Freundinnen lächerlich macht, idealisiert der Androgyne sie. Es fiele ihm nicht im Traum ein, sie zu erniedrigen.
Das kann ein Drama sein, während die schönste und ausgeglichenste Beziehung die zwischen dem Androgynen und der Knabenhaften ist. Insgesamt gesehen kann man sich den androgynen Mann als idealen Ehemann und Liebhaber vorstellen. Er ist aber nicht »pflegeleicht«, und Frauen sollten dies wissen. Wenn Sie sich, verehrte Leserin, auf diesen Mann einstellen, wird er Ihnen aber viel zurückgeben.

Wenn der Androgyne in die Jahre kommt

Er ist der Erste, der den Gang in die Höhle des Löwen wagt und einen Facharzt für »Männerprobleme« sucht: Von allen männlichen Hormontypen leidet der Androgyne unter den offensichtlichsten Veränderungen in seiner zweiten Lebenshälfte. Die äußere Gestalt verändert sich: Der Körper erscheint immer weichlicher und schlaffer, der Bauch wölbt sich runder, und gelegentlich entwickelt er einen veritablen Busen. Dadurch kommt es dann auch zu einer seelischen Veränderung: Der androgyne Mann verliert viel von seiner ursprünglichen Lebenslust, wird depressiv und apathisch.

Seine Gene führen zu einer ausgeprägten Aromataseaktivität. Die Aromatase ist das Enzym, das im Fettgewebe und der Leber aktiv ist und aus Testosteron Östrogene macht. Im Lauf seines Lebens sammelt der androgyne Mann meist reichlich zusätzliches Fettgewebe am Bauch an. Dadurch wird ihm in immer höherem Maß sein kostbares Testosteron geraubt. Viele androgyne Männer haben auch einen Polymorphismus im Aromatase-Gen CYP 19. Dieser bestimmt dann ihre hohen Östrogenspiegel und die niedrigen Testosteronspiegel.

Er »kommt auf den Hund« – oft überspielt er das aber lange durch männliche Nonchalance oder einfach aus Bequemlichkeit. Mit dem Verlust seiner männlichen Erscheinung gehen auch erhöhte Krankheitsrisiken einher: Diabetes mellitus, Prostatavergrößerung, Darmkrebs und Herz-Kreislauf-Erkrankungen lauern.

So bleibt der Androgyne fit und gesund

Dem Mann kann durchaus mit genau abgestimmten Hormongaben geholfen werden, aber den »Löwenanteil« muss er schon selbst tun: vor allem seine übermäßige Esslust bezwingen. Üppige, fettreiche Mahlzeiten, Kuchen und Süßigkeiten, sahnige Milchprodukte, Weißbrot und Teigwaren liebt er zwar, sie müssen aber als Erstes auf den Index. Auch rotes Fleisch verschärft seine Probleme: Das darin enthaltene Testosteron wird sofort in Östrogen umgewandelt. Der Androgyne muss also leichte Genüsse wie Fisch, helles Fleisch, frische Gemüse und ballaststoffreiches Getreide lieben lernen. Besonders gut täte ihm vegetarische Kost – wenn sie wirklich ausgewogen und durchdacht ist.

Sport statt Sportschau

Der Androgyne ist nicht unbedingt unsportlich – in späteren Jahren geht er aber gern dazu über, nur noch anderen auf dem TV-Bildschirm beim Schwitzen zuzusehen. Er braucht dringend ausreichend Bewegung – am besten sind für ihn gelenkschonende Ausdauersportarten.

Ein gezieltes Bewegungsprogramm bringt Ihnen Vitalität und Lebensfreude zurück. Schwabbelspeck verwandelt sich wieder in glatte Muskeln, außerdem wird das Risiko für Herz-Kreislauf-Erkrankungen, Prostata- und Dickdarmkrebs gesenkt.

Sport für den Androgynen

Zu viel Anstrengung ist nicht Ihr Fall – und wenn Sie reichlich Übergewicht haben, sollten Sie es auch schonend angehen und weder den Kreislauf noch die Gelenke überfordern. Probieren Sie es doch mal mit:

- Walking
- Schwimmen
- Aquajogging, Aquarobic
- Tanzen (das tut auch der Partnerschaft gut)
- Radfahren
- Spazierengehen

Die Amazone
und ihre Partner

Ein hässliches Mannweib? Das ist die Amazone nicht, da handelt es sich um ein dummes Vorurteil. Frauen mit hohem Androgenspiegel sind aber meist starke Persönlichkeiten, die viel Freiraum für ihre Entfaltung beanspruchen.

Einen starken Eindruck …

… hinterlässt sie immer, die Frau vom Amazonentyp. Ob der nun umwerfend ist oder eher als abschreckend empfunden wird, liegt im Auge des Betrachters. Und was der sieht, kann wie bei allen Hormontypen sehr unterschiedlich sein: Die übergewichtige, aber resolute Personalchefin kann ebenso ein Amazonentyp sein wie das rassige Model, das auf dem Laufsteg internationale Modetrends vorführt. Jedenfalls hat sie viel Selbstbewusstsein und lässt sich von niemandem »die Butter vom Brot nehmen«. Sie stellt an ihre Partner erhebliche Ansprüche – aber warum sollte sie sich auch mit weniger zufrieden geben? Schließlich fordert sie auch von sich selbst Glanzleistungen, und zwar auf möglichst vielen Gebieten.

Mit Blick auf ihre hormonelle Konstitution grenzt sie an Vollkommenheit, die Amazone. Sie ist genetisch durch Polymorphismen im Hormonstoffwechsel geprägt, die zu einer vermehrten Bildung männlicher Hormone wie Dihydrotestosteron und Testosteron führen, aber auch zu vermehrter Östrogenbildung. Diese Frau vereint Ying und Yang in sich, männlich und weiblich, Venus und Mars.

Allroundtalent mit hohem Anspruch

Schön, stark, frech, dazu lange Haare, lange Beine und sonst auch von der Natur verwöhnt – das britische Model Kathie Pryce vom Amazonentyp hat sich so als »Boxenluder« bei den Formel-1-Rennen profiliert. Die Amazone ist aber kein Luder – diese Bezeichnung passt eher auf manche Venus. Sie ist nämlich meist viel zu ernsthaft und tiefgründig für Spielchen und Intrige. Dafür sieht die Amazone sehr gut aus. Ihre Reize sind aus der Mischung von männlich und weiblich geboren. Sie ist keineswegs, wie oft vereinfachend dargestellt, »vermännlicht«: Sie hat nur einfach von allem reichlich. Je nach Anteil der Androgene hat sie neben allen weiblichen auch einige männliche Attribute, sowohl äußerlich als auch geistig.

Eine vielseitige Mischung

Amazonen sind klar, offen und ehrlich – manchmal brutal in ihrer Ehrlichkeit. Ihre unverblümte Direktheit ist für manche Menschen abschreckend. Sie denken logisch und sind tatkräftig. Je nach Östrogenanteil ist ihre Feinmotorik besser als bei Männern, allerdings ist ihre körperliche Ausdrucksfähigkeit nicht so gut wie die der Venus.

Amazonen haben ein gutes räumliches Vorstellungsvermögen, im Gegensatz zur Venus. Schlecht Einparken (eine sonst typisch weibliche Schwäche) ist nicht ihr Thema. Sie sind hervorragende, schnelle und dabei hochkonzentrierte Autofahrerinnen und oft auch als Pilotinnen bekannt.

Gehirnscans belegen, dass Frauen generell gleichzeitig zuhören und reden können. Dies ist bei Amazonen besonders ausgeprägt. Im Informationsbereich sind sie auch mehrspurig veranlagt. Sie können durch die besondere Ausprägung ihrer Sprachzentren im Gehirn mehrere Themen zur gleichen Zeit bearbeiten.

Ähnlich wie Mars-Männer mögen sie aber kein Geschwafel, sondern konzentrieren sich gerne auf das Wesentliche. Tratschen ist ihnen fremd, denn sie sind loyal bis ins Letzte. Ihre Partner können sich auf sie verlassen. Es wird nicht vorkommen, dass eine Amazone sich bei einer Freundin über ihren Partner beschwert.

Wenn sie sprechen, ist es besser, ihnen zuzuhören und sie keinesfalls zu unterbrechen, denn sonst werden sie leicht aggressiv. Schon aus diesem Grund hat ein männlicher Partner es manchmal schwer mit der Amazone – denn Männer können ja bekanntlich meist schlechter zuhören.

Sie lässt sich nur schwer erobern

Wenn nun die Extraportion Androgene der Amazone in den verschiedenen Organen und Funktionssystemen so viel Wirkung zeigt, dann können wir uns vorstellen, dass sie eben auch im sexuellen Bereich intensiven Einfluss ausüben.

Sie für sich zu gewinnen, ist ein hartes Stück Arbeit. Sie mag verführerisch im Aussehen und herausfordernd in ihrer Art sein – leicht zu haben ist sie nicht.

Ihre Abwehr gegen neue Bekanntschaften ist sprichwörtlich und mit einer Portion Misstrauen gepaart. Der Mann, der sie erobern will, nehme sich an Siegfried aus der Nibelungensaga ein Beispiel. Er benötigt Kraft, Ehrlichkeit, aber auch eine große Portion femininer Anteile, denn die sucht sie in ihm. Sie ist wie Brunhilde – sehr schwer zu bezaubern. Man müsste ihr Reich erobern, um sie zu gewinnen.

Aber wenn es ein starker und zugleich auch gefühlvoller Mann geschafft hat, dann ist sie ihm treu und loyal wie keine Zweite. Weibliche Spielchen mit Eifersucht wie beispielsweise die Venus hat sie nicht in ihrem Repertoire.

Heißblütig und voller Widersprüche

Die Sexualität ist bei ihr wie ein unruhiger Vulkan – immer kurz vor dem Ausbruch. Sie hat oft Ängste zu überwinden, teilweise bis hin zu vaginistischen Reaktionen. Aber wenn es mit ihrem Partner (vorzugsweise auch der androgyne Mann) klappt, dann fordert sie von ihm eine unersättliche Sexualität. Hier liegt das Problem.

Die leidenschaftliche Sinnlichkeit der Amazone ist für einen Mann oft so überfordernd, dass sie Partner damit leider eher verscheucht als anzieht. Denn sie nimmt ihnen die aktive Seite aus der Hand. Während die Knabenhafte, aber auch die Venus eher als Geisha arbeiten könnten, ist dies für die quasi von Natur aus emanzipierte Amazone schwierig. Als Revolutionärin, Rennfahrerin und Pilotin wäre sie mehr in ihrem Element!

Die Amazone spürt besonders deutlich, dass ähnliches Verhalten höchst unterschiedlich bewertet wird, je nachdem, ob ein Mann oder eine Frau es zeigt: Wo er selbstbewusst auftritt, gilt sie als arrogant; was man bei ihm Durchsetzungsfähigkeit nennt, scheint bei ihr kaltherzige Berechnung.

Denn die Anziehungskraft zwischen beiden beruht auf dem ersten Kontakt: Der Androgyne verspricht der Amazone weibliche Anteile der Mutter, Wärme und Geborgenheit, die Amazone verspricht ihm dagegen, die starke Mutter zu sein und damit seine Defizite abzudecken.

In diesem unbewussten Zusammenspiel beider Partner spielt Sexualität primär keine entscheidende Rolle. Nun aber taucht sie im Lauf der Beziehung auf und führt zumeist zu erheblichen Irritationen. Der starke sexuelle Trieb der Amazone, manchmal mit Gewaltphantasien gepaart, überfordert den Androgynen, der eher die zärtlich-sanfte Seite der Sexualität vorzieht.

Eine Widerspenstige – kaum zu zähmen

Im Streit, den sie liebt, ist sie rechthaberisch und fordert die Unterwerfung ihres Partners. Wenn dies geschieht, ist sie aber auch enttäuscht, denn gleichzeitig verachtet sie Schwächlinge. Nicht selten haben Amazonen starke Väter gehabt, mit denen sie sich identifizieren. Frauen, wie ihre manchmal als schwach erlebten Mütter, werden verachtet.

Nur der Starke überlebt, ist ihr Lebenscredo. Entsprechend haben Amazonen meist recht wenige Frauenfreundschaften, verstehen sich aber sehr gut mit dem Marstyp. Eine Beziehung mit ihm würde jedoch quasi ewigen Krieg bedeuten, da sich keiner von ihnen dem anderen unterordnen könnte und wollte.

Ihre erotischen Sehnsüchte – die der Androgyne nicht wirklich befriedigen kann – idealisieren den sexuellen Akt zu einem vitalen, zutiefst phantasiereichen Kunstwerk von Körper, Geist und Seele. Die Suche nach Tiefe in der Beziehung wird aber im Gegensatz zur Venus nicht oberflächlich inszeniert: Sie brauchen keine Kerzen, Schummerbeleuchtung und guten Tischwein, um in Stimmung zu kommen. Dank ihres von Testosteron und Östrogen stimulierten Sexualzentrums sind Schauspielkünste überflüssig, um Erregung zu zeigen.

Zu viel Nähe macht ihr Angst

Ihre stark ausgeprägte Libido ist phantastisch, kann sie aber quälen, wenn kein Partner zur Verfügung steht. Masturbation ist für sie kein vollwertiger Ersatz. Sie ist getrieben von der Sehnsucht nach Verschmel-

zung, die sie als rauschartigen Zustand erlebt. Einerseits sucht sie diesen, andererseits muss sie ihn auch immer wieder zerstören, aus Angst vor zu großer Abhängigkeit. Diese Angst ist ein massives Problem für sie. Denn sowohl mit männlichen als auch weiblichen Attributen ausgestattet, hat sie Angst vor der weiblichen Rolle, denn die bedeutet für sie Schwäche, Abhängigkeit, Verlust der eigenen Identität. Sie sucht also nach dem, was sie andererseits beunruhigt und beängstigt.
Das macht ihr Sexualleben oft so explosiv: Es reicht manchmal nicht weiter als bis zur geschlechtlichen Umarmung, dann zieht sie sich bereits zurück. Die Beziehung zerbricht wieder, wenn der Sex vollzogen und das Bedürfnis nach Verschmelzung erloschen ist. Hier ähnelt sie sehr dem Mars. Der androgyne Partner aber möchte, ähnlich wie die Venus, noch länger schmusen und Zärtlichkeiten austauschen. Erst in einer sehr vertrauensvollen Situation kann sich die Amazone passiv verhalten und ein eher weibliches Rollenverhalten beim Sex genießen.

Absolut loyal

Als Sexualpartnerin ist die Amazone faszinierend, aber auch sehr schwierig – als Lebenspartnerin dagegen absolut zuverlässig. Nie wird sie in einer festen Beziehung auf die Idee kommen, sich mit einem anderen Partner ernsthaft zu beschäftigen.
Ein wichtiger Punkt ist ihre leichte Kränkbarkeit. Dann zieht sie sich konsequent zurück und wird quasi stumm. Die Sehnsucht nach Liebe ist sehr tief in ihr verwurzelt, aber sie wird niemals blind oder wirklich unvorsichtig in einer Partnerschaft. Untreue verletzt sie zutiefst. Ihre Loyalität gewinnt manchmal Oberhand und verzeiht diese, aber ihre Wunden bleiben offen. Der Partner hat dann wahrlich kein leichtes Leben mehr mit ihr.

»No nonsense!« ist die Devise der Amazone: Wer sich Spielchen mit ihren Gefühlen erlaubt, hat schnell ihr Vertrauen restlos verspielt und muss sich auf Beziehungsabbruch oder höchst ungemütliche Zeiten mit ihr einstellen.

Ein komplizierter Hormoncocktail

Östradiol, Östron, Androstendion, DHEA, Testosteron und Dihydrotestosteron heißen die verschiedenen Östrogene und Androgene, die als Geschlechtshormone in unserem Körper wirksam werden. Beim Hormontyp Amazone ist es von Bedeutung, diese Einzelsubstanzen zu kennen, da diese ineinander umgewandelt werden können. Östron entsteht aus Androstendion, aber wechselweise kann es auch zu einer Umwandlung von Östradiol zu Testosteron kommen.
Amazonen mit einem hohen Androstendionspiegel haben zumeist auch hohe Östronspiegel. Voraussetzung ist eine im CYP-19-Gen gelegene Mutation. Dadurch kommt es zu einer vermehrten Umwandlung von männlichen Hormonvorstufen (Androstendion, Testosteron) zu Östrogenen (Östron und Östradiol).
Die männlichen Hormone sind also Vorstufen der weiblichen, Adams Rippe sozusagen. Je nach Sichtweise kann man aber auch sagen, die weiblichen Hormone sind jene, die sich auf einer höheren und reiferen Entwicklungsstufe befinden.

Wenn die Amazone in die Jahre kommt

Amazonen weisen in ihrem Hormonhaushalt vermehrt Östrogene und Androgene auf, dies aber je nach Ausprägung der Polymorphismen (siehe Seite 61) in unterschiedlicher Menge. Wie bereits beschrieben, bringt diese reichliche Hormonausstattung der Amazone so manchen Vorteil, aber sie ist auch anfällig für die typischen Beschwerden und Krankheitsrisiken, die ein Überschuss an Östrogen mit sich bringt. Häufig wird nämlich ein Großteil ihrer Androgene im Körper in zusätzliches Östrogen umgewandelt (siehe Kasten auf Seite 75).

Der Amazone tut die Mittelmeerküche gut, also Nudeln, Reis, Hülsenfrüchte, Obst und Gemüse sowie hochwertige Pflanzenöle.

Die Amazone steckt voller Energie – im Positiven wie im Negativen. Wassersport beispielsweise ist eine gute Möglichkeit zum Dampfablassen!

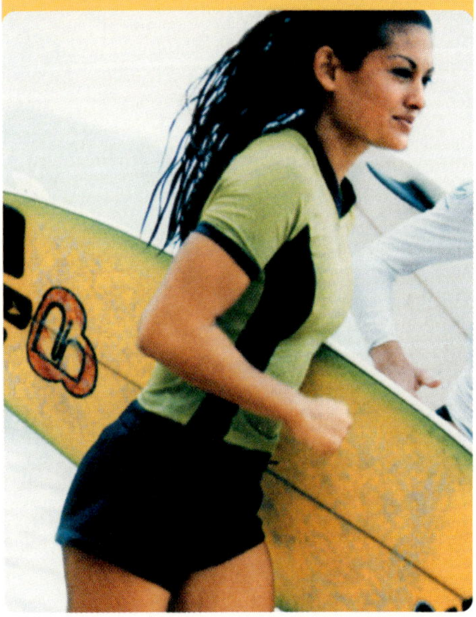

Sie leidet oft erheblich unter Wechseljahrebeschwerden wie Hitzewallungen und Schlafstörungen. Übergewicht ist ein sehr häufig auftretendes Problem, verbunden mit Zuckerstoffwechselstörungen oder zumindest einer Insulinresistenz (Insulin wirkt dann nicht so an der Zelle, wie es soll). Sie hat ein relativ hohes Risiko, an Diabetes mellitus oder Brustkrebs zu erkranken.

Die Fettzellen des Bauches sind besonders reich an dem Enzym Aromatase, so dass dicke Frauen viel Androgen in Östrogen umwandeln. Gar nicht so selten findet man Trägerinnen des CYP-17-Polymorphismus, bei denen die Urvorstufe der Androgene der Frau, das DHEA, schnell in Androgene umgewandelt wird. Diese sind aber kaum durch Tests nachweisbar, weil sie durch die so genannte Aromatase der Fettzellen schnell in Östrogene umgewandelt werden.

Bei hohem Androgeneinfluss

Ist die Amazone Trägerin des so genannten Steroid-5-Alpha-Reductase-Polymorphismus, dann baut sie aus Testosteron sehr viel Dihydrotestosteron auf. Dies hat den Vorteil, dem Kreislauf Testosteron zu entziehen, welches dann nicht mehr in Östrogene umgewandelt werden kann.
Daher haben diese Frauen ein vermindertes Brustkrebsrisiko, aber gleichzeitig entwickeln sich einige männliche Attribute: Die Stimme wird dunkel und tief, es kann massive Akne auftreten, die Körperbehaarung vermehrt sich, während der Schopf immer dünner wird.

So bleibt die Amazone schön und vital

Ihre Haut ist von Besonderheiten geprägt, die sich in der einzigartigen Kombination dieser Geschlechtshormone zeigen. Die Amazone hat durch den Testosteroneinfluss eine dicke, eher unempfindliche Haut, ähnlich der des Mannes – aber doch wieder nicht genauso, denn ihre Umwandlungsprodukte (Östrogene) aus den Androgenen (Östron und Östradiol) wirken in guter Mischung mit.

Sie hat weniger unter schlaffem Bindegewebe, Faltenbildung und trockener Haut zu leiden als andere Hormontypen, trotzdem ist sie selten zufrieden mit ihrer Haut. Ihre Probleme sind eher fettiger Glanz und Unreinheiten bis zur Akne. Von Haarausfall auf dem Kopf, »Damenbart« und starker Körperbehaarung sprachen wir schon. Durch kosmetische Maßnahmen lassen sich diese Probleme leider nur sehr wenig beeinflussen. Die Amazone muss daher besonders bei ihrer Ernährung darauf achten, den übermäßigen Einfluss der Hormone zu dämpfen.

Viel Grünes – wenig Fleisch

Ähnlich wie der Marstyp hat die Amazone meist keine große Neigung zu Salaten und frischen Gemüsen, liebt dagegen große Fleischportionen, Teigwaren und Brot. Auch Fastfood und harten Drinks ist sie nicht abgeneigt. Statt testosteronlastige Steaks sollte sie besser Fisch und helle Fleischsorten bevorzugen.

Reichliche Portionen frisches Gemüse und Obst versorgen sie mit Antioxidanzien und helfen gegen ihre Hautprobleme. Süßigkeiten führen die Amazone nur wenig in Versuchung – und das ist gut so, weil ihr Zuckerstoffwechsel so leicht aus dem Lot gerät. Wichtig wäre aber auch, den Verzehr von hellem Brot und Teigwaren stark einzuschränken, die ja ebenfalls den Blutzuckerspiegel hoch treiben. Bei kohlenhydratreichen Lebensmitteln sollte sie vorwiegend solche mit niedrigem glykämischem Index wählen, also beispielsweise alle Vollkornprodukte.

Der glykämische Index eines Lebensmittels besagt, wie stark der Blutzuckerspiegel nach dem Verzehr ansteigt. Je höher er ist, umso minderwertiger sind die Kohlenhydrate, umso ungesünder ist das betreffende Lebensmittel.

Bewegung baut Speck ab

Wie alle Hormontypen braucht auch die Amazone regelmäßig Bewegung, wobei bei ihr der Schwerpunkt auf dem Abbau von Stress und Übergewicht liegen sollte. Am ehesten kommen für sie Ausdauersportarten infrage.

Kraftsport sollte sie besser vermeiden, denn sie hat meist ohnehin eine gut ausgebildete Muskulatur, die sich unter entsprechendem Training leicht in ziemlich unweibliche Muskelpakete verwandeln würde.

Sport für die Amazone

Sie haben Energie und Muskelkraft, die auch eingesetzt werden wollen. Aber übertreiben Sie's nicht! Gute Sportarten für die Amazone sind z. B.:

- Walking
- Jogging
- Fahrradfahren
- Inlineskaten
- Schwimmen
- Skilanglauf
- Bergwandern

Fallbeispiel aus der Praxis

Maria und Otto – die Amazone und der Asket

Maria wollte eigentlich nicht darüber sprechen. Erst nach einiger Ermutigung kamen dann umso heftiger die sexuellen Probleme mit ihrem Partner Otto zur Sprache. Sie hatten sich schon sehr früh kennen gelernt. Maria war damals nicht so sehr an Männern interessiert, sondern ritt, liebte Pferde und hatte diese sehr gut im Griff. Marias Vater war ebenfalls Reiter und nahm seine Tochter regelmäßig mit. Ihre Wochenenden verbrachten sie mit den Pferden, eine gemeinsame Aktivität, die die Mutter ausschloss.

Dann lernte sie mit 19 Otto kennen. Der 24-Jährige war Student der Informationswissenschaften und wollte reiten lernen. Er hatte zu diesem Zeitpunkt, genauso wie Maria, noch keinen sexuellen Kontakt gehabt.

Beide standen zu der Zeit dem anderen Geschlecht eher ablehnend gegenüber. Sexualität war damals für Maria Nebensache, unbedeutend, für Otto bedeutete Sex eher Masturbation mit Hilfe von pornografischen Bildern. Ottos Vater ging wohl regelmäßig zu Prostituierten, was ihm die Verachtung seines Sohns einbrachte.

Maria imponierte die Furchtlosigkeit und Klarheit, mit der Otto mit Pferden umging. Die Sympathie war gegenseitig, aber sie heirateten nicht – aus der praktischen Erwägung heraus, im Fall einer Scheidung nichts vom Erworbenen zu zerstören. Die beste Prophylaxe, so ihr Credo, war, nicht zu heiraten. Sie hatten von Anfang an getrennte Schlafzimmer, arbeiten bis heute beide in ihren eigenen Berufen. Für Kinder war kein Platz.

Mit zunehmender Dauer der Beziehung, die eigentlich keine war, traten die ersten Probleme auf. Maria war gereift und wollte nun plötzlich Kinder, sie wollte, dass Otto mit ihr schlief, wie »es Mann und Frau eben tun«. Otto aber blieb unbeirrt bei der Masturbation, ließ sich höchstens auf Fellatio ein oder sich von ihr befriedigen. In die Vagina einzudringen, war ihm zuwider. In einem späteren Gespräch mit mir assoziierte er das mit »Schmutz«. In seinen Masturbationsphantasien dagegen war er durchaus der penetrierende, aber auch gewalttätige Mann.

Im Lauf der Jahre wurde das Thema Sexualität immer mehr in der Phantasie abgehandelt: Maria träumte vom Kampf gegen den Mann, der sie überwältigte, Otto träumte vom Kampf gegen die Frau, die er überwältigte.

Dabei war Maria sexuell immer ausgesprochen stimuliert. Sie war es, die im Kreis der Männer die schlüpfrigen Witze erzählte – sehr zu Ottos Missfallen. Sie suchte sich auch immer wieder flüchtige Bettabenteuer. Jetzt, mit 52 Jahren, war es ihrer Meinung nach an der Zeit, sich entweder von Otto zu trennen oder aber eine Sexualtherapie durchzuführen.

Otto, der Asket und Ästhet, schlank, inzwischen Computerfachmann mit eigenem Unternehmen, war alles andere als auf eine Therapie eingestellt. Er hatte sein Leben eingerichtet, ging zu Prostituierten, wie früher sein von ihm verachteter Vater. Dies führte konsequenterweise zu einer geringen Selbstwertschätzung, die er aggressiv-selbstironisch immer öfter zum Besten gab. Seine überästhetische Haltung führte mittlerweile eher zu Ekelgefühlen, wenn er seine dick gewordene Frau anschaute.

Fallbeispiel aus der Praxis

Die Diagnose und die Therapie

Maria war vom Typ her die richtige Amazone: etwas zu dick und ein wenig zu sehr behaart an Beinen und Oberlippe. Einerseits war sie kräftig, zuverlässig und gutmütig, andererseits aber auch herrschsüchtig und rechthaberisch. Medizinisch lagen bei ihr erhöhte Cholesterinspiegel und eine Neigung zu Diabetes mellitus vor. Sie hatte bei ihrem Frauenarzt erfahren, dass sie nicht ohne weiteres schwanger werden könne, wegen häufig fehlender Ovulationen.

Nach vielen Gesprächen, zuerst mit beiden Partnern im Einzelgespräch, später zusammen, stellte sich heraus: Maria litt unter ihrem zu hohen Testosterongehalt im Gewebe, der bei ihr ständig libidinöse Gefühle erzeugte. Das hatte nach der Pubertät begonnen und wurde immer belastender für sie. In jungen Jahren konnte sie die mit dem hohen Testosterongehalt zusammenhängenden Aggressionen noch gut auffangen (Reitsport), später aber klappte das nicht mehr.

Dies führte zu »sexuellen Übergriffen« auf Otto, der Frauen eher angstvoll gegenüberstand. Er erlebte das als verschlingend und schmutzig – er bekam Panikgefühle und zog sich in eine Phantasiewelt zurück, die ihm Stärke und Gewalt über Frauen garantierte. Die Masturbation sicherte ihm Sex ohne Gefahr. Otto war der typische Asket mit zu hohen Testosteron- und Dihydrotestosteronspiegeln. Seine Polymorphismendiagnostik erbrachte Mutationen im CYP-17-Gen, mit erhöhter Anflutung von Testosteron aus den Vorstufen 17 OH Pregnenolon und DHEA. Er zeigte keine Mutationen im Aromatase-Gen (also sehr niedrige Östrogenspiegel), dafür zwei Mutationen in den Genloci der 5-Alpha-Reduktase, einem Enzym, das aus Testosteron Dihydrotestosteron bildet. Damit waren die Spiegel aller Androgene deutlich erhöht. Es fehlte ihm Östrogen. Interessanterweise hatte Maria fast dasselbe Genprofil, mit Ausnahme eines verlangsamten Östrogenabbaus und einer Mutation im Aromatase-Gen.

Neben einer paartherapeutisch-systemisch orientierten Therapie verordnete ich beiden eine komplett andere Ernährungsform und eine individuelle Bewegungstherapie. Letztere war besonders bei Maria nötig, denn Otto war sehr sportlich und nahm sogar an Marathonläufen teil. Otto musste eher abbremsen, Maria dagegen deutlich mehr Gas geben.

Diese Devise galt auch für die Hormonpegel der beiden. Otto wurde mit Zink, Sojapräparaten, Rotkleekapseln und einem 5-Alpha-Reduktasehemmer behandelt. Das machte ihn weicher, zugänglicher und angstfreier. Bei der Ernährung sollte er testosteronhaltiges rotes Fleisch vermeiden und Gemüse bevorzugen.

Maria wurde mit einem Anti-Diabetes-Präparat zur Senkung ihres hohen Insulinspiegels behandelt, der jegliche Gewichtsabnahme blockierte. Sie bekam regelmäßig Bewegungstherapie und eine Ernährung mit Lebensmitteln empfohlen, die einen niedrigen glykämischen Index haben und östrogenreich sind.

Nach längerer Zeit konnten sich beide endlich angstfrei annähern und führen heute ein befriedigendes Liebesleben, bei dem sie ihre jeweiligen besonderen sexuellen Wünsche miteinander leben können.

Der Mars-Mann
und seine Partnerinnen

Die Strandfigur ist sein Thema, er ist ausgestattet mit Brettbauch, reichlich Muskeln, voll von Testosteron und einem Schuss Östrogen. Zeitungen wie Playboy, Men's Health und GQ sind seine Literaturquellen. Ein Traummann? Nur bedingt.

Macho mit Macken

Der Marstyp kommt nie aus der Mode, und weltweit sind Männer bemüht, sich sein Image zuzulegen – und sei es noch so sehr ihrem eigenen Typ entgegengesetzt. Klar, Erfolg bei den Frauen, Erfolg im Beruf und dabei auch noch jede Menge Spaß am Leben, das möchte doch wohl jeder haben. Der Marstyp mit seinem testosteronlastigen Hormonhaushalt scheint alle Voraussetzungen für ein Dasein auf der Sonnenseite zu haben. Seine Probleme verbirgt er nämlich sorgfältig: Stress ohne Ende, innere Rastlosigkeit, der Zwang, stets der Tollste, Beste, Erste zu sein (was selbstverständlich auch ihm nicht immer gelingen kann). Wie der Venustyp hat er außerdem die allergrößten Schwierigkeiten, sein Ego einigermaßen unbeschadet über die Midlifecrisis zu retten.

Neben einem ausgeprägten Drang nach Sex hat der junge Mars-Mann durch seine hohen Testosteronspiegel auch das so genannte »typisch männliche Verhalten«. Dieses ist eng verbunden mit Appetit, Begierde, Selbstvertrauen, Energie, Aggressivität. Das dominante Verhalten macht ihn zum »Winner«. Er besetzt die Führungspositionen und herrscht.

Bloß keine Schwäche zeigen!

Den berühmten »weichen Kern«, den so manche Frau gern in ihm erschließen möchte, den gibt es wohl auch. Seine weibliche, östrogene Seite, die er durchaus fühlt, hat kaum eine Chance, zum Vorschein zu kommen, weil er davor Angst hat. So wie er Frauen als minderwertig ansieht, als schwach und dumm (vermutlich hat ein Mars-Mann die Blondinenwitze erfunden), so begehrt er sie auch. Aber diese von ihm so verachteten östrogenen Anteile zuzulassen, könnte ihm ja gefährlich sein.

Der Junge wird dadurch zum Mann, dass er sich von der Mutter abkehrt, also »nichtweiblich« wird. Sich von dem weiblichen Ursprung getrennt zu haben, heißt ja nicht, diese weibliche Seite nicht zu besitzen. Diese hat der Mars-Mann durchaus, und er bemerkt das durch sein gelegentliches Bedürfnis nach Geborgenheit und Wärme oder den Drang, sich auszuruhen und einfach fallen zu lassen. Aber es ist ihm unheimlich, diesem Streben nachzugeben.
Vor allem in der Pubertät beherrscht ihn die Angst, die Abtrennung von der mütterlichen Nabelschnur könnte sich als doch nicht so scharf erweisen. Dann träten womöglich Gefühle und Wünsche nach Abhängigkeit auf. Vor nichts aber fürchtet sich Mars mehr. Abhängigkeitswünsche erzeugt er bei seinen Partnerinnen, damit er sie nicht selbst empfinden muss.

Er lebt auf der Überholspur

Wenn der Marstyp einen gekonnten weiblichen Hüftschwung beobachtet oder tiefe Einblicke in ein lockendes Dekolletee bekommt, dann schießt sein Testosteronpegel jäh nach oben.
Aber das geschieht auch dann, wenn er in sportlicher oder beruflicher Konkurrenz gefordert wird; dann wird sofort sein natürlicher Männlichkeitshormonüberschuss zum Kampf bereitgestellt. Moderne Manager vom Marstyp besitzen eine dauernd hohe Testosteronproduktion. Das macht sie einerseits so erfolgreich, sorgt andererseits aber auch für ein anhaltend hohes Stressniveau. Oft glauben sie lange Zeit, das einfach wegzustecken oder sogar zu ihrem Wohlbefinden zu brauchen. Für »Weicheier« mit regelmäßigen Arbeitszeiten und auf Erholung eingestellte Freizeit haben sie kein Verständnis und verachten sie. Wenn der Marstyp sich dann restlos überfordert hat, merkt er das erst durch einen jähen Zusammenbruch: Ein plötzlicher Herzinfarkt ist sein Hauptgesundheitsrisiko.

Vital oder aggressiv?

Testosteron beeinflusst Sexualität und Vitalität. Sexualität ist aber auch manchmal mit Aggressivität verbunden. Man kann dennoch das Problem der sexuellen Aggression sicher nicht einfach auf den Testosteronspiegel schieben.

Aggression ist ein Teil des Lebens. Wer die eigenen Aggressionen nicht erkennt und akzeptiert, weil sie vielleicht in der Kindheit von den Eltern negativ bewertet wurden, der wendet sie nach innen, statt sie in gesunder Form ausleben zu können. Dann wird aus der Aggression Depression, Selbsthass, Fresssucht, Nägelkauen, Selbstverletzung bis hin zu Suizid.

Die große Mehrheit der Mars-Männer verhält sich sowohl im Alltagsleben als auch bei sexuellen Begegnungen eher ritterlich und weiß die Aggressivität in positive Energie umzuwandeln. Natürlich ist er dominant, möchte aber auch gern beliebt sein. Der Marstyp ist zwar ein Macho, aber kein potenzieller Triebtäter! Der Testosteronspiegel allein schafft nicht die Verbindung von Aggressivität mit Sex. Solche Entwicklungen sind vielschichtig und komplex, hängen mit der Erziehung und dem Bild der Frau zusammen, das der Marstyp dann in sich trägt.

Er sucht die sexuelle Herausforderung

Sein hohes Aggressions- und Aktionspotenzial bewirkt häufig, dass der Mars-Mann Stress nicht mehr als solchen wahrnimmt; Hektik und Überforderung werden zu seiner zweiten Natur. Entspannung empfindet er leicht als langweilige Zeitverschwendung.

»Welche flotte Nummer beim nächsten Mal?« – für den Mars-Mann eine durchaus interessante Frage. Er will keine Standardnummer, keine Allabendszärtlichkeiten. Heiße Geschichten, ungewöhnliche sexuelle Erfahrungen sind der Stoff seiner Träume. Weil er auch viel Energie in deren Verwirklichung steckt, ist er der perfekte Verführer. Seine Phallusanbeterei zeigt sich auch oft in der Wahl einschlägiger Autos.
Interessiert ihn die Partnerin wirklich? Ja, aber es ist ihm zumindest genauso wichtig, dass diese ihm den Erfolg, den er bei ihr erreicht hat, bestätigt. Seine Liebeskünste beschränken sich nicht auf ein knappes »Rein-Raus«, sondern er ist bemüht, der Partnerin das Beste vom Besten zu liefern. So wie sich jede Frau ihren Liebhaber in den geheimsten Träumen wünscht. Nur, kommt seine bevorzugte Partnerin, die Venus, wirklich auf ihre Kosten? Kommt der Mars-Mann wirklich auf seine Kosten? Mitnichten. Der narzisstische Zugang zur Sexualität ist einfach zu kalt, zu perfektionistisch. Schon bald genügt ihm Venus nicht mehr. Er sucht Neues, da er sich gelangweilt fühlt.

Der Marstyp gibt sich hypermännlich. Aber Vorsicht: Wer viel hat, kann auch sehr viel verlieren …

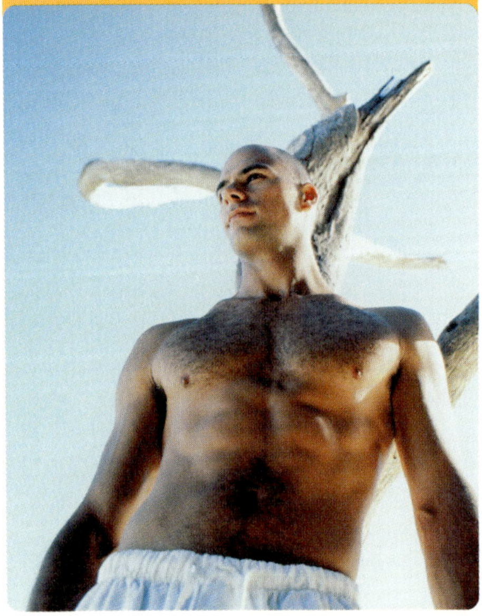

Seine »Traumfrau« muss noch gebacken werden

Mars-Männer sind Krieger. Sie finden stets ein neues Schlachtfeld, sei es im Beruf, beim Sport oder bei der Eroberung der nächsten Frau. Sie leiden durchaus unter dem Verlust einer langjährigen Partnerin, was aber nicht ihre Lust auf neue Abenteuer schmälert.
Wer sich als Frau nicht mit dem Genuss des perfekt gestalteten Augenblicks zufrieden geben mag (und das wollen nur wenige), hat mit dem Marstyp viel Kummer. Wenn er sich in jedem Fall als hoffnungsloser Hallodri zu erkennen gäbe, wäre Frau gewarnt. Er ist aber auch der Typ, der schon früh die bildhübsche Tanzstundenpartnerin heiratet, weil die Rolle des Ernährers und Beschützers einer großen Familie auch prima in sein Selbstbild passt. Die Frau, die es in dieser Konstellation glücklich bis zur goldenen Hochzeit mit ihm schafft, müsste die Reize des Venustyps, Selbstbewusstsein und Durchsetzungsvermögen der Amazone und die hartnäckige Geduld und ausdauernde Liebe der Knabenhaften in sich vereinen. Na ja, das gibt's selten.

Wenn Mars in die Jahre kommt

Wenn altersbedingt das Testosteron absinkt, dann wird es hart für den Mars-Mann. Libido und drohende Erektionsstörungen machen ihn unsicher. Oft denkt er nun, er habe »sein Pulver verschossen«, sich als Mann einfach verausgabt. In Anbetracht seines früher so aktiven Sexuallebens ist der Gedanke zwar nahe liegend, aber nicht richtig. Häufiger Sex schwächt nicht die Erektions- und Orgasmusfähigkeit, ganz im Gegenteil. Viel eher sind abfallende Hormonspiegel und psychische Komplikationen die Ursache, wenn's nicht mehr so klappt mit der »tollen Nummer«.

Da kommt Viagra gerade rechtzeitig auf den Markt. Der Mars-Mann sucht sich bei absinkendem Testosteronspiegel nach dem 50. Geburtstag gerne eine junge «American Beauty«, die bei ihm das Gefühl von Lebendigkeit und Jugendlichkeit erneuert. Er beginnt sich vom »Schlappsack« wieder zum fitten Muskelmann hochzutrainieren.

Der Sexualtrieb funktioniert nicht, wie so oft behauptet, nach dem Dampfkesselprinzip. Der Verhaltensforscher Konrad Lorenz hat nach seinen Beobachtungen an Graugänsen diese Theorie des Trieblebens aufgestellt. Vor ihm entwickelte Sigmund Freud diese Theorie beim Menschen, ohne allerdings Testosteron zu erwähnen. Dieses mechanistische Denken als Modell ist für die Vielschichtigkeit der Sexualität viel zu eingleisig. Heute wissen wir, dass Sexualität nach dem Prinzip des Verstärkers funktioniert: je mehr Reize, umso mehr sexueller Druck.

So bleibt Mars fit und gesund

Schon aus persönlicher Eitelkeit achtet der Marstyp auf sich, er weiß oft bestens Bescheid über neue Fitnesstrends und ist meist sportlich. Es würde ihm gut tun, dabei nicht nur wettkampfbetonte Sportarten bis zur Erschöpfung auszuüben, sondern auch bewusst Entspannung zu suchen, z. B. durch Naturerlebnisse beim Wandern oder Bergsteigen, durch Yoga oder Meditationsübungen. Damit könnte er seine Achillesferse, die immer drohende Überforderung durch zu viel Stress, stärken.

Mit gesunder Ernährung hat er es weniger, Obst und Gemüse betrachtet er als »Hasenfutter«, Biokost und Milchprodukte sind ihm als irgendwie zu sanft und weiblich verdächtig. Da sollte er umdenken: Serotonin, das Glückshormon, ist ein weiterer Stoff, der an der Entstehung der Mars-Männlichkeit beteiligt ist. Zum Aufbau des Serotonins benötigt der Mars-Mann aber Östrogene, neben der Aminosäure Tryptophan und Vitamin B6. Und die finden sich weniger in den blutigen Steaks, die er so gerne mag. Gefährlich kann ihm auch eine zu große Vorliebe für harte Drinks werden.

Natürlich gibt es auch Marstypen, die verantwortungsbewusste Familienväter und treue Ehemänner sind. Dies ist aber mehr eine Frage der persönlichen Entwicklung und entspricht nicht gerade ihren Neigungen. Oft bewirkt auch eine gesundheitliche oder berufliche Krise so eine Wandlung.

Sport für den Mars

Sport artet bei Mars leicht in puren Stress aus. Entspannen Sie mal durch:

- Wandern
- Walking
- Skilanglauf
- Tanzen
- Meditation

Die Knabenhafte
und ihre Partner

Sie ist eine Antreiberin, die leicht selbst zur Getriebenen wird: Ihre mitreißende Vitalität und Energie arten leicht in massiven Stress aus. Daneben besitzt die Knabenhafte auch sehr sanfte und mütterliche Seiten.

Die Prinzessin ...

... auf der Erbse muss ein knabenhafter Typ gewesen sein. Kein anderer Hormontyp ist so berührungsempfindlich und hautsensibel. Dementsprechend hohen Genuss zieht sie daraus, Streicheleinheiten zu empfangen, aber auch zu verteilen. Das braucht sie dringend als Ausgleich, denn sie ist ein Energiebündel mit hohem, aber oft nicht sehr stabilem Selbstbewusstsein. Entschlossen und tatkräftig setzt sie sich für ihre Ziele ein, ob die nun gerade auf erotischem, beruflichem oder sportlichem Gebiet liegen. Sie weiß, dass ihr Erfolge nicht in den Schoß fallen, und überfordert sich deshalb leicht. Und was sie hat, das hält sie fest! Sie liebt beständig und leistet enorm viel »Beziehungsarbeit«, leidet aber auch alle Höllenqualen der Eifersucht, wenn ihr Partner nicht loyal ist.

Der weibliche Hormontyp mit tendenziell niedrigem Östrogenspiegel hat etliche »Schokoladeseiten«: Übergewicht ist in der Regel kein Thema für sie, und der Mangel an Östrogenen macht sie nicht so abhängig von den Schwankungen dieser Hormone. Aus diesem Grund ist ihr Gemüt meist ausgeglichen, und sie kann ihre reichlich vorhandene Vitalität nach außen ausleben, unter den berühmten »unerklärlichen« Stimmungsschwankungen leidet sie höchst selten.

»Leistungsträgerin« mit Kuschelbedarf

Ihre Treue ist buchstäblich, nicht nur ihren Partnern gegenüber. Sie neigt dazu, Liebesbeziehungen, aber auch Mutterschaft oder berufliche Ziele zu ihren »Projekten« zu machen, die sie mit viel Einsatz und Ausdauer verfolgt. Dabei verrennt sie sich leicht in übertriebenen Perfektionismus und reibt ihre Nerven und körperlichen Kräfte bis zur Erschöpfung auf. Sie ist ausgesprochen

selbstständig und kann große Leistungen erbringen. Kein Problem für eine Knabenhafte, sich allein zu versorgen! Überraschenderweise ist sie aber auch sehr liebebedürftig, möchte verwöhnt werden und selbst verwöhnen. Ihr weibliches Selbstbewusstsein ist nicht sehr stabil. Die hormonell bedingte geringe Brustausbildung und die wenig weiblichen Hüften scheinen eine Selbstunsicherheit als Frau auszulösen – neidvoll schielt die Knabenhafte nach den Kurven der Venus, während diese gerne ihre mühelose Schlankheit besäße.
Aufgrund ihrer knabenhaften Figur wirkt sie immer viel jünger, solange sie nicht so viel raucht – was sie aber häufig recht exzessiv betreibt. Diese Vorliebe für den blauen Dunst ist leider oft ein Problem der Knabenhaften, denn sie braucht orale Zuwendung, damit sie diese wiedergeben kann.

Dünnhäutig und empfindsam

Die Knabenhafte ist sehr empfindsam. Ihre Haut ist dünn, und die 2 800 000 Schmerzrezeptoren ihrer Haut lassen sich gerne verwöhnen. Sie fühlt die 500 000 Druckrezeptoren, jede zärtliche Berührung empfindet sie als wohltuend.
Einen besonders anregenden Bereich des Körpers stellen die schmalen und fast immer wunderschönen Füße der Knabenhaften dar. Sie liebt es, wenn diese massiert und gestreichelt werden. Der schlanke Fuß der Knabenhaften hat Spannkraft und Tonus, er zeigt ihre Vitalität, die bei ihr so extrem ausgebildet ist. Vital und lebendig wie ihr Geist sind ihre Füße. Dieses Kunstwerk aus 26 Knochen, 114 Bändern, 20 Muskeln und einer hohen Dichte von Tastkörperchen ist für sie eine Quelle des Wohlbefindens.

Mütterlich und versorgend

Das Hormon, das die Berührungsempfindlichkeit bei ihr so steigert, ist das Oxytocin. Die Knabenhafte besitzt mehr Oxytocin als die östrogenbetonte Venus.

> Füße sind ein Spiegelbild des ganzen Menschen, so die Fußtherapeuten und Fußpflegerinnen. Es gibt durchsetzungsfähige, linkische, langweilige, täppische oder erotische Füße. Zu Letzteren zählen die der Knabenhaften. Der Schriftsteller Honoré de Balzac hätte diese dynamischen Füße als solche bezeichnet, über die auch ein Erzengel straucheln würde.

Als ich noch vorwiegend als Gynäkologe tätig war, habe ich mich oft gefragt, warum gerade diese Frauen, mit den durch Östrogenmangel nicht gerade großen Brüsten, so gut stillen können, andererseits östrogenbetonte Frauen so häufig Stillprobleme haben. Auch fiel mir auf, dass knabenhafte Frauen oft gute und kurze Entbindungen haben, anders als ihre hormonellen Gegenspielerinnen. Es liegt auf der Hand: Oxytocin ist das Hormon, das die Wehen auslöst und durch Zusammenziehen der Gebärmutter einen übermäßigen Nachgeburtsblutverlust vermeidet. Darüber hinaus stimuliert Oxytocin auch den Stillreiz.
Knabenhafte sind versorgend, ihre hohen Oxytocinspiegel, die bei den Tieren das Brut- und Nestverhalten auslösen, sorgen auch bei ihnen für den Wunsch, Partner und Kinder mit wohliger Nestwärme zu versorgen. Wer ließe sich nicht lieber von ihr umsorgen und hegen, pflegen und verwöhnen als der Androgyne?

Sie liebt mit Hingabe und reichlich Eifersucht

Knabenhaft ist »in«: Die meisten Models vertreten heute diesen Hormontyp. In extrem schlanker Ausprägung schwindet aber schnell die weibliche Attraktivität. »So sexy wie ihr eigenes Röntgenbild«, beschrieb jemand boshaft solche »Traumfiguren«.

Die knabenhafte Frau ist östrogenarm. Je nachdem, ob außerdem in ihrem Hormonhaushalt mehr oder weniger Androgene produziert werden, ist ihre Libido stärker oder schwächer ausgeprägt. Sie sucht sich meist den androgynen Partner, den sie umsorgen kann, also den östrogenbetonten Mann. Und der hat es ziemlich gut: Sie verwöhnt ihn gerne sexuell und auch mit guten Mahlzeiten (womit sie ihn oft zum »Dickerchen« mästet).

Ihre Libido ist sehr auf ihren Partner bezogen, sie dient ihm, möchte ihn masturbieren, wenn er ruhig auf dem Rücken liegt, und sie nimmt ihre sexuelle Befriedigung gerne selbst in die Hand, um ihn zu schonen. Es ist so, als suche sie in diesem gefühlsbetonten, weichen Männertyp die ihr oft fehlende Wärme. Ihr Ziel scheint es zu sein, dafür ihrem geliebten Partner zu danken. Sie kann unglaublich stark lieben und ist eine zuverlässige und ehrliche Partnerin, die zu ihrem Mann steht.

Die Knabenhafte ist eigentlich immer auf dem Sprung. Dabei kommen innere Ruhe und wirklicher Genuss oft zu kurz.

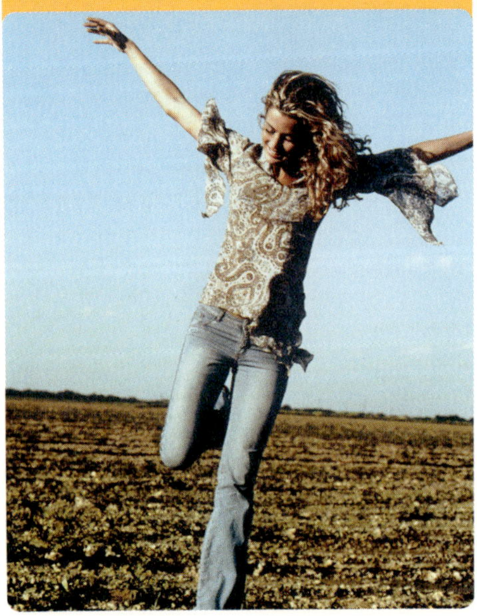

Viel Zärtlichkeit – und mehr

Frauen haben per se einen höheren Berührungsdrang als Männer. Sie lieben es, sich zu umarmen, und haben allgemein viel weniger Scheu vor Körperkontakten. Hier ist auch der Venustyp stark. Aber die Knabenhafte treibt es auf die Spitze, sie »klebt« an ihrem androgynen Partner und er an ihr. Dieses Paar geht auch nach vielen Jahren Hand in Hand spazieren, kuschelt vor dem Fernseher und tanzt eng umschlungen. Sie warten nicht passiv auf sexuelle Befriedigung – dennoch lassen sich knabenhafte Frauen gern verwöhnen. Gerade der ebenfalls empfindsame Androgyne kann hier seine »östrogene Seite« zeigen. Zärtliches Streicheln mit den Fingerspitzen am Hals, an den Oberschenkeln, am Rücken: Das wirkt äußerst erregend auf sie und wird mit viel Zuwendung gedankt.

Nun ist es aber nicht so, dass die Knabenhafte »nur« schmusen will. Ihre oft ausgeprägte Libido und die hohe Berührungsempfindlichkeit sorgen für starke sexuelle Wünsche – die sie sich auch selbst erfüllt. Masturbation ist für sie ein großes Thema. Es macht ihr Spaß, im Arm des Mannes zu liegen und sich selbst zu streicheln. Mancher Mann kommt sich dabei vielleicht ausgeschlossen vor. Aber das ist falsch. Diese

Frauen sind sexuell vielseitig, besonders wenn das Gleichgewicht der Sexualhormone in Richtung Testosteron pegelt. Sie sind unbefangen, und es stellt für sie keinen seelischen Spagat dar, zwischen den Rollen der »Hure« und der zuverlässigen Partnerin hin- und herzuwechseln.

Eifersucht – ein starkes Gift

Buddhisten nennen das beißende Gefühl »die Hölle des Himmels«. In Opern wie »Carmen« oder »Othello« wird Eifersucht exzessiv ausgelebt. In der Realität müssen wir sie aber unterdrücken – was der knabenhaften Frau oft nicht gelingt. Sie ist nicht unempfänglich für die männliche Attraktivität eines Marstyps, aber Liebe »auf Sparflamme« und Nebenbuhlerinnen sind ihr unerträglich. Während der Mars immer auf der Suche nach Bestätigung durch andere Frauen ist, gibt sich der Androgyne eher zufrieden. Er läuft ihr nicht so schnell weg und gibt ihr wenig Grund zur Eifersucht. Wehe aber dem androgynen Partner, der sich mit anderen Frauen beschäftigt!

Weckt quälende Selbstzweifel

»Eifersucht ist die Leidenschaft«, sagt man, »die mit Eifer sucht, was Leiden schafft.« Aber manchmal muss die Knabenhafte gar nicht suchen: Ihr Idealpartner, der Androgyne, hat gelegentlich die kleine Macke, bewusst mit ihrer Eifersucht zu spielen.
Anders als die Venus, die große Szenen inszeniert, läuft die Knabenhafte bei einem Eifersuchtsanfall aber eher fort. Trotzdem sind die Reaktionen eifersüchtiger Frauen ähnlich: Sie versuchen, sich ein Bild von den Vorzügen der Rivalin zu machen: »Was hat sie, was ich nicht habe?« – die längeren Beine, die bessere Figur, die interessantere Ausstrahlung, mehr Intelligenz? Neid und Minderwertigkeitsgefühle sind die quälende Folge. Wer eifersüchtig ist, hat es dop-

Das Spiel mit dem Feuer

Das Spiel mit der Eifersucht, häufig Frauen unterstellt, wird fast nur von der Venus betrieben. Sie ist sich ihrer großen Anziehungskraft auf das andere Geschlecht bewusst und kann ihren Mars damit necken. Diesen wiederum kann das bis zur Weißglut treiben.
31 Prozent geben (nach Buss) zu, ihren Partner mit diesem Spiel herauszufordern. Die Tricks der Venus: potenzielle Seitensprungkandidaten auffordernd anlächeln oder nicht ans Telefon gehen, wenn der Partner anruft. Venus Frauen scheuen sich im Gegensatz zu Amazonen oder Knabenhaften nicht, ihren Partnern von anderen Männern vorzuschwärmen – eine Eigenschaft, die mit den Östrogenspiegeln zusammenhängen muss. Denn auch der androgyne Mann hat das Spiel drauf. Er betreibt es aber meist, um vor seiner Knabenhaften mit sexueller Attraktivität zu glänzen – ein Gefühl, das er im Alter aufgrund seiner körperlichen Veränderungen oft bitter entbehrt. Mit solchen Strategien wollen Venus und Androgyner ihr Selbstwertgefühl aufpolieren und dabei das Engagement des Partners in der Beziehung erhöhen. Es scheint zu funktionieren.

Ein beliebter Irrglaube – zu meinen, Eifersucht habe etwas mit großer Liebe zu tun: »Je mehr man jemanden liebt, desto eifersüchtiger reagiert man«, »Eifersucht zeigt, dass Liebe da ist« – alles Unsinn!

pelt schwer. Zur Diskriminierung von außen kommen starke innere Selbstzweifel. Die von Psychotherapeuten so bezeichnete »Enttäuschung am eigenen Selbstidealbild« kann zusätzlich Schuld und Scham auslösen. Kein Wunder, dass die dunkle Seite der Liebe bisher wenig in der Medizin bearbeitet wird. Denn es gibt kaum jemanden, auch keinen erfahrenen Psychotherapeuten, der nicht eifersüchtig sein kann – obwohl er weiß, dass Eifersucht, zumindest im schwereren Fall, zu den Neurosen zählt.

Die Paarforscherin Elaine Hatfield von der University of Hawaii hat es auf den Punkt gebracht: Wer körperlich der attraktivere und spontanere Partner ist, geht wahrscheinlich eher fremd als der andere. Ein provokant offener Flirt soll aber häufig lediglich den eigenen Partner aus der Reserve locken.

Wenn die Knabenhafte in die Jahre kommt

Da die Sexualhormone, insbesondere die Östrogene, die Schönheit der Haut steuern, ist die ohnehin mit diesem Stoff nur knapp versorgte knabenhafte Frau vom dramatischen Absturz der Hormone in den Wechseljahren besonders betroffen.

Sie altert oft überraschend schnell und neigt zu erheblicher Faltenbildung. Hinzu kommt, dass gerade sie häufig dazu tendiert, ihre Haut durch ausgedehnte Sonnenbäder zu strapazieren. Außerdem finden sich unter den knabenhaften Frauentypen die unverbesserlichen Raucherinnen, und oft sind sie auch alkoholischen Getränken sehr zugeneigt. Unter dieser massiven oxidativen Zerstörung leidet die Haut sehr. Das ist auch durch die äußere Anwendung von Cremes oder Ölen nicht zu bremsen.

Nur nichts übertreiben

Sie hat zwar meist wenig unter Wechseljahrebeschwerden zu leiden, aber sie ist eine Kandidatin für Osteoporose und der damit verbundenen Tendenz zu Gelenkbeschwerden und Knochenbrüchen. Von diesem hormonell erhöhten Risiko einmal abgesehen, hat sie aber alle körperlichen und psychischen Voraussetzungen, um gesund und aktiv alt zu werden. Sie muss sich nur vor Übertreibungen hüten.

Knabenhafte Frauen sind gerne Kundschaft bei den ästhetischen Chirurgen. Die Brustvergrößerung, das Aufspritzen der Lippen führen aber leider nicht immer zum gewünschten Erfolg: Das feine Gesicht wirkt mit aufgespritzten Lippen fast clownhaft, die übergroßen Brüste scheinen eher eine Last, und es fehlt manchmal jedes Maß der Symmetrie. Eine Audrey Hepburn, die eine Sophia Loren werden will, ist komisch. Aber natürlich kann sich auch die knabenhafte Frau der Werbung vom perfekten Körper nicht entziehen …

Ihre schwerwiegendste »Achillesferse« ist ihre Neigung, sich zu überfordern, zu hektisch, angespannt und überaktiv zu leben. Was die Knabenhafte in jungen Jahren noch locker wegsteckt, kann im Alter dazu führen, vorzeitig ausgebrannt, zwanghaft und deprimiert zu sein. Zu viel Selbstkritik, Perfektionismus und Stress rauben ihr den Schlaf und lassen sie häufig unter Kopfschmerzen oder Migräneattacken leiden.

So bleibt die Knabenhafte gelassen und schön

Hautpflege ist ein wichtiger Punkt, denn hier machen sich vor allem bei diesem Typ Alterserscheinungen bemerkbar. Das Fal-

tenglätten mit Hyaluronsäure oder Botox ist bei der Knabenhaften eine wirklich verständliche Schönheitskorrektur – allerdings doch ein später Notbehelf.
Besser wären die frühzeitige Anwendung von östrogenhaltigen Feuchtigkeitscremes, die mit Antioxidanzien angereichert sind. Natürlich sollte sie auf knackige Sonnenbräune und zu viel blauen Dunst verzichten – aber dieser Rat stößt meist bei ihr auf taube Ohren. Noch wichtiger als äußerliche Maßnahmen ist die gute Ernährung der Haut von innen. Dazu gehören vor allem reichliche Flüssigkeitszufuhr durch Mineralwässer, Obstsäfte und Tees sowie die ausreichende Versorgung mit Vitaminen, Mineralstoffen und Spurenelementen.

Genießen lernen

Die Knabenhafte ernährt sich meist gesund und hat eine natürliche Vorliebe für Lebensmittel, die ihr gut bekommen. Aber sie nimmt sich oft zu wenig Zeit zum Essen, tut ihre Mahlzeiten als Nebensache ab oder vergisst sie im Alltag gleich ganz.
Oft leidet sie unter Verstopfung, manchmal im Wechsel mit Durchfällen. Ihr Hauptaugenmerk sollte darauf liegen, zum einen bewusster genießen zu lernen, zum anderen möglichst östrogenreiche Lebensmittel in ihren Speiseplan einzubauen, um das notorische Hormondefizit auszugleichen. Also: regelmäßig und in Ruhe essen, Mahlzeiten mit Liebe zusammenstellen und in gepflegter Atmosphäre zu sich nehmen! Sojaprodukte wie Tofu, Miso, Sojamilch oder -flocken enthalten pflanzliche Östrogene, wie auch schwarze Bohnen, Erdnüsse und Hirse. Gelegentlich ein saftiges Steak versorgt sie mit Testosteron, das im Körper aber in Östrogen umgewandelt wird. Für eine geregelte Darmfunktion sollte sie ballaststoffreiche Lebensmittel bevorzugen, also Vollkorn, Müsli & Co., aber auch reichliche Gemüseportionen.

Sanfte Bewegung tut gut

Ein Stubenhocker ist die Knabenhafte nicht – sie ist ohnehin immer in Bewegung und eher hyperaktiv. Sie neigt dazu, auch sportliche Betätigung in der Freizeit sehr leistungsorientiert und anstrengend zu betreiben. Harmonische, sanfte Bewegungsformen würden einen besseren Ausgleich für ihren oft stressigen Alltag schaffen. Der neue Wellnesstrend mit seinen harmonisierenden, Körper und Seele verwöhnenden Elementen ist für die Knabenhafte geradezu geschaffen. Massagen, Packungen, Bäder, aber auch Meditation, Atemübungen oder Yoga führen sie zu ihrer seelischen Mitte und mehr innerer Gelassenheit.

Allzu viele »Hautsünden«, wie zu lange Sonnenbäder, Nikotin und Alkohol, lassen sich nur wenig durch äußerliche Pflege kompensieren. Cremes und andere Kosmetika können zwar vor oxidativem Einfluss schützen und Falten etwas mildern, nicht aber die durch Lebensstil und Fehlernährung entstandenen Hautschäden rückgängig machen.

Sport für die Knabenhafte

»Weniger ist mehr« sollte Ihre Devise beim Sport lauten: Gut tun Ihnen alle sanften und ausgleichenden Bewegungsformen:

- Hatha-Yoga
- Ausgleichsgymnastik
- Spazierengehen
- Tai Chi
- Qi Gong
- Atemübungen
- Entspannungstechniken: autogenes Training, Muskelrelaxation nach Jacobson, Focusing etc.

Fallbeispiel aus der Praxis

Peter und Monika – der Androgyne und die Knabenhafte

Peter (48) und Monika (42) kamen zu mir in die Praxis in großer Not, d. h., eigentlich war Monika die treibende Kraft. Sie hatte das Gefühl, dass Peter nun wirklich zu dick werde, es klappe nicht mehr beim Sex, und sie würden nun fast ganz darauf verzichten.

Die beiden erschienen als sehr liebevolles Paar, wenngleich Monika nun allerhand Kritik anmeldete: Peter habe in den letzten zehn Jahren laufend an Gewicht zugelegt. Eigentlich möge sie zwar Männer mit etwas weicheren Formen und einem kleinen Bauch, weil sie »kuscheliger« seien. Aber Peter sei wirklich fett, und was am schlimmsten sei: Er habe wahrhaftig Brüste entwickelt, größer fast als ihre.

Mit ihm sei Sex früher immer sehr schön gewesen, aber jetzt mutiere er zu einem »geschlechtslosen Mann«. Er verwöhne sie zwar manchmal noch im Bett, aber sie sehne sich nach einem deutlich wilderen Liebesspiel. Dies sei bei ihm nicht drin, er komme sehr schnell zum Orgasmus, lange bevor sie so weit sei.

Sie träume immer öfter von muskulösen, kräftigen Männern, die mit ihr Sex hätten. Mit Peter fehle langsam jede Erotik. Sie sei auch die treibende Kraft, es dauere aber immer länger, bis er auf ihre Verführungskünste reagiere.

Auch für sportliche Unternehmen könne sie ihn nicht gewinnen. Sie aber gehe regelmäßig ins Fitnessstudio und jogge.

Nach Monikas Ansicht also alles in allem eine schlaffe Beziehung. Sie erzählt, dass es ihr durchaus auch gefalle, wenn Peter ihr beim Masturbieren zuschaue. Dabei wirkt sie derart trocken und gefasst, als ob sie nicht über ihre eigene Beziehung, sondern über andere berichte. Auch wertet sie Peter ab, ja, es scheint eine Spur von Verachtung in ihrer Darstellung von Peter zu liegen. Ein komisches Element der Beziehung liegt darin, dass Monika ihre Mahlzeiten nie aufisst, sie Reste aber immer Peter anbietet, als wolle sie ihn unbewusst mästen.

Peter, der etwas bedrückt auf der Couch sitzt und Monikas Worten zuhört, wirkt völlig frustriert. Zunächst schiebt er alles auf den beruflichen Stress, aber schließlich rückt er heraus: Eigentlich findet er aber Monikas sexuelle Bedürfnisse ziemlich übertrieben. Nach vielen Jahren Ehe sei eben die Luft ein bisschen raus, und er habe nicht mehr so viel Lust.

Meine Frage, ob auch er von anderen Partnern träumt, verneint er. Er habe insgesamt einfach viel weniger Lust. Er habe auch schon oft an eine Trennung gedacht, weil er Monika offensichtlich absolut nicht mehr genüge. Er sei häufig sehr müde, erschöpft, habe dann natürlich keine Lust mehr, Sport zu treiben.

Monika müsse ihn schon geradezu »vergewaltigen«, damit er eine Erektion bekomme, sonst rühre sich herzlich wenig. Außerdem habe er dann sofort einen Orgasmus, bevor Monika so richtig in Fahrt kommen könne. Dafür würde er sie dann mit Zunge und Fingern stimulieren, bis sie auch einen Orgasmus habe.

Er berichtet, dass er zunehmend depressiver sei, seine Konzentration nachgelassen habe und er plötzlich in den Schlaf fallen würde. Er schwitze nachts vermehrt.

Fallbeispiel aus der Praxis

Die Diagnose und die Therapie

Monikas Hormonwerte waren bis auf die Östrogene ausgeglichen. Das Zyklusprofil der Östrogene, das wir über 14 Tage über den Speichel bestimmen, wies einen deutlichen Östrogenmangel auf. Dies passte zu ihrem Äußeren: Sie hatte nur wenig Busen, schmale Hüften und litt unter Rückenverspannungen, trockener, dünner Haut und frühen Gesichtsfältchen. Dafür waren Besenreiser oder Krampfadern nicht ihr Problem. Der genetische Wangenschleimhautabstrich zum Aufspüren von Polymorphismen brachte das erwartete Ergebnis. Sie wies nur in zwei Genen des Östrogenabbaus eine leichte heterozygote Mutation auf. Sonst war sie ein so genannter schneller Metabolisierer, mit niedrigen (meist zu niedrigen) Östrogenwerten. Eine Frau, die von einer Östrogenzufuhr profitiert, wenn dies individuell geschieht.

Ganz anders bei Peter: Dieser hatte mehr als genug Östrogene. Seine Zellen speicherten und produzierten Östrogene, insbesondere seine Fettzellen. Die Polymorphismusdiagnostik ergab bei ihm den androgynen Typ. Er wies eine hohe Aromataseaktivität (homozygot in zwei Genabschnitten des CYP-19-Gens) auf, entsprechend war sein Testosteronspiegel niedrig. Denn die Aromatase ist ein Enzym, das dem Mann das Testosteron raubt, da es dieses klassische männliche Hormon zu Östrogen, dem weiblichen Hormon, umwandelt. Nun verstand Peter seine Problematik, seine Brustentwicklung, seinen immer dickeren Bauch (Testosteronmangel), seine Krampfadern (Östrogenüberschuss), seine Oberbauchfettfalten (Cortisolüberschuss durch Stress).

Für beide gab es Hilfe: Neben einer kurzen Paartherapie versuchte ich, ihre normale Hormonproduktion zu stimulieren, und zwar natürlich zu ersetzen (bei Monika) bzw. den Überschuss zu blockieren (bei Peter). Durch östrogenbetonte Ernährung mit Soja, vielen phytoöstrogenhaltigen Kräutern, Rosmarinentspannungsbädern und Granatapfelsaft vor dem Sex sowie durch tägliche Rotkleekapseln in Kombination mit Sojakapseln konnte der relative Östrogenmangel Monikas ausgeglichen werden.

Bei Peter war es schon etwas schwieriger, denn er musste erst eine Diät mit niedrigem glykämischem Index beginnen, weil sein Insulinspiegel deutlich zu hoch war. Dies führte zu einem Teufelskreis, denn die zunehmende Menge an Fettzellen, die alle prall mit Energie gefüllt waren, die Peter aber wegen der Insulinresistenz gar nicht verbrennen konnte, besitzt Unmengen an dem Enzym Aromatase, das wiederum Testosteron raubt und fettanabole Östrogene bildet. So verordnete ich ihm neben Sport und der Ernährungsumstellung Testosterongel, das er täglich auf den Bauch einrieb, und Aromatase blockierende Wirkstoffe wie Zink und Soja. Zusätzlich nahm er für kurze Zeit ein Medikament, welches die Aromatase blockiert.

Mit Peters sinkendem Östrogenspiegel und ansteigendem Testosteronpegel, mit seiner Gewichtsabnahme und seiner zunehmenden sportlichen Betätigung wurde er zum Macho im Bett seiner Monika und übernahm wieder seine männliche Rolle. Monika dagegen wurde weicher und gefühlvoller, bedingt durch Östrogene, die das Sexual- und Gefühlssystem der Frau stimulieren und die Beckendurchblutung verbessern.

Der Asket
und seine Partnerinnen

»Das Leben ist hart und ungerecht« ist die Devise dieses Hormontyps. Das ist für ihn kein Anlass zum Selbstmitleid, denn er hat alles unter Kontrolle. Lebensfreude und Sinnlichkeit bleiben aber oft auf der Strecke bei so viel Nüchternheit.

Nix mit »dolce vita«!

Das »süße Leben« ist überhaupt nicht sein Ding, unbeschwerter Genuss oder romantische Gefühle sind ihm fremd. Er ist ein harter Mann, wie er im Buche steht – manchmal aber auch steif und verklemmt. Man versteht ihn nicht, und manche Frau verbringt viel Zeit in dem (oft vergeblichen) Bemühen, diese harte Nuss zu knacken. Gerade seine Unzugänglichkeit macht ihn nämlich für manche so attraktiv: Man vermutet verborgene Gefühlstiefen und menschliche Bedürftigkeit hinter rauer Fassade. Welche Herausforderung! Natürlich braucht auch der Asket Liebe und Zuwendung. Respekt und Anerkennung sind ihm aber weitaus angenehmer als überschwängliche Gefühle und Zärtlichkeitsbeweise – die kommen ihm unecht und oft genug auch recht albern vor.

Sein Leben ist meist von Zwängen geprägt, er ist rational und klug. Seine Themen sind die Beschäftigung mit Technik und Zahlen. Seine negative Einstellung gegenüber Gefühlen ist zumeist durch den Testosteronüberschuss bedingt, das ausgleichende Östrogen baut er nämlich blitzschnell ab.

Ein »Macher« mit genauen Spielregeln

Aggressivität und Kontrolle, Sauberkeit und Ordnung sind seine Maxime. Technik ist ihm wichtiger als Beziehungen zu Menschen. Nicht selten sitzt er bis tief in die Nacht am Computer oder vergräbt sich selbst am Wochenende in seine Arbeit.
Der Asket ist oft beruflich sehr erfolgreich und konkurriert mit dem Marstyp in den Manageretagen um die besten Ränge. Diese Rangelei kann er gelegentlich bis zum erbitterten »Showdown« eskalieren lassen. Er vermutet beim Marstyp nämlich mehr Schein als Sein und hält ihn für einen Blen-

der. Tatsächlich sind seine eigenen Leistungen oft beständiger und substanzieller – ihm macht der damit verbundene Stress Spaß, während das für den Mars nur Mittel zum Zweck ist. Aber der Asket ist nun mal kein »Sunnyboy«, und der charmante Mars erntet dann die Lorbeeren. Im schlimmsten Fall kann sich der Asket so zu einem ausgesprochenen Misanthropen entwickeln, der den Rest der Welt für oberflächlich, leichtfertig und betrügerisch hält.

Angst essen Seele auf

Dabei ist oft eine ihm selbst unerklärliche Leere in ihm, die er manchmal durch Sex zu füllen versucht. Nicht selten aber verursachen Gefühle auch Angst. Macht er eine Psychotherapie (wozu ihn nur höchste seelische Not treiben könnte, denn gerade er hält das für großen Unsinn), findet sich oft ein frühkindlicher Hintergrund von Verunsicherung und einer überstrengen Mutter. Psychologisch gesehen ist Angst sein Grundthema, denn sehr hohes Kontrollbedürfnis, latente Aggression und Zwanghaftigkeit sind immer Versuche, die »Dämonen« in Schach zu halten.
Asketen können gerade im Ausdauerbereich große Leistungen vollbringen. Sie scheinen sich aber leider manchmal dabei zu quälen. Joggen kann bei ihnen zu einem Ritual werden, das sie bis zur Erschöpfung morgens und abends betreiben.

Kein gefühlloser »Zombie«

Das hier Geschilderte betrifft extreme Ausprägungen dieses Hormontyps. Der Asket ist oft einfach einer der zahlreichen tüchtigen, eher nüchternen Geschäftsmänner, die ein mit Tätigkeit ausgefülltes, geregeltes Leben führen. Das scheint von außen betrachtet oft ziemlich langweilig – umso überraschender wirken dann die gelegentlichen Exzesse, zu denen er neigt. Er pflegt auch durchaus stabile Beziehungen zu Freunden und Bekannten, deren Basis gemeinsame Hobbys oder Interessen bilden. Essen und Genuss sind nicht sein Thema. Er geht äußerst sparsam um mit sich und seinen Gefühlen.

Sex ist Triebabbau und Leistungssport

Auf den ersten Blick scheint der Asket, mit fast völligem Fehlen ausreichender Östrogen- und relativ zu hohem Testosteron- sowie Dihydrotestosteronspiegeln, ein Verweigerer von Sex zu sein. Aber sein Sexualtrieb ist stark ausgeprägt. Dabei steht zumeist weniger die Frau als Person im Vordergrund, sondern seine Phantasie über Sex mit der Partnerin. Liebesgefühle in diesem Zusammenhang empfindet er eher als bedrohlich und erregungsdämpfend. Sex dient ihm zum Triebausgleich und zur Entspannung und kann auch eine Art Ausbruch aus seinem sonst so extrem beherrschten Alltag sein.
Technisch gesehen ist er oft ein grandioser Liebhaber, der Sex wie ein Süchtiger erleben kann. Aufgrund seiner schlanken und körperlich fitten Konstitution ist er in der Lage, mehrmals am Tag zu ejakulieren. Dies tut er auch, und es ist ihm wichtig. Da er aufgrund seiner hormonellen Konstitution auch ausgesprochen männlich wirken kann, fehlt es ihm nicht an Partnerinnen, bevorzugt vom Venustyp. Diese fühlen sich

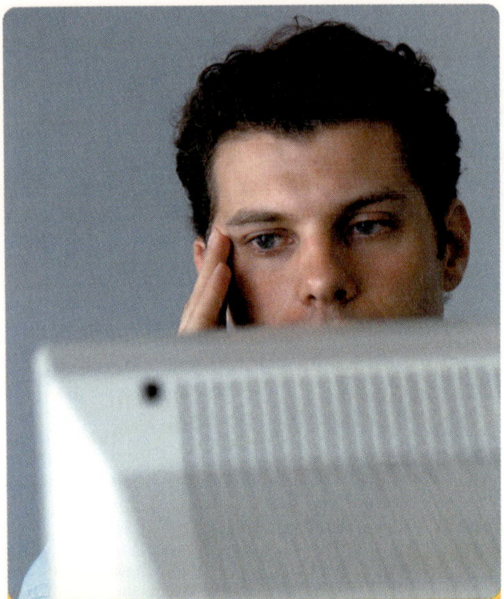

Der Asket ist in vielerlei Hinsicht der große Verzichter. Aber: Genuss ist alles andere als Zeitverschwendung!

durch seine deutlich ausgeprägte Potenz heftig von ihm begehrt, was leider ein Missverständnis sein kann.

Lebt er in einer Partnerschaft, die weniger von gegenseitiger sexueller Anziehung bestimmt ist, wendet er zum Triebabbau sehr gerne sportliche Aktivitäten an und bringt es auf diesem Gebiet häufig zu extremen Leistungen.

Sexspielzeug gibt es ebenso lange wie Sexualität. Viele betrachten den Einsatz mechanischer Stimulatoren beim Sex mit Argwohn; der Asket ist da aber experimentierfreudig. Oft ziehen ihn auch schmerzverursachende Geräte an.

Prostituierte stehen bei diesem Hormontyp häufig hoch im Kurs, da diese ja ein rationales und reales Verhältnis zum Sex haben. Der Androgyne findet da überhaupt kein Freude und ist enttäuscht, während der Asket die Ungebundenheit, die sich aus dieser Beziehung ergibt, liebt.

Rollenspiele um die Dominanz

Die etwas masochistische Grundhaltung der Asketen, gepaart manchmal mit leicht sadistischer Aggressivität, führt häufig zu einer Vorliebe für entsprechende Sexspiele. Meist »unterwirft« er die Frau seinen sexuellen Wünschen, aber er nimmt auch gerne die passive Rolle ein. Einige meiner Patienten berichteten, dass sie es genössen, von ihrer Partnerin mit Hilfe eines Dildos im After penetriert zu werden. Die Geschichte von den Managern, die zuhauf in Sadomasostudios gehen, ist sicherlich übertrieben. Wahr aber ist: Asketen brauchen manchmal Strafen, und die gibt es dort.

Der Asket gibt sich auch gern Phantasien hin, von denen ihm nicht bewusst ist, dass sie homosexuell gefärbt sind. Er stellt sich vor, dass seine Partnerin zusätzlich von einem anderen Mann penetriert wird. Diese Phantasie törnt ihn an, denn er rekonstruiert damit eine Dreierbeziehung aus der frühen Kindheit: nämlich die Schlüssellochguckerei, wenn der Vater die Mutter penetrierte und der väterliche Penis Macht ausstrahlte. Diese Vorstellung kann für beide Partner erregend sein, aber vor der Umsetzung in die Realität kann nur gewarnt werden! Dann treten meist Enttäuschung, Verletzung und bitterer Beigeschmack auf. Unter einem »flotten Dreier« leiden Beziehungen häufig noch nach Jahren, wenn sie nicht daran zerbrechen. Also lassen Sie es in Ihrer Phantasie, die sowieso viel schöner ist als die Realität!

Insgesamt gesehen bedeutet für den Asketen Sex sehr viel. Er kann eine Frau mit seiner Koitusfrequenz beeindrucken, aber die »Qualität« seiner Liebeskünste reicht bei weitem nicht an die des Androgynen heran.

Auch beim Marstyp kommen Frauen eher auf ihre Kosten, denn dieser möchte aus narzisstischen Gründen gut im Bett sein, und positive Resonanz ist ihm wichtig.

Analverkehr, ob mit Penis oder Dildo, ist oft mit der Furcht verbunden, der Schließmuskel könnte verletzt werden. Dies ist aber unwahrscheinlich, denn er ist äußerst dehnbar – trotzdem empfehle ich ein Schlupfgel (z. B. »Flutschi« von Beate Uhse) zu benutzen, sollte Ihnen nach diesem Sexspiel mit Ihrer Partnerin zumute sein.

Wenn der Asket in die Jahre kommt

Im Alter findet sich der Asket leicht in sozialer Isolation wieder, gefangen im selbst gebastelten strengen Regelwerk seines Alltags. Dann wird er oft verbittert und depressiv, vor allem, wenn ihm vielleicht aus gesundheitlichen Gründen auch noch seine gewohnten Mittel zum Triebabbau – Sport oder Sex – in wachsendem Maß verschlossen bleiben. Bei an sich sehr gesunder und stabiler Konstitution neigt er aber zu psychosomatischen Beschwerden, die sich durch häufige Verstopfung, nächtliche Schweißausbrüche oder Erektionsstörungen äußern können. Manchmal entwickeln sich auch ernste Erkrankungen wie Prostata- oder Darmkrebs. Wenn im Rahmen einer Anti-Aging-Behandlung der Einfluss der Östrogene verstärkt werden kann, wirkt das manchmal kleine Wunder: Der Asket wird zugänglicher, geselliger und gefühlsbetonter – und das hebt seine Lebensqualität insgesamt.

So bleibt der Asket gesund und vital

Er isst meist maßvoll und regelmäßig, aber ohne viel Genuss. Es täte ihm gut, mehr Zeit auf seine Mahlzeiten zu verwenden und östrogenreiche Lebensmittel wie Sojaprodukte, Erdnüsse und Hirse einzubauen. Auch braucht er für seinen aktiven Stoffwechsel viel Eiweiß, komplexe Kohlenhydrate und reichlich Vitamine und Antioxidanzien (Zink, Selen, Vitamin C und E).

Einen Gang herunterschalten

Der Asket ist ein guter Sportler, nur übertreibt er oft maßlos. Er zählt und steigert, was das Zeug hält. Tempo und Leistung drosseln, mehr Entspannung und Ausgleich suchen sollte seine neue Devise sein. Auch muss er mehr Abwechslung in seine sportlichen Aktivitäten bringen, damit sie nicht nur ein weiteres Pflichtprogramm werden.

Bloß nicht immer den gleichen Trott! Viel Abwechslung, ob bei Essen, Sport oder sonstiger Freizeitgestaltung, kann der Neigung des Asketen entgegenwirken, zwanghaft zu werden und seelisch mehr und mehr zu erstarren.

Sport für den Asketen

Sie sind der geborene Einzelkämpfer, aber versuchen Sie auch einmal Sportarten, die Geselligkeit mit sich bringen! Achten Sie darauf, dass Sie Ihr Konkurrenzstreben dabei im Zaum halten. Gut tun Ihnen:

- Golf
- Tennis oder Squash
- Rudern, Kanu- oder Kajakfahren
- Bergsteigen
- Fahrradfahren
- Walking
- Alpinski oder Langlauf

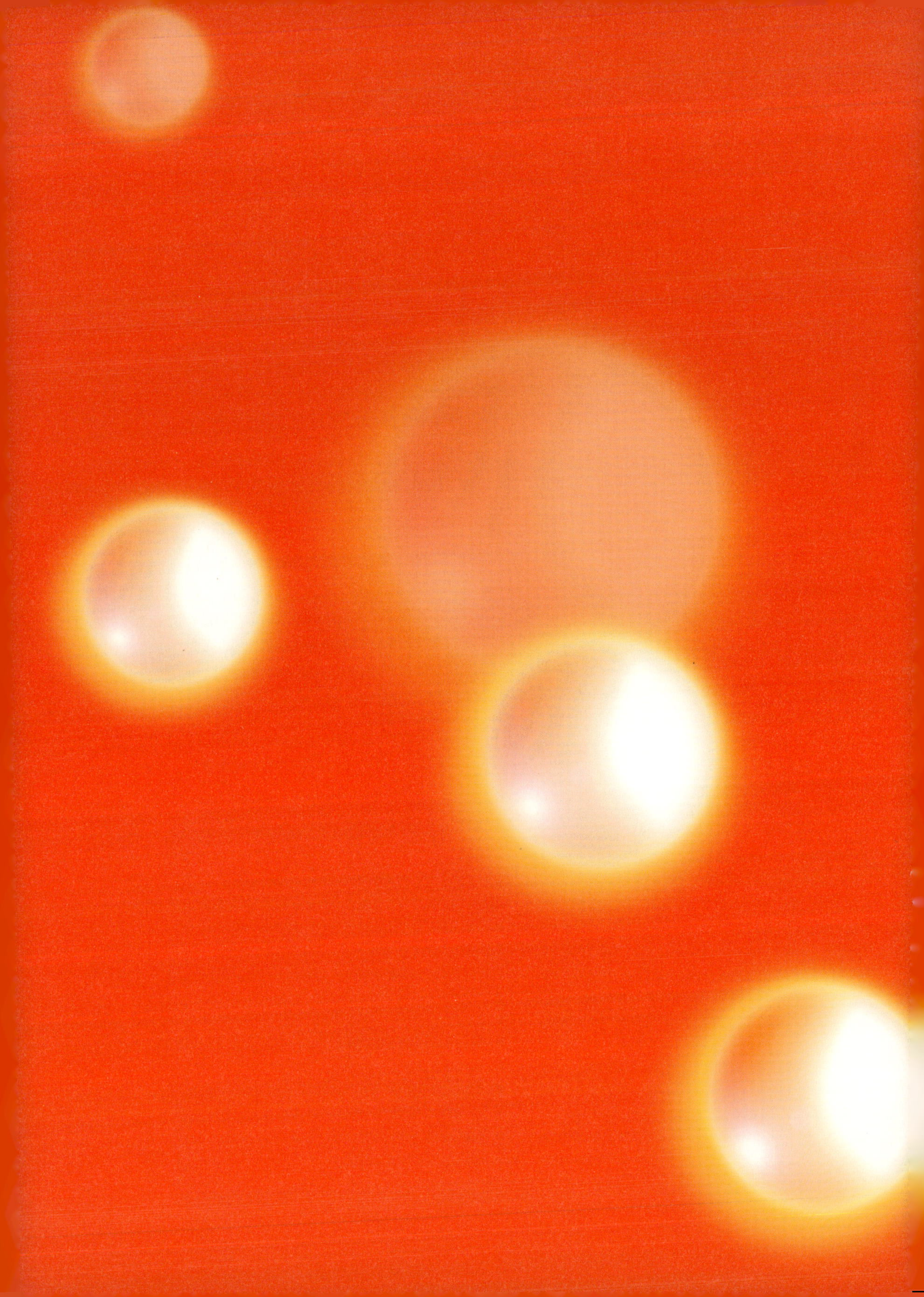

Sex und Beziehung – ein schwieriges Duo?

Sex ist die gewaltige Triebkraft, die aus zwei Menschen ein Paar macht – und oft ist es dieselbe Kraft, die Beziehungen zerbrechen oder in Monotonie und Kälte erstarren lässt. Viele teils widersprüchliche Erwartungen und Wünsche sind mit dem Leben zu zweit verbunden und machen aus manchem Traumpaar schließlich erbitterte Feinde. Lust und Liebe bleiben nur allzu häufig dabei auf der Strecke – was kann man da tun? Echte Zaubermittel gibt es leider nicht, aber eine Menge nützlicher Strategien.

Rollenwechsel – Partnerschaften heute

Man mag es als gesellschaftliche Fehlentwicklung beklagen oder als Befreiung des Individuums bejubeln: Fest steht, dass Frauen und Männer ihre jeweiligen Rollen heute mit anderen Augen sehen als früher – nicht ohne Folgen.

Wer sich heute als Mann oder Frau entschließt, mit einem Partner das Bett und vielleicht auch das Leben zu teilen, tut dies unter völlig anderen Voraussetzungen als noch seine Eltern, geschweige denn seine Großeltern. Das hat die Liebe nicht unbedingt einfacher gemacht, aber auch wer Frauenemanzipation oder Feminismus ablehnend gegenübersteht, ist ein Kind seiner Zeit und kann sich den gesellschaftlichen Veränderungen nicht entziehen. Daran mitgewirkt haben auch zahlreiche andere Einflüsse, wie beispielsweise die veränderte Wirtschaftssituation oder die stetig steigende Lebenserwartung.

Gute alte Zeiten?

Uropa war noch unbestrittener Herr im Haus – mindestens nach außen hin. So mancher Mann wünscht sich auch heute laut oder im Stillen die Zeiten zurück, als Frauen ihre Aktivitäten auf die Versorgung von Haushalt, Ehemann und Kindern beschränkten und er die Oberhoheit über die Finanzen und seine Freizeit hatte. Er vergisst dabei gerne, dass Männer auf dem Weg der gesellschaftlichen Entwicklung auch so manchen Ballast abgeworfen haben: Uropa sah es noch als seine heilige Pflicht an, für die gesamte (meist ziemlich große) Familie aufzukommen, musste mit Uroma (die gar nicht immer unterwürfig und lieb war) bis ans Lebensende auskommen, und die vermeintlich größere Freiheit für ungestrafte sexuelle Abenteuer fiel schon mangels Möglichkeiten flach.

Fast nichts blieb, wie es war

Es würde zu weit führen, hier sämtliche Entwicklungen, die zu dem gewandelten Rollenbild bei Männern und Frauen geführt haben, nachzuzeichnen oder gar zu bewerten. Deshalb beschränke ich mich auf einige wesentliche Stationen auf dem Weg dahin. Am deutlichsten ist sicher das veränderte weibliche Rollenbild: Kaum eine Frau mag sich heute noch vorstellen, so ihr Leben inklusive Liebesbeziehungen und Sexualität zu führen wie ihre weiblichen Vorfahren. Bis ins letzte Jahrhundert hinein waren Frauen existenziell gänzlich abhängig von Männern: vom Vater, vom Dienstherrn, wenn sie aus ärmeren Schichten kamen und arbeiten mussten, und schließlich natürlich vom Ehemann.

Wer einen solchen nicht ergattern konnte, musste sich durch höchst bescheidene und untergeordnete Tätigkeiten sehr mühsam durchbringen oder bei wohlhabenden Verwandten Unterschlupf finden.

Wenn Sie schon älter sind, erinnern auch Sie sich aus Ihrer Kindheit bestimmt noch an das eine oder andere betagte »Fräulein«, das schon allein aufgrund seines unverheirateten Status als höchst merkwürdig und verdreht galt.

Bloß nichts riskieren

Wo es für eine Frau als das größtmögliche Unglück galt, »keinen abzubekommen«, war es kein Wunder, dass Mädchen sich hüteten, ihren Ruf durch sexuelle Abenteuer aufs Spiel zu setzen, während junge Männer in dieser Hinsicht eher eine gewisse Narrenfreiheit genossen.

Allzu rosig dürfte deren Sexleben aber auch nicht gewesen sein: Verführten sie ein »anständiges« Mädchen, kam das einem Eheversprechen gleich; war es jemand vom Dienstpersonal, konnte es Ärger mit Schwangerschaften geben, Prostituierte waren teuer und bargen die Gefahr einer Ansteckung mit damals noch schwer behandelbaren Geschlechtskrankheiten. Wenn man von weiteren gefährlich-romantischen Komplikationen wie Duellen im Morgengrauen als Folge von Ehebruch auch absieht, scheint Sex für beide Geschlechter außerhalb der Ehe eine höchst riskante und eher seltene Sache gewesen zu sein.

> Noch in der ersten Hälfte des letzten Jahrhunderts riskierten in England allein stehende Frauen, die Mutter wurden, dass man ihnen das Kind wegnahm und sie selbst auf Nimmerwiedersehen in eine Irrenanstalt sperrte – eine inhumane Praxis, die in Anbetracht der gesellschaftlichen Verhältnisse sogar eine böse Logik hatte. Aus Sicht der Zeit musste eine Frau wohl in gewisser Weise verrückt sein, um ein solches Risiko einzugehen.

In der Ehe bestimmte der Mann das Liebesleben, mit besonderen Ansprüchen seitens seiner Frau hatte er dabei nicht zu rechnen, die schließlich auch jedes Mal eine Schwangerschaft oder gefährliche Abtreibung riskierte. Seitensprünge von ihm blieben meist ohne Konsequenz, weil Scheidung unmöglich oder jedenfalls mit gesellschaftlicher Ächtung für die Frau verbunden war. Man darf dabei aber nicht übersehen, dass die in der Literatur der Zeit kolportierten Skandalgeschichten sich fast ausschließlich auf Adel und wohlhabendes Bürgertum beziehen und der Durchschnittsmann nur geringe Chancen auf ein außereheliches Sexualleben hatte. Für die große Mehrheit war die Ehe eine Arbeitsgemeinschaft, und Sex galt der Fortpflanzung oder war ein mit Komplikationen behafteter Trieb, den man möglichst weitgehend unterdrückte.

Neue Freiheiten in einer veränderten Welt

Die Weltkriege des letzten Jahrhunderts versetzten viele Frauen in eine Position, in der sie jahrelang ohne Beschützer und Versorger auskommen mussten und zwangsläufig größere Selbstständigkeit gewannen. Auch brauchte sie die Wirtschaft in wachsendem Maß als Arbeitskräfte, Berufsausbildung und -tätigkeit wurden mehr und mehr zur selbstverständlichen Notwendigkeit – mindestens für junge, noch unverheiratete Frauen. Damit entfiel nach und nach ein Teil der materiellen Abhängigkeit der Frauen von ihren Ehemännern. Nicht länger auf das häusliche Umfeld beschränkt, nahmen Frauen in wachsendem Maß am politischen und gesellschaftlichen Leben teil, errangen auch einträgliche Positionen und öffentliche Ämter.

Die Angst vor ungewollter Schwangerschaft legte jahrhundertelang dem Ausleben des Sexualtriebs strenge Zügel an. Doch die seit Entwicklung der »Pille« gewonnenen Freiheiten brachten auch neue Probleme: Nun muss jeder selbst entscheiden und verantworten, wo zuvor ein gesellschaftlicher Konsens die Richtung vorgab.

Die »Pille« – eine Kulturrevolution

Die wesentlichste Veränderung für Partnerschaft, Liebe und Sexualität brachte aber die Entwicklung der Antibabypille. Vor ihrer Einführung war eine Schwangerschaft stets die ernsteste Konsequenz einer sexuellen Begegnung: Bei einer unverheirateten Frau offenbarte sie deren »unmoralischen Lebenswandel«, in der Ehe riskierte man durch zu große Kinderzahl Armut, Krankheit und Tod. Und das neue, sichere Verhütungsmittel lag in den Händen der Frau! Nicht, dass die Frauen nun, wie von manchen befürchtet, sofort alle Hemmungen über Bord geworfen hätten. Aber erstmals war für Frauen und auch Männer ein freierer Zugang zu einem erfüllten Sexualleben möglich, ohne die früheren weit reichenden Konsequenzen. Dass Frauen durch eine sichere Verhütungsmethode größere Freiheit gewannen, ist offenkundig, aber auch Männer profitierten davon: Die Möglichkeiten zu sexuellen Kontakten vervielfachten sich, da Mädchen und Frauen sich nicht mehr aus Angst vor Schwangerschaft unnahbar geben mussten, und die Zahl junger Männer, die höchst unwillig vor den Traualtar traten, weil ein Baby unterwegs war, schrumpfte beträchtlich.

Sind Sie alt genug, sich noch an die Anfänge von Beate Uhse, Oswald Kolle oder die heute eher rührend-albernen Filmchen im Stil der »Schulmädchen-« oder »Hausfrauenreporte« zu erinnern? In den 1960er Jahren brach dank der Antibabypille die große Zeit der sexuellen Freiheiten und Experimente an – auch bei ganz und gar »anständigen« Ehepaaren.

Die Lebensperspektive wurde unübersichtlich

Parallell zu der wachsenden materiellen und sexuellen Unabhängigkeit der Frau gab es aber auch gesellschaftlich-wirtschaftliche und technische Entwicklungen, die beide Geschlechter betrafen und großen Einfluss auf die Vorstellungen von Partnerschaft und Ehe hatten.

Die wirtschaftliche Entwicklung brachte im letzten Jahrhundert wachsenden Wohlstand auf breiter Ebene, die Partnerschaft von Mann und Frau als Arbeitsteam zur Sicherung der nackten Existenz trat dabei in den Hintergrund. Staatliche Rente löste die

Sicherung des Alters durch reichen Kindersegen ab (heute allerdings durch endlose Rentendebatten und die Überalterung der Bevölkerung eher wieder infrage gestellt). Nachdem so bedeutende Ehegründe an Gewicht verloren, mussten neue Argumente her für das Leben als Paar. Die Ansprüche an den Partner stiegen und wurden komplizierter zu erfüllen. Berauschende Liebeserfahrung, seelische und materielle Unterstützung in allen Lebenslagen, äußere Attraktivität, sexuelle Raffinesse, Freiraum zur Selbstentfaltung – dies und noch viel mehr soll heute unser Partner bieten. Auf traditionelle Partnertugenden wie Treue, Beständigkeit und Familiensinn wollen wir aber gleichfalls keineswegs verzichten. Das klingt anstrengend? Das ist es auch. Hinzu kommt, dass »bis dass der Tod Euch scheidet« heute, statistisch gesehen, einen beträchtlich längeren Zeitraum umfasst.

Die Seele kommt nicht immer mit

Die Umwälzung jahrtausendelang als selbstverständlich geltender Verhältnisse hat größtenteils in dem vergleichsweise kurzen Zeitraum des 20. Jahrhunderts stattgefunden. Unverändert blieben unsere biologischen Voraussetzungen; auch traditionelle Wertvorstellungen und Verhaltensweisen ändern sich nur langsam. Es ist daher klar, dass unser Seelenleben manchmal irritiert ist und es schwer macht, Sexualität, Partnerschaft und Liebe unter einen Hut zu bringen.

Wir werden älter, bleiben gesünder und haben größere innere und materielle Freiheit, das Leben nach unseren Wünschen zu gestalten. Immer weniger wagen, sich für eine »unübersehbar« lange Zeit auf einen Partner festzulegen.

Trautes Heim, Glück allein?! Gesellschaftlich erzwungene Lebensformen engen natürlich ein. Aber: Neue Freiheiten bringen auch neue Zwänge und Unsicherheiten mit sich.

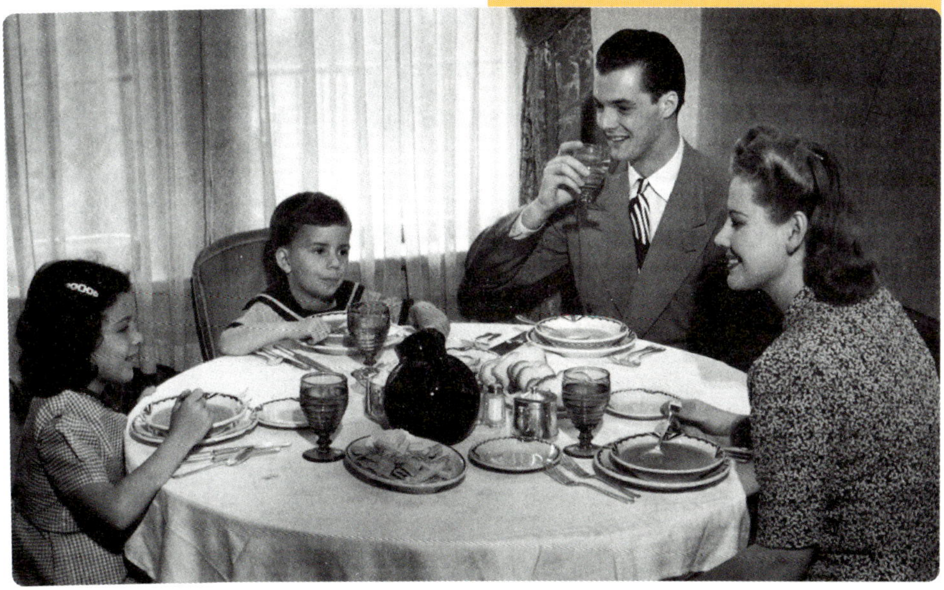

Wir zwei
und der Rest der Welt

Alleinstehende bekommen bei einem Sonntagsspaziergang oft den Eindruck, die Welt bestehe aus Paaren und Familien. Das stimmt auch: Wir tun uns zu zweit zusammen – trotz hoher Scheidungsrate, Beziehungskrisen und materieller Unabhängigkeit.

Vom »Du« zum »Wir«

Was treibt erwachsene und selbstständige Menschen dazu, einen Partner zu suchen und ein Paar zu bilden? Da frühere gesellschaftliche und materielle Zwänge kaum noch eine Rolle spielen, ist meist die sexuelle Anziehungskraft der zündende Funke. Doch wirken selbst bei der ersten Annäherung von zwei Menschen auch andere Bedürfnisse als sexuelles Begehren oder der hormonelle Drang zur Fortpflanzung mit: der Wunsch nach Intimität, Verständnis, sicherer Geborgenheit, zuverlässiger Unterstützung, rückhaltloser und beständiger Wertschätzung. All das möchten wir am liebsten als »Komplettpaket« von unserem Intimpartner – was die Basis unseres Lebensglücks, aber auch die Quelle immer neuer Frustrationen sein kann.

Überzeugte Singles sind rar – das gilt für beide Geschlechter. Viele führen durchaus Paarbeziehungen, denn ein fehlender Trauschein oder keine gemeinsame Wohnung machen noch keinen echten Single.
Andere wiederum halten dieser Lebensform nur für ein paar Jahre die Treue – zum »Austoben«, um dann doch in der einen oder anderen Art von Zweisamkeit zu landen. Die Freuden, Verwicklungen und Konflikte in Paarbeziehungen bilden das Hauptthema der Weltliteratur und auch der meisten Spielfilme – wir wollen uns hier auf den Aspekt der Sexualität konzentrieren.

Monogam, polygam – was zählt das?

Nicht besonders viel, meinen wir: Die Frage nach der »ursprünglichen« Veranlagung des Menschen scheint zwar interessant, für unsere Beziehungen aber ungefähr ebenso relevant wie die Frage, ob es nicht natürlicher wäre, sein Essen roh und mit bloßen

Händen zu verzehren statt raffiniert zubereitet auf einem Teller serviert. Soll heißen, dass unser Sexualtrieb so mit unseren anderen Anlagen, Instinkten und den über Jahrtausende entwickelten Kulturgewohnheiten verflochten ist, dass es nur wenig Sinn hat, ihn isoliert zu betrachten.

Tun wir's dennoch: Bei der Frage, ob unser sexuelles Begehren sich natürlicherweise auf nur einen oder stets wechselnde Partner richtet und ob es geschlechtsbezogene Unterschiede gibt, führen Vergleiche aus dem Tierreich nicht weiter. Jede nur denkbare Konstellation, bis zur zwittrigen Schnecke, ist dort zu finden. Andere Forschungsansätze kommen zu dem Ergebnis, die Frau sei monogam, der Mann hingegen polygam veranlagt. Wieder andere vertreten eine polygame Veranlagung für beide Geschlechter, allerdings in unterschiedlich starker Ausprägung.

Wir finden letztere Auffassung am überzeugendsten, denn je nach persönlicher Libido hat wohl nahezu jeder schon einmal oder öfter die Erfahrung gemacht, dass das Gras auf der anderen Seite des Zauns deutlich grüner erschien ... Aber nützt Ihnen dieses Wissen etwas, wenn Ihr Lebenspartner Ihnen gerade den Stuhl vor die Tür gesetzt hat, weil er oder sie nach dem dritten Seitensprung von Ihnen die Nase endgültig gründlich voll hat?

Üb immer Treu und Redlichkeit

Treue allein macht noch keine glückliche Paarbeziehung, aber ohne den Anspruch auf sexuelle Treue funktioniert es auch nicht – dafür sprechen unzählige fehlgeschlagene Beziehungsexperimente. Hauptsächlich machten sie klar, dass der Wunsch nach sexueller Abwechslung und der Wunsch nach beständiger menschlicher Nähe und Unterstützung häufig miteinander in Konflikt geraten und man ohne Kompromissfähigkeit auf ein Dauerschlachtfeld der Gefühle gerät.

Die französischen Schriftsteller Simone de Beauvoir und Jean-Paul Sartre waren für viele Intellektuelle ein Vorbild in ihrem Versuch, eine intensive und reiche Paarbeziehung zu führen, ohne sich gegenseitig in sexueller Hinsicht einzuschränken. In de Beauvoirs autobiografischen Schriften lässt sich dieses Experiment als ein Prozess herzzerreißender langsamer Desillusionierung nachlesen. Weder konnte die Schriftstellerin mit Sartres Appetit auf sexuelle Abwechslung gleichziehen, noch gelang es Sartre, seine »Bettgeschichten« auf das rein Sexuelle zu beschränken – was eine gegenseitige Forderung bei dem Abkommen des Paares war. Von Glück war nicht mehr viel die Rede ...

Der Geist ist willig, aber...

... das Fleisch ist bekanntlich schwach. Wenn nun fast jede Paarbeziehung die stillschweigende oder ausgesprochene Forderung nach gegenseitiger Treue enthält, wie kommt es dann, dass es laut Umfragen so schlecht damit bestellt ist? Zum einen ist solchen Umfrageergebnissen nur sehr bedingt zu trauen: Die einen werden auch bei strengster Wahrung der Anonymität einen

Seitensprung nicht zugeben (oder sogar erfolgreich vergessen haben), die anderen brüsten sich damit, weil sie meinen, sich sonst als Spießer oder sexuelle Schlafmützen zu outen.

Das kann auch glücklichen Paaren passieren: Man ist allein unterwegs, und unverhofft und ungeplant ist man mit jemand eigentlich Wildfremden ins Bett gegangen – der Zauber eines Augenblicks hat einen umgeworfen. Beichten oder besser nicht? Besser nicht, wenn das Ganze wirklich ein einmaliges Erlebnis war und sich vertuschen lässt. Besser doch, wenn man sich heimlich durchaus eine Fortsetzung oder Wiederholung wünscht, wenn nur durch komplizierte Lügen die Sache zu verschweigen wäre, wenn Bekannte eingeweiht sind, kurz, wenn Außenstehende dem Partner die Sache zutragen könnten.

»Einer fürs Leben und einer für ab und zu«, »Gelegenheit macht Liebe«: Seitensprünge können so harmlos sein wie diese Sprüche – möglicherweise ruinieren sie aber auch eine eigentlich funktionierende Partnerschaft oder Ehe.

Mehr Glauben schenken muss man schon einer britischen Studie, nach der durchschnittlich jedes zehnte Kind nicht von dem Mann abstammt, der als der Vater gilt. Dabei gibt es regionale Unterschiede: In der Schweiz ist nur jedes hundertste, in Südengland jedes dritte Kind außerehelich gezeugt. Ohne Zweifel, Untreue kommt häufig vor. Meist liegt das an unserem unstillbaren Drang, den Kuchen essen zu wollen und doch zu behalten.
Dies gilt für all die Formen des Seitensprungs, bei denen wir einem eher spontanen sexuellen Interesse an jemand anderem nachgegeben haben, ohne aber unsere Beziehung aufs Spiel setzen zu wollen. Noch mehr gilt das für längere Affären, in denen wir einen in der Paarbeziehung vernachlässigten Aspekt unserer Persönlichkeit ausleben wollen.
Man könnte auch schlichter sagen: Daheim hat man sich zwar viel zusammen aufgebaut, was man nicht missen möchte, im Bett herrscht aber nur noch Langeweile.

Lügen reimt sich auf betrügen

Nicht umsonst nennt der Volksmund Treue und Redlichkeit in einem Atemzug, denn schlimmer noch als die körperliche Untreue eines Partners werden seine fast immer daraus resultierenden Lügen und Täuschungsmanöver empfunden, wenn sie ans Tageslicht kommen.
Von Intimität und Vertrauen kann schlagartig keine Rede mehr sein, die Beziehung ist meist kaum mehr zu kitten. Klappt es doch mit dem Neuanfang, hat dieser unzählige schmerzliche Auseinandersetzungen gekostet und findet unter ganz anderen Vorzeichen statt. Man kann es auf den einfachen Nenner bringen: Sexuelle Untreue kann eine Paarbeziehung restlos ruinieren.

Auf dem Absprungbrett

Nicht selten, besonders bei Frauen, ist die Untreue auch eine direkte Konsequenz daraus, dass in der Partnerschaft etwas Grundlegendes nicht mehr stimmt – der Seitensprung ist also Teil eines Ablösungsprozesses. Der Liebhaber ist dann Mittel zum Zweck, einer schon abgestorbenen Paarbeziehung den »Gnadenstoß« zu versetzen oder komplikationslos von einem Boot ins nächste zu wechseln. Aber auch Männer suchen nicht immer nur ein flüchtiges Sexabenteuer nach der Devise »Das hatte überhaupt nichts mit dir zu tun, Schatz!«, sondern holen sich in lang dauernden oder wiederholten Affären, was sie bei ihrem Partner vermissen.

Ende mit Schrecken oder Schrecken ohne Ende?

Der bekannte Paarpsychologe Hans Jellouschek aus Tübingen schildert die Erfahrungen seiner Klienten, wenn sie vom Fremdgehen sprechen, als »tief erschütternd und alle Grenzen sprengend«.
Aus solcher Erfahrung sollte man aber ernstere Konsequenzen ziehen, als sich in erniedrigende Schwindeleien zu verwickeln, um das morsche Gehäuse der Paarbeziehung aufrechtzuerhalten. Aber hierzu fehlt oft der Mut. Gemeinsame Kinder, materielle Abhängigkeiten und Verflechtungen, gemeinsame Freunde und Bekannte, die vermeintliche gefühlsmäßige Abhängigkeit des betrogenen Partners – Gründe gibt es plötzlich ohne Ende, warum man sich nicht löst aus der Beziehung, sondern ein heimliches Doppelleben führt oder in aller »Offenheit« dem Partner ein frustrierendes und oft erniedrigendes Arrangement mit den neuen Verhältnissen abverlangt.

Der Mut zum eigenen Ich

Dies ist kein Plädoyer dafür, sich unbedingt in sexueller Hinsicht einzuschränken und auf einen Partner festzulegen – aber es ist ein Plädoyer dafür, klare Entscheidungen zu treffen, deren Konsequenzen selbst verantwortet werden. Jenseits moralischer Fragen ist wiederholte oder andauernde Untreue ein Zeichen infantiler Regression – den Kuchen essen wollen und behalten. Binden Sie sich nicht an einen Partner, wenn sexuelle Abwechslung Ihnen unverzichtbar erscheint! Trennen Sie sich von einem Partner, wenn Ihnen später klar wird, dass ein wichtiger Teil Ihres Selbst in dieser Gemeinschaft unerträglich unterdrückt bleibt! Aber vor allem: Tun Sie etwas dafür, dass Ihre Paarbeziehung lebendig und interessant bleibt – kein Mann und keine Frau wird einfach von allein »langweilig«.

Alles hier über Liebe, Treue und Eifersucht Gesagte gilt selbstverständlich ebenso für gleichgeschlechtliche Paare, auch wenn hier immer von einer Mann-Frau-Beziehung ausgegangen wird. Homosexuelle bzw. lesbische Partnerschaften funktionieren nach denselben »Spielregeln« wie heterosexuelle, und auch bei ihnen wird das Spannungsfeld zwischen Sexualtrieb und anderen menschlichen Bedürfnissen oft zum Kriegsschauplatz.

Wie bleibt der Partner auch Geliebte/r?

Man kann davon ausgehen, dass es heute bei jedem Paar zumindest zu Beginn der Beziehung auch in sexueller Hinsicht heftig knisterte. Die langsame Abkühlung der Leidenschaft – ist das völlig unvermeidlich? Zum Teil ja. Jeder Reiz schwächt sich durch stete Wiederholung ab.
Ihr aufreizender Gang, sein unverwechselbar männlicher Duft, ihr hinreißender Busen, seine sinnlich-sanften Berührungen rufen als Dauerpräsentation nicht mehr dieselben heftigen Reaktionen hervor wie zu Beginn der Bekanntschaft. Auch lässt

Mittlerweile gibt es auch im Internet zahlreiche Seitensprung- und Alibiagenturen, die helfen, das Fremdgehen professionell durchzuorganisieren. Wer an diesem Punkt angelangt ist, sollte wohl doch lieber seine feste Beziehung genau unter die Lupe nehmen …

Man hat es so genossen, einfach zu begehren und begehrt zu werden – schwer einzusehen, warum man plötzlich etwas dafür tun muss, damit sich diese Gefühle einstellen. Machen Sie sich klar, dass durch spontane Hormonräusche bewirkte Lust weder besser noch »echter« ist als die durch Achtsamkeit und Liebe für den Partner bewusst stimulierte.

man zu Beginn einer Leidenschaft vieles andere schleifen und konzentriert sich ganz auf den Partner. Nach und nach fordern aber auch wieder andere Interessen und Verpflichtungen ihr Recht und ziehen Energie ab, die man sonst ganz in den Dienst von Erotik und spannendem Sex gestellt hat. Dann hat man im ersten Rausch der Verliebtheit jede spontane Übereinstimmung wie ein Wunder genossen, die vielen kleinen Unsicherheiten und unterschiedlichen Vorlieben dagegen geflissentlich ausgeblendet. Und nun findet man oft keine Worte, um sich darüber zu verständigen, oder denkt, der andere müsse von selbst unsere Wünsche erraten.

Dies sind die vier hauptsächlichen Lustkiller in einer Paarbeziehung:

1. Routine
2. Zeitmangel bzw. Nachlassen von Energie und Interesse
3. Fehlende Kommunikation
4. Unverständnis und gegenseitig zugefügte seelische Verletzungen

Das ewige Gleichmaß

In die Routinefalle tappt fast jedes Paar, denn zunächst einmal stärkt es die Intimität und das Zusammengehörigkeitsgefühl, gemeinsame Gewohnheiten zu entwickeln, alle möglichen kleinen Rituale zu pflegen, die ihre spezielle Beziehung definieren. Beim Sex kommt noch hinzu: Was man als besonders schön und befriedigend erlebt hat, möchte man eben wiederholen. Wenn aber die erste Leidenschaft verflogen ist, reicht ein tiefer Blick nicht mehr, um weiche Knie zu erzeugen und sich die Kleider vom Leib zu reißen. Besonders Frauen sind oft frustriert, wenn bereits nach wenigen Monaten der bloße Anblick ihrer körperlichen Reize offenbar nicht mehr genügt, um den Partner zu stimulieren. Obwohl es ihnen im Großen und Ganzen umgekehrt genauso geht, auch ihr Begehren stellt sich nicht mehr so häufig und unmittelbar ein – nur merkt man es bei ihnen nicht so deutlich, weil ihre zärtliche Bereitwilligkeit für ein sexuelles Intermezzo ausreicht.

Statt nun trübe darüber nachzusinnen, dass dies wohl nun die ersten Zeichen für den Niedergang der Beziehung sind, sollte man lieber seine Phantasie mobilisieren und auch mal ein paar Überraschungen einplanen. Das richtige Timing und Einfühlungsvermögen gehören natürlich auch dazu: Es ist sicher eine hübsche Idee, die neue Wäsche in einem heißen Strip vorzuführen, aber wenn »er« sich gerade den Ärger in der Firma vom Hals reden will, funktioniert's einfach nicht. Und sie springt unter Umständen auch nicht darauf an, wenn er sie diesmal gleich auf dem Wohnzimmerteppich oder dem Küchentisch vernaschen möchte, nachdem zuvor noch eine angespannte Debatte um den bevorstehenden Verwandtenbesuch im Gang war. Aber stets dieselbe Zeit (am Abend), derselbe Ort (das Bett), dieselbe Position samt bewährtem, weil stets so ausgeführtem Vorspiel – das kann nur öde werden.

Viel zu müde

Niemand kann es sich auf Dauer leisten, spontan alles stehen und liegen zu lassen, um mit dem Partner etwas zu unternehmen, wie das oft in der Anfangszeit einer Beziehung geschieht. Ganz und gar im anderen »aufzugehen«, wäre auch das todsichere Rezept, jedes sexuelle Interesse sehr bald zu ersticken, denn wenn die Grenze zum »Du« immer mehr verwischt, gibt es nicht mehr die nötige Spannung zwischen den Partnern. Deshalb ist es nur gut, wenn beide Partner ein Stück Unabhängigkeit bewahren, ihre eigenen Hobbys und Interessen pflegen, sich mit eigenen Freunden treffen etc. Oft nehmen aber diese persönliche Entfaltung und der Beruf so breiten Raum ein, dass für gemeinsame Unternehmungen nur noch wenig Spielraum bleibt. Und erst recht nicht für gemeinsame, unverplante Zeit. Dann reduzieren sich die Aktivitäten als Paar immer mehr darauf, die Organisation des Alltags zu bewältigen, nötige Besorgungen und Entscheidungen zu besprechen. Was vielleicht ein »Notprogramm« während einer besonderen Stressphase eines der Partner war, verfestigt sich langsam zum Dauerzustand, in dem für Sex einfach nie Zeit oder Energie übrig ist. Natürlich kann man nicht einfach als Gegenmaßnahme »Sex mit dem Partner« auch noch in den überfüllten Terminkalender aufnehmen. Aber man sollte ganz bewusst mehrere Abende, das Wochenende oder jedenfalls möglichst viel Zeit »am Stück« festlegen, in der man sich voll und ganz mit dem Partner beschäftigt. Dabei ist es erst mal egal, ob das zu heißem Sex oder einer gemeinsamen Radtour führt.

Geheimnisvoll und unergründlich …

… so geben sich manche beim Liebesspiel, was einen zusätzlichen Reiz ausmachen kann. Auf längere Sicht ist Sprachlosigkeit im Bett aber für beide frustrierend: Der eine ist stets unsicher, ob dem anderen eigentlich gefällt, was er tut, der andere erfährt nie wirklich befriedigenden Sex, weil er nicht mit seinen Wünschen herausrückt. Also, gute Kommunikation ist wichtig – nur ist das leichter gesagt als getan.

Saftige Ausdrucksweise, »Dirty Talk«, finden viele Männer und Frauen äußerst stimulierend. Nur sind das nicht gerade die mit verbalen Verständigungsproblemen im Bett! Und bitte: Erst mal diskret formulieren, denn so mancher fühlt sich von scharfen Worten eher abgestoßen!

Beide Geschlechter haben Hemmungen, ihre sexuellen Wünsche zu äußern, um den Partner nicht zu verunsichern. Der kann aber kein Hellseher sein!

Frauen haben oft noch kompliziertere Gründe, nicht sagen zu wollen, was sie erregt: Sie möchten nicht einfach ein »Drehbuch« liefern, nach dem ihr Partner dann mechanisch vorgeht, denn mit Anweisungen wie »hier intensiver streicheln« und »jetzt langsamer« ist es für sie nicht getan. Der Mann soll doch bitte einfühlsam und phantasievoll mit ihr gemeinsam herausfinden, was beide am meisten erregt. Nur so fühlt sie sich wirklich »gemeint« und nicht wie eine Darstellerin in irgendeinem Film. Ganz blind herumtappen lassen sollten Sie ihn aber nicht: Wenn Sie ihn nicht mit Worten und direkten Anweisungen dirigieren mögen, dann wenigstens mit sanfter »handgreiflicher« Anleitung und bestätigenden Lauten, wenn es schön ist. Das gilt natürlich auch für ihn: Bitte nicht einfach mental abheben und im All verschwinden beim Sex, sondern der Partnerin »rückmelden«.

»Darüber sprechen« ist wichtig – kann aber auch zum Schutzschild werden, hinter dem man Ängste und heimliche Wünsche verbirgt. Woody Allen amüsiert uns in seinen Filmen immer wieder damit, wie geschickt und ausdauernd Paare um den heißen Brei herumreden, reden und reden.

Die Ehe – tödlich für den Sexappeal?

Na klar, die Ehe ist auch eine Paarbeziehung – aber in »verschärfter« Form. Denn sie ist auf Dauer angelegt, gesellschaftlich, juristisch und kirchlich definiert und »abgesegnet«. Und das funktioniert heute immer seltener.

Der ewige Trott

»Ach, alle Tage Huhn im Topf und Gans im Bett – man kriegt es satt«, dichtete Kurt Tucholsky bissig in seinem »Trost für den Junggesellen« über die wenig erstrebenswerten »Freuden« der Ehe. Dies allerdings zu einer Zeit, wo noch keine Frau es wagen konnte, sich über ähnliche Langeweile mit ihrem Gatten zu beklagen. Sicher ist: Die ewige Routine nagt in fast allen Ehen an der Zufriedenheit mit der Beziehung. Die Gründe dafür, warum sich der einstige Wunschpartner scheinbar zur einengenden Klette, zur Nervensäge oder sogar zum Todfeind gewandelt hat, sind vielfältig. Unzufriedenheit mit der sexuellen Beziehung spielt aber fast immer eine Haupt- oder wenigstens Nebenrolle dabei, wenn Ehen unglücklich sind, massiv frustrieren oder gar zerbrechen.

Die einen sehen in der Heirat die feierliche öffentliche Besiegelung ihres Entschlusses, mit einem bestimmten Partner das Leben in seiner ganzen Fülle zu teilen – was immer da auch kommen möge. Die anderen betrachten sie als eine Falle, die sie an ihrer persönlichen Entfaltung hindern wird, eine überlebte Sache, die nur Staat, Gesellschaft und Kirche dazu dienen soll, das Individuum unter Kontrolle und im Zaum zu halten.

So weit, so gut. Tragisch wird es aber dadurch, dass wir nicht selten im Lauf unseres Lebens unsere Meinung dazu ändern – oft auch mehrmals.

Die Ehe – ein Auslaufmodell?

Ehen sind sicherlich die komplizierteste Form des Zusammenlebens zweier Menschen. Das hängt natürlich auch davon ab, wie eng sie gestrickt wurden, ob Kinder vorhanden sind oder das Kindliche in den beiden Menschen, die sich zur Ehe entschlos-

sen haben, stellvertretend für das Fehlen von Kindern zum Ausdruck kommt. Wie kann es sein, dass zwei normale Menschen plötzlich alle inneren und äußeren Entwicklungen zur Unabhängigkeit an den Nagel hängen, immer zusammen sein wollen, viele Male täglich miteinander telefonieren?
Primitive Ausbrüche von Eifersucht, die ihren Ursprung darin haben, den anderen besitzen oder gar vereinnahmen zu wollen, führen zu an Haftbedingungen erinnernde Situationen, die nur gelöst werden können, wenn einer schließlich den Ausbruch wagt.

Kinderkriegen – und dann?

Ist die Paarbeziehung nicht eher eine von Natur aus gegebene Situation, die dazu dienen soll, Kinder zu zeugen, aufzuziehen und ihnen eine gute Erziehung zu geben, mit der Möglichkeit, wiederum eigene Kinder zu zeugen und aufzuziehen?
Adam und Eva sind aus dem Paradies vertrieben worden, weil sie Werte infrage stellten, weil sie sich über Verbote hinwegsetzten und selbst entscheiden wollten. Ihre sexuelle Neugier ist der Beginn einer Entwicklung, die jede Paarbeziehung gefährdet. Darum wacht die höchste Instanz, die Kirche, heute noch über den Zusammenhalt einer Gruppe, die den Namen Familie bekommt, aber nach dem Auszug der Kinder aus der Gemeinschaft oft zu einer Farce wird.
Welchen Sinn haben Frau und Mann dann in ihrem Zusammenleben? Ist die Ehe noch eine bereichernde Paarbeziehung oder zu einer gegenseitigen Versorgungsgemeinschaft verkommen? Häufig klammern sich die Partner aneinander fest, obwohl sie beide eigentlich schon lange ausbrechen wollen aus dem von ihnen selbst geschaffenen Gefängnis. Aber die Angst, nach so vielen Jahren wieder allein leben zu müssen, ist bei den meisten riesig groß.

Denkwürdige Zahlen

- Fast jede dritte Ehe in Deutschland wird geschieden, in den USA ist es jede zweite.
- Längst ist die Paarforschung zu einem der größten Felder in der psychotherapeutischen Psychologie herangewachsen. Im Jahr 1995 stießen die Forscher Benjamin Karney und Thomas Bradbury auf insgesamt 115 Studien, die sich nur mit der Ehe beschäftigten.
- Andersherum kann man aber auch positiv sagen: Trotz all der Schwierigkeiten in der heutigen Zeit, die dem Zusammenleben zweier Menschen aufgebürdet werden, enden doch immerhin noch zwei Drittel aller deutschen Ehen erst mit dem Tod eines der Partner.
- Mit der gestiegenen Lebenserwartung stieg auch die Ehedauer von 1850 bis heute von durchschnittlich 20 Jahren auf 30 Jahre an.
- 90 Prozent aller 50-Jährigen sind verheiratet oder waren es in ihrem Leben wenigstens einmal.
- Und nun der Clou: Uralte Regeln wie etwa »Gebranntes Kind scheut das Feuer« werden beiseite gelegt, denn drei Viertel aller Geschiedenen heiraten innerhalb von drei Jahren nach der Trennung ein zweites Mal!

Angst vor dem eigenen Ich

Es ist komisch: Zwei Menschen, die sich alles erschaffen haben, erwachsenes Leben nach außen gelebt haben, die die Erfahrung von Selbstständigkeit und Unabhängigkeit haben, bekommen Angst, sich selbst zu verwirklichen, klammern aneinander, halten sich noch mehr fest, kränken sich, lieben sich (auf ihre Weise, wie Mutter und Sohn oder wechselnd wie Vater und Tochter), verzichten auf sexuelle Räusche, weil diese zu sehr mit Intimität verknüpft sind. Intimität aber ist gefährlich, wenn man sich jahrelang kränkt, verletzt, die erwachsene Position verlässt, mit kindlichen Wünschen und Bedürfnissen an den Partner herantritt. Wer aber ist frei davon?

Wer sehr jung heiratet, entwickelt seine Persönlichkeit oft in besonders enger Abhängigkeit zum Partner. Das schafft eine starke Gemeinsamkeit – kann aber eine Trennung so beängstigend machen, dass man lieber die freudloseste Zweisamkeit erträgt, als buchstäblich den Boden unter den Füßen zu verlieren.

Purer Leichtsinn?

Die zahlreichen älteren unglücklichen Ehepartner, mit denen ich in meiner Praxis konfrontiert bin, haben oft noch zu einer Zeit geheiratet, wo die Devise »Jung gefreit, nie gereut« gültig war.
Für mich taucht da die Frage auf, ob sich die beiden bei dieser Hochzeit, sei es in der Kirche oder im Standesamt, wirklich im vollen Besitz ihrer geistigen Kräfte befanden. Wie kann es sonst geschehen, dass zwei Menschen noch in den Anfängen ihrer Persönlichkeitsentwicklung sich verpflichten, »bis dass der Tod uns scheidet« zusammenleben zu wollen? Handelt es sich hierbei um eine bewusste Lüge, eine neurotische Verdrängung, eine Unwissenheit, den rauschhaften Zustand der Verliebtheit, der alles vergessen lässt, was realistisch ist, der die Menschen in die Verzweiflung von Abhängigkeit, Erniedrigung, Dominanz und Herrschaft treibt? Die Scheidungsraten steigen, und Menschen trennen sich ohne Rücksicht auf ihren vor Zeugen ausgesprochenen Eid – verschärft gesagt: Sie nehmen in Kauf, einen Meineid geschworen zu haben.

Oft ist ein Neuanfang besser

Nun werden Sie denken, dass ich eine negative Einstellung zur Ehe habe. Das ist natürlich nicht ganz falsch, soweit es um schlechte Ehen geht. Wenn man eine Paarbeziehung (mit oder ohne Trauschein) ohne Erkennen der Dynamik, mit Unterdrückung der Wünsche und Bedürfnisse beider Partner, lähmender Langeweile und kindlichem Anklammern lebt, dann wird dies scheitern. Und das ist gut so, denn es rettet das seelische Überleben von Menschen, wenn diese sich konsequenterweise trennen und allein, jeder für sich neu anfangen. Nun wäre es aber kühn und allzu negativ zu behaupten, dass alle Paare, die auch heute noch bis an ihr Lebensende zusammenbleiben, nur den Absprung nicht gewagt haben. Es gibt sie schon, die guten Ehen.

Die Ehe – eine lohnende Lebensaufgabe

Die Ehe heute wurde aber auch schon »das letzte Abenteuer der zivilisierten Menschheit« genannt – nicht ganz unzutreffend. Wird sie doch damit als ein Unternehmen klassifiziert, das man voll Risikobereitschaft, Neugier, Tatendrang und Ausdauer beginnen sollte, und nicht als Schicksal, in das man wie in ein gemachtes Bett hineinplumpst und unverhofft auf harter Holzpritsche wieder erwacht.

Wie für jedes Abenteuer ist gute Vorbereitung sinnvoll, aber nicht alles ist planbar – sonst wäre es ja kein Abenteuer. Mut und Entschlossenheit sind jedenfalls unverzichtbar: Man sollte wissen, dass sowohl der Partner als auch man selbst sich noch vielfach verändern werden, und bereit sein, diese Veränderungen zu begleiten und zu unterstützen. Dann kann daraus ein gemeinsames Wachsen werden statt einer Entfremdung, und es kann gegenseitige Bereicherung stattfinden statt Einengung.

Drum prüfe ...

Untersuchungen bestätigen: Für die dauerhafte Verbindung zweier Menschen ist es förderlich, wenn sie einen ähnlichen sozialen Hintergrund, gemeinsame Interessen, übereinstimmende Grundeinstellungen und -werte haben. Neuere Bücher zur Beziehungsberatung warten mit ganzen »Checklisten« auf, nach denen der zukünftige Partner auf diese und weitere Kriterien hin geprüft werden kann. Vielleicht geht einem dabei ein Licht auf; als Glücksversprechen sollte man es dennoch nicht werten, wenn alle Punkte scheinbar passen. Ehen, bei denen sich die Partner vor der Hochzeit seit Jahren kannten oder sogar zusammenlebten, werden ebenso häufig geschieden wie die von Kurzentschlossenen.

Du bist mein Ein und Alles?

Wichtiger als maximale Übereinstimmung scheint mir für eine glückliche Ehe, dass beide Partner autonome, selbstständige Persönlichkeiten sind und nicht vom anderen die Ergänzung der eigenen Defizite erwarten. Also ein Paradox: »Wir bleiben zusammen, weil wir uns nicht brauchen.« Viele Partner machen es sich in dieser Hinsicht schwer. Heute soll er oder sie alles bieten: tiefes Verständnis, leidenschaftlichen Sex, vollkommene Akzeptanz des anderen, Spaß, Krisenmanagement, er/sie soll Lebensplanungspartner, manchmal auch Geschäftspartner sein.

Offensichtlich besteht ein zutiefst natürlicher Trieb, der das Zusammenleben der Menschen in einer Ehe wie eine durch Zwang regierende Macht als einzige scheinbar denkbare Alternative vorgaukelt. Da helfen auch keine Singleideologien, wie sie in der Stadt der Singles, München, gerne verbraten werden. »Nichts ist schöner, als Single zu sein« – hier reichen sich neurotische Dynamik und Scheinrealität offenbar die Hand. Typisch übrigens für Großstädte, in denen die Neurosen blühen können. Es bieten sich sogar Vergleiche mit Tierversuchen an: Wenn z. B. Ratten sehr nah und dicht gedrängt, also überbevölkert aufeinander leben, werden ursprüngliche Instinkte wie der Fortpflanzungstrieb eingestellt. Vorherrschend ist der Egotrip: »Geh deinem Nachbarn an den Kragen, denn er könnte der Erste sein, der dein Brot isst«, lautet die Devise dieser armen Tiere. Weit entfernt sind wir nicht mehr davon.

Bei dieser selbst gebastelten Enge, die durchaus symbiotische Züge trägt, verlangen beide Partner vom anderen auch noch Freiräume, Toleranz, Raum für eigene Entwicklungen. Dies aber ist wie ohne Wasser baden zu wollen .

Manche Forscher sprechen mittlerweile sogar von einer regelrechten Liebesfalle – durch absolut überzogene Erwartungen und zu hohe Intimität.

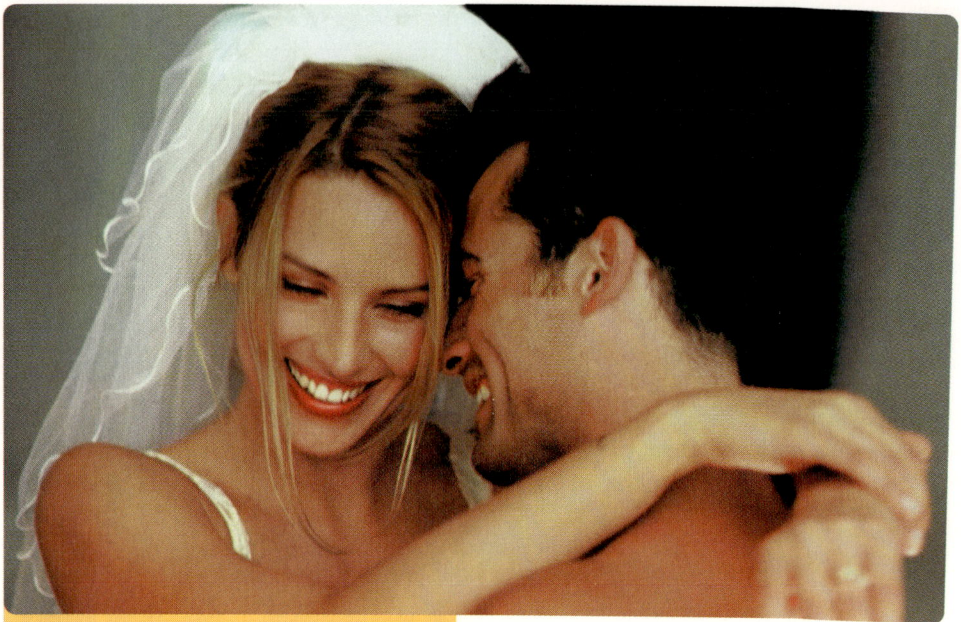

Der schönste Tag im Leben! Leider kann so eine Hochzeit durchaus auch der Beginn einer Tiefzeit sein ...

Die Ehe ist heilig – und öde im Bett?

Überzogene Erwartungen der Partner werden von Familie und Freunden oft geteilt und erhöhen dann noch den Erfolgsdruck auf das frisch gebackene Ehepaar.

Wie viele Ehen sind sexuell glücklich? Schauen wir uns mal den Beginn an. Zwei lernen sich kennen, verlieben sich. Sie geraten damit in einen einer Psychose gleichenden Rauschzustand mit völligem Realitätsverlust. Sie schmieden Pläne für die Zukunft, die jeder neutrale Beobachter als Grund einschätzen würde, eine genauere psychiatrische Untersuchung einleiten zu müssen. Sie sind Millionäre in Gefühlen, in materiellen Wünschen. In diesem psychotischen Zustand, in dem jedem sonst die Pflegschaft durch den Staat aufgedrängt würde, suchen sie das Standesamt auf, um sich für ewig zu verpflichten. Das Ergebnis kennen wir alle: Leidenschaftliche Verliebtheit, alle Gefühle werden als echt erlebt, alte Erfahrungen werden abgewertet (»So etwas habe ich noch nie erlebt«). Sex? Das ist der Himmel auf Erden, einfach so.

Diesen Zustand der anhaltenden Euphorie halten wir aber höchstens ein halbes Jahr lang durch. Dann lässt die aufputschende Wirkung nach. Anstelle der Euphorie tritt Ernüchterung. Die Schwächen des anderen sind plötzlich nicht mehr so bezaubernd.

Plötzlich ändert sich alles

Die Ursache dafür liegt in der Tatsache, dass Ihnen Hormone und Nervenbotenstoffe im Gehirn einen Streich spielen. Bevor wir darauf zu sprechen kommen, wollen wir

aber auch noch ein paar psychologische Gründe nennen, warum es nach der Eheschließung oft sehr bald ziemlich flau wird mit dem Liebesleben.
Staat und Gesellschaft propagieren nach wie vor die Ehe als Stützpfeiler. Hinter den Kulissen wird an dem Image der Ehe aber auch schon ewig gesägt: durch nicht auszurottende Mythen, die diese Form der Paarbeziehung, besonders in sexueller Hinsicht, abwerten. Sie stammen aus den Zeiten, wo die Eheschließung tatsächlich fast immer ein existenzieller Zwang war, und sie klingen wie »typisch männliche« Vorurteile. Selbstverständlich haben sie aber in den Köpfen der Frauen ihre Entsprechung und werden von den Müttern an die nächsten Generationen weitergegeben.

Self fulfilling prophecy

Man darf nicht meinen, die auf der Basis der ehelichen Verhältnisse der vergangenen Jahrhunderte entstandenen Vorurteile hätten ihre Gültigkeit verloren. Auch wenn diese »Weisheiten« heute oft mit einem Augenzwinkern verkündet werden, glauben viele noch fest daran. Und das bleibt nicht ohne Einfluss – besonders auf den sexuellen Frust in vielen Ehebetten. Die vorgefassten Meinungen im Bodensatz unseres Bewusstseins lassen bei auftauchenden Problemen nämlich vorzeitig resignieren, weil »das eben nun mal so ist«. Und so kommt es zu dem, was man im englischen Sprachraum »self fulfilling prophecy« nennt: Langeweile macht sich breit, weil wir das auch so erwarten. Einige Beispiele:

- »Frauen sind stets aufs Heiraten aus, weil sie unbedingt Kinder wollen oder weil sie auf materielle Versorgung spekulieren.« Die weibliche Version: »Ich will zwar (noch) nicht heiraten, aber wenn mir niemand einen Antrag macht, bin ich wohl nichts wert.«
- »Die Ehe ist der Preis dafür, dass man mit einer Frau ins Bett will.« Die weibliche Version: »Wenn ich allzu leicht zu haben bin oder zeige, dass mir Sex großen Spaß macht, werde ich für oberflächlich und leichtfertig gehalten und als Mensch nicht ernst genommen.«
- »Sex mit der Ehefrau ist langweilig, weil Männer Abwechslung brauchen und Frauen nach der Hochzeit nicht mehr so interessiert sind an Sex.« Die weibliche Version: »Eine Ehefrau, die auf Sex aus ist, ist egoistisch, unreif und sicher eine schlechte Hausfrau und Mutter.«

Kinder und/oder Geld?

Der Wunsch nach Kindern ist auch heute noch häufig der Anlass, eine Paarbeziehung durch den Gang zum Standesamt »offiziell« zu machen. Fast immer ist dies ein beiderseitiger Wunsch, denn ein Muss steht nicht mehr dahinter: Ein uneheliches Kind ist heute nicht mehr stigmatisiert, und die wachsende Zahl bewusst allein erziehender Mütter beweist, dass Frauen keineswegs immer mit dem Vater ihrer Kinder auch das Leben teilen wollen. Die Fragen »Wie angle ich mir einen Millionär?« samt dem männlichen Gegenstück »Wie verführe ich die reiche Erbin?« stammen wirklich aus der Mottenkiste: Berufliche Karrierechancen, aber auch wirtschaftliche Unsicherheiten und Scheidungsraten machen es weder für Frauen noch Männer ratsam, sich auf lebenslängliche materielle Versorgung durch den Partner einzustellen.

Das erste Baby als Krönung des gemeinsamen Glücks stellt ein Paar vor eine harte Bewährungsprobe. Spätestens jetzt müssen übertriebene Erwartungen an den Partner revidiert und zurückgestellt werden, wenn ein Kind unmissverständlich seine Rechte gegenüber den Eltern einfordert.

Und sonst gar nichts?

Kaum ein Paar tritt heute noch vor den Traualtar ohne vorherige sexuelle Erfahrung miteinander. Junge Frauen von heute würde wohl eher das blanke Entsetzen befallen bei der Vorstellung, sie müssten mit einem Liebhaber sofort den Bund fürs ganze Leben schließen. Mit diesem Vorurteil soll wohl mehr zum Ausdruck gebracht werden, dass Mann an sich nur heiratet, weil Frau das möchte. Die Ehe als eine Art Mausefalle mit Sex als Köder – dass viele Menschen weit mehr als dies darin sehen, beweist u. a. wohl auch die Debatte um die Homosexuellenehe.

Dennoch: Viele Männer haben selbst heute noch Schwierigkeiten damit, sich einzugestehen, dass auch Wünsche nach menschlicher Geborgenheit und dauerhaftem Angenommenwerden sie zur Heirat bewegen. Lieber berufen sie sich auf sexuelle Motivationen oder Patriarchenträume (»eine große Familie gründen«). Der Psychotherapeut Rüdiger Rogoll führt das u. a. darauf zurück, dass Sex immer noch der Ausnahmebereich ist, in dem Männer Gefühle zeigen dürfen, ohne als Weicheier zu gelten.

»Von Pablo zu Pedro« nannte die Bohemienne Franziska von Reventlow einen ihrer Romane, der den erotischen Reiz des Fremden zum Inhalt hat. Dieser Reiz geht in der Ehe bald verloren – aber stimmt das eigentlich? Die übergroße Vertrautheit ist meist Illusion: Entdecken Sie »den Fremden« in Ihrem Bett!

Die eheliche Schlaftablette

Und der letzte Punkt: Es ist nur schwer begreiflich, warum ein Paar, das vor der Heirat kaum die Finger voneinander lassen konnte, mit Trauschein plötzlich nur noch gähnende Langeweile beim Sex verspüren sollte. Da dürften dann wohl viele andere Faktoren ins Spiel kommen, die beide Partner gleichermaßen zu verantworten haben. Da beginnen z. B. die genannten Vorurteile zu wirken, weil beide nun meinen, in eine neue Rolle schlüpfen zu müssen. Außerdem gibt es aber auch ganz sachliche Gründe, warum das sexuelle Interesse aneinander nachlässt. Die Geburt von Kindern z. B. kann bewirken, dass Schlaf- und Energiemangel der Eltern das Liebesleben für lange Zeit gegen null tendieren lässt. Aber auch wenn das Paar vorläufig »unter sich« bleibt, führen alle die im vorigen Kapitel genannten Mechanismen der Gewöhnung und Wiederholung zu einem Abflauen der Leidenschaft. Und dann spielen uns auch noch die Hormone einen Streich, wie im nächsten Kapitel dargestellt.

Dennoch: kein Grund zur Resignation! Weder müssen Ehepartner zwangsläufig auf ein erfülltes Sexualleben verzichten noch außerehelich nach Erfüllung durch andere Partner suchen. Es gehört aber Mut dazu, selbst die Verantwortung für befriedigenden Sex in die Hand zu nehmen, statt die Erfüllung sexueller Sehnsüchte als Aufgabe des Partners zu betrachten.

Wenn alles nur noch verfahren scheint

Natürlich gibt es in Ehen unendlich mehr Konfliktpotenzial als Sex. Ein befriedigendes Sexualleben kann oft dabei helfen, auch in anderen Bereichen nach partnerschaftlichen Lösungen zu suchen und Streitthemen nicht unnötig eskalieren zu lassen (was nicht bedeuten soll, jedes Problem lasse sich im Bett lösen!). Doch oft genug erscheint schließlich eine Scheidung einem oder beiden Ehepartnern als der einzige verbleibende Weg – und der ist durch den offiziellen Charakter dieser Paarbeziehung besonders steinig.

Erst mal Rat suchen

Wenn man Paare in der Trennung begleitet, dann ist es schon bemerkenswert zu sehen, wie ein gewissenloser Jurist den Trennungspartner mit noch mehr Schmutz beschmeißt, als es vielleicht der ehemals Geliebte und jetzige Kriegsgegner selbst tun würde. Ich rate jedem Paar, das sich trennen will, dies mit Hilfe eines Mediatorenpaares (dies wäre ideal, weil Mann und Frau sich von einem Therapeutenpaar besser vertreten fühlen) zu tun. Das hilft beiden Partnern oft, die Scheidung seelisch unversehrter zu überstehen. Manchmal ergibt sich aus solchen Sitzungen aber auch eine Möglichkeit, die Fehlentwicklungen in der Beziehung zu erkennen und zu versuchen, völlig neu anzufangen. Ein leichter Weg ist das sicher nicht, aber häufig ein lohnender.

Paartherapie – macht das Sinn?

Die privatesten Probleme vor einem Therapeuten auspacken? Schmutzige Wäsche wäscht man nicht in der Öffentlichkeit, haben viele von uns verinnerlicht. Manche sind auch skeptisch, was der ganze »Psychoquatsch« denn eigentlich bringen soll. Für viele Paare kann eine gemeinsame Therapie aber sehr sinnvoll sein, wenn die Situation völlig unübersichtlich und verfahren ist und Konflikte scheinbar unlösbar geworden sind. Wer sich dazu entschlossen hat, sollte dann auch die Mühe nicht scheuen, einen guten und erfahrenen Paartherapeuten zu suchen, auch wenn dazu eventuell mehrere Vorgespräche geführt werden müssen.

Eine Paartherapie macht Sinn

- Wenn Sie besser verstehen wollen, wie es zu Ihrer konfliktbeladenen Situation gekommen ist.
- Wenn Sie bereit sind, sich auch mit scheinbar nicht unbedingt zu Ihren aktuellen Paarproblemen gehörenden Dingen zu beschäftigen, z. B. Ihre eigene Entwicklung nachzuvollziehen.
- Wenn Sie Klarheit gewinnen wollen, ob Ihre Beziehung noch eine Chance hat.
- Wenn Sie konkrete Vorschläge suchen, was Sie an Ihrem Verhalten ändern könnten, um die Beziehung zu verbessern oder immerhin zu klären.
- Wenn Sie aus den vorgenannten Bedürfnissen heraus Freunde oder Verwandte in Ihre Konflikte mit einbeziehen – diese sind als »Therapeuten« hoffnungslos überfordert und ungeeignet.

Eine Paartherapie macht dagegen wenig Sinn

- Wenn Sie die Erwartung haben, eine Therapie müsse unbedingt eine drohende Trennung abwenden.
- Wenn der Therapeut Ihr Rückhalt und Verbündeter sein soll gegen den Partner.
- Wenn der Therapeut eine Art Schiedsrichter sein soll, wer von Ihnen beiden im Einzelfall Schuld oder Recht hat.
- Wenn nur einer der Partner dazu bereit ist, während für den anderen die Würfel längst gefallen sind. Hier sollte allerdings der therapieunwillige Partner sorgfältig prüfen, ob dem wirklich so ist oder ob ihn nur bestimmte Ängste und Befürchtungen von diesem Schritt abhalten. In letzterem Fall könnte eventuell ein Einzelgespräch mit dem Therapeuten helfen, solche Vorbehalte zu klären.

Sex – Lustfaktor oder Pflegefall?

Liebe und Leidenschaft waren doch einmal reichlich vorhanden – warum sind sie so schwer in einer länger dauernden Partnerschaft zu erhalten? Und vor allem: Was kann man dagegen tun, dass Sexualität zum Dauerfrust oder zum Trennungsanlass wird?

Der Lack ist ab?

»Als sie einander acht Jahre kannten (und man darf sagen: sie kannten sich gut), kam ihre Liebe plötzlich abhanden. Wie anderen Leuten ein Stock oder Hut« – so beginnt Erich Kästners »Sachliche Romanze«, und sie endet noch viel trostloser. Ihnen ist aber nicht unbedingt die Liebe abhanden gekommen, sondern »nur« der Spaß am Sex? Dafür hat dies wahrscheinlich nicht einmal acht Jahre gedauert, sondern erheblich kürzer. Die Frage ist: Fügt man sich ins scheinbar Unvermeidliche (und übt Verzicht), bricht man heimlich, still und leise zu neuen Bettabenteuern außerhalb der Partnerschaft auf, oder lässt man die traute Zweisamkeit mit mehr oder minder großem Knall platzen? Wir meinen, es gibt noch viele weitere und sehr lohnende Alternativen.

Die amerikanische Anthropologin Helen Fisher verglich anfangs der 1990er Jahre Scheidungsstatistiken und bemerkte, dass die Zeitspanne zwischen Hochzeit und Scheidung in aller Welt im Mittel etwa vier Jahre beträgt. Inzwischen haben Hormonforscher allerhand entdeckt, was dieses Phänomen erklären hilft. Denn in unserem Körper verändern sich durch die Paarbeziehung nach einer bestimmten Zeit die hormonellen Voraussetzungen, die diese Partnerschaft u. a. hervorbrachten.

Die Hormone gehen auf Fruchtbarkeitskurs

Wenn z. B. beim Anblick eines schönen Busens oder schöner Beine dem Mann die Testosteronpegel überlaufen, bei zärtlicher Berührung und schönen Worten durch diesen Mann seiner Partnerin die Östrogen- und Testosteronspiegel anschwellen, dann ist die hormonelle Voraussetzung für die Partnerschaft geschaffen. Wenn jedoch

nach Abklingen der rauschhaften Verliebtheit diese Hormone abfallen, dann sinkt das sexuelle Interesse. Bei Frauen beobachten wir einen Anstieg der Östrogene und des Hormons Oxytocin, das auch beim weiblichen Orgasmus die Muskelkontraktionen der Gebärmutter zur Aufnahme der Spermien und die Wanderung des Eis zur Gebärmutter steuert.
Diese beiden Hormone, die ursprünglich dem Brut- und Pflegeverhalten dienen, jetzt aber auf Schwangerschaft ausgerichtet sind, verändern das Sexualverhalten der Frau, das auf Partnersuche vorwiegend von Testosteron gesteuert war.

Dissonanzen entwickeln sich

Aber nicht nur die weibliche Hormonlage ändert sich bei länger andauernder Partnerschaft. Auch beim Mann vermerken wir einen deutlichen Abfall der Testosteronpegel, da er jetzt nach biologischem »Fahrplan« sein Augenmerk vorwiegend auf die Versorgung der Familie richten müsste. Viel Testosteron wird dann durch das Enzym Aromatase in der Leber und im Fettgewebe umgewandelt.
Die hormonelle Harmonie, die zwischen frisch Verliebten herrscht, ist jedenfalls bald dahin. Je nach genetischer Ausstattung, die den Hormontyp steuert, nehmen einige Männer androgyne Züge an, bekommen einen Bauch, werden weich und wabbelig. So unwillkommen das im Hinblick auf die äußerliche Attraktivität sein mag, für die Harmonie des Paares kann das gut sein – falls denn wirklich Nachwuchs geplant ist. Östrogen ist das Hormon, das die versorgenden und auch mütterlichen Instinkte des Mannes weckt. In sexueller Hinsicht mag sich aber seine Partnerin freilich fragen, was um Himmels willen mit ihrem »tollen Hecht« passiert ist, der noch vor einigen Monaten das Bett kaum kalt werden lassen mochte.

> Wenn Mars dagegen als Testosteronprotz ungern neue Aufgaben als Papa übernimmt, beispielsweise das Baby hält wie eine nasse Katze, weil er damit durch sein testosterongeschwängertes rationales Hirn nichts anfangen kann, dann, liebe Venus, nehmen Sie es ihm möglichst nicht allzu übel. Darin sieht er nicht seine Aufgabe. Er geht auf die Jagd, sprich ins Büro, in den Krieg mit Behörden, Angestellten, Kollegen, Konkurrenten. Das kostet ihn dann irgendwann all seine Kraft – und verrückterweise manchmal auch sein Herz.

Verzicht ist eine unsichere Strategie

Nun sagen manche Paare, Sex sei ja nicht so wichtig, es gebe ja auch andere Gemeinsamkeiten. Dies ist richtig und falsch zugleich. Wer aber sich dieser Selbstlüge aussetzt, der geht einen gefährlichen Weg und weiß nicht, welche Macht Sex auf die Menschen ausübt.
Sexualität ist nicht nur ein körperliches Bedürfnis, sondern die immer wieder gewollte Bestätigung, als ganzheitliches Wesen geliebt zu werden, intakt zu sein. Gerade wenn wir älter werden, wird dieses immer wichtiger, und das Missverhältnis zwischen den organischen Funktionskapazitäten und der Wirklichkeit wird bedrohlich groß.

Wenn man dann irgendwann schon in rein körperlicher Hinsicht nicht mehr so kann, wie man möchte, wird sexuelle Befriedigung auf ein oft nicht erträgliches Minimum reduziert. Wer sich darauf verlässt, ohne Sex leben zu wollen, der ist bald verlassen.

Phillip Roth beschreibt in seinem Roman »Das sterbende Tier«, wie die Hauptfigur, ein alternder Literaturprofessor, spürt, dass die einzelnen Organsysteme, die in der Jugend nie wichtig waren, sich immer häufiger negativ bemerkbar machen, wie aber das in der Jugend wichtigste Organ, sein Penis, allmählich immer weniger zu seinem »Recht« kommen will.

Die Mitte des Lebens ist überschritten, die Kinder sind aus dem Haus – zu diesem Zeitpunkt geraten viele Ehen in die Krise. Mann und Frau müssen sich in veränderten Lebensumständen neu orientieren und gehen dabei oft den Weg des geringsten Widerstands: Ein neuer Partner soll wieder Sinn, aufregenden Sex und Lebensperspektiven bringen.

Aus »Abwegen« werden meist Irrwege

Das Thema Untreue haben wir schon zuvor behandelt, greifen es hier aber noch mal auf, weil es so oft als die naheliegendste Lösung erscheint: Der eine bekommt, was ihm fehlt, der andere hat seine Ruhe.

Die Frage lautet, ob es möglich ist, dass Paare ihre sexuellen Wünsche neben der Ehe ausleben können. Dies beantworte ich mit dem berühmten »Jein«: Nur wenn es ein Geheimnis bleibt (und wann bleibt es das schon?) und der Partner sich nicht wie ein kleines Kind aufführt, das reuig zur Mutter läuft, um ihr brühwarm seine Schandtat zu beichten. Denn jeder sexuelle Kontakt außerhalb der Beziehung ist nun mal eine Kränkung. Paare, die sich daran gewöhnt haben, sich gegenseitig sexuelle Abenteuer unter die Nase zu reiben, sind nicht progressiv – das ist ein gewaltiger Irrtum der Generation der 1960er Jahre –, sondern kindlich dumm. Sie begreifen nicht, dass dies das Ende der Beziehung ist. Und wenn sie sich nicht trennen, klammern sie sich wie zwei kleine Kinder aneinander. Aber von intimer Gemeinsamkeit zweier erwachsener Partner kann keine Rede mehr sein. Andere Paare hassen sich abgrundtief für ihre Untreue und können dennoch nicht voneinander lassen. Wird die Lüge entdeckt, geht das Vertrauen baden. Misstrauen beherrscht die Beziehung und fördert die Distanz zwischen beiden.

»Treu von Natur« – das gibt es nicht

Frauen haben, dies belegen Forscher, von ihren Primatenvorfahrinnen eine starke Sexualität geerbt. Dies ist jahrhundertelang in patriarchalischen Gesellschaften durch strikte Maßnahmen, vom Keuschheitsgürtel bis hin zum Mord an der Partnerin durch den Hintergangenen, unterdrückt worden. Heute noch ist in konservativ-christlich-fundamentalistischen Regionen der Welt und in islamitischen Ländern und Gesellschaften die Frau in ihrer sexuellen Freiheit brutal unterdrückt. Die Männer wissen offenbar um die weibliche Promiskuität und Verführungskraft, sonst würden sie ihre Frauen nicht hinter Tüllgardinen und Gefängnisgittern verstecken. Leider unterstützen gerade die Frauen als Mütter der Männer diese Traditionen nicht nur, sondern geben sie auch weiter. Brutale Beschneidungrituale, Strafen, Steinigungen, Diskriminierungen finden nicht irgendwo am »Ende der Welt«, sondern nahe bei uns statt, denn die Welt ist durch die Globalisierung kleiner geworden.

Berufstätige Frauen dagegen, Frauen, die sich unabhängig fühlen vom gesellschaftlichen Status einer Ehefrau, werden natürlich auch in der Wahl ihrer Partner freier.
Vielleicht ist die wahre Natur eben ganz anders, als wir Männer sie jahrhundertelang sehen wollten. Oder wir wussten instinktiv sehr wohl um sie und haben deshalb Gefängnisgeschütze aufgefahren, um die »wilde Frau« im Zaum zu halten.

Kinder als Beziehungskitt?

Im Gegensatz etwa zur Gorillafrau, die ihrem Mann grundsätzlich untreu ist und sich von anderen Gorillamännchen begatten lässt, ist die Frau des Homo sapiens zumeist aus sehr wichtigen existenziellen Gründen treu. Denn damit schützt sie ihre Familie und ihre Kinder vor dem Zusammenbruch der Beziehung.
Doch was ist, wenn die Kinder aus dem Haus sind und die fruchtbare Phase der Frau nach der Menopause abgeschlossen ist? Familiäre Bedenken muss sie nun nicht mehr haben, wenn sie einen Seitensprung wagt. Kulturelle Regeln halten den Trieb vielleicht noch in konventionellen Bahnen. Doch die sind reichlich brüchig geworden.

Don Juan ist eine traurige Gestalt

Bei Männern war dies ja nie so ein Problem. Sie lebten ihre Sexualität immer aus, mehr oder weniger offen, frei oder heimlich, gehemmt oder zügellos.
Manche onanieren auch nur und leben damit die »Sexualität eines Schulbuben«, wie Casanova meinte. Man muss Frauen lieben, um sie sexuell begehren zu wollen. Casanova liebte die Frauen, er war kein Don Juan, der nur zur Stärkung seines Selbstbewusstseins Frauen verführte und logischerweise damit jede(n) unglücklich machte – auch sich selbst.

Interessanterweise haben die weiblichen Forscherinnen doch mehr auf ihre »Geschlechtsgenossinnen« geschaut und festgestellt, dass Tierweibchen sehr wohl auch promiskuös sind. So wechseln Schimpansinnen durchaus in benachbarte Gefilde, um dort ihre Partner zu suchen, und sogar das Image der Vögel als Inbegriff der Partnertreue ist korrigiert worden – durch diese selbst: Die Weibchen der Drosselrohrsänger z. B. zwitschern ein heißes Lied, um einen Freier anzulocken.

Wer Frauen verachtet, weil er vielleicht irgendeine verborgene Neurose mit sich herumschleppt (die oft aus früher Kindheit stammt), der sollte die Finger von ihnen lassen oder erst mal zur Therapie gehen.

»Damenwahl« ist längst mehr als eine gelegentliche Variante bei der Aufforderung zum Tanz. Weibliche »Don Juans« haben zwar nach wie vor Seltenheitswert – nicht aber Frauen, die mit Kalkül einen Liebhaber wählen, um sich eine kleine Auszeit und Abwechslung vom Eheliebsten zu gönnen.

Bauchlandung vorprogrammiert

Wenn Untreue als Mittel zu einem befriedigenden Sexualleben schon äußerst zweifelhaft ist, so ist sie also völlig untauglich, um etwa einem angeschlagenen Selbstbewusstsein aufzuhelfen.
Zunächst klappt das vielleicht sogar, aber das einmalige Erlebnis schreit nach Wiederholung. Dann ist die Entdeckung der Untreue meist nicht mehr fern, und die nachfolgenden Komplikationen und Demütigungen lassen das Hochgefühl rasch in sich zusammenfallen.

Eifersucht – neurotisch oder biologisch?

Um die in der Überschrift gestellte Frage zu beantworten: Hier gilt wohl ein entschiedenes »sowohl – als auch«. Wer gerade nicht darunter leidet, kann nur spöttisch lächeln oder schockiert sein über die seltsamen Blüten, die das Verhalten eifersüchtiger Menschen treiben kann: akribische Spionage- und Kontrollversuche, unwürdige Szenen, Telefonterror, emotionale Erpressung bis hin zu Suizid, Mord und Totschlag – keine Frage, dass es sich hier um schwere Neurosen handelt. Aber vor allem ist Eifersucht ein Gefühl, das den Betroffenen zutiefst schmerzt.

Untreue wird unterschiedlich definiert

Dabei ist es nicht nur individuell höchst unterschiedlich, was Eifersucht hervorruft, auch Männer und Frauen unterscheiden sich deutlich voneinander. In einem Versuchslabor in den USA ließ man Männer und Frauen in der Phantasie schweben, ihr Partner hätte Sex mit einer/einem anderen. Während Pulsfrequenz und Schweißabsonderungen, die mit speziellen Elektroden gemessen wurden, sich bei den Männern deutlich beschleunigten, waren die Frauen bei dieser Phantasie weitgehend nicht so aufgeregt und gestresst wie die Männer. Kam es aber zur Aufgabe, die Phantasie eines Verliebten zu entwickeln, der sich mit ganzem Herzen dem anderen hingibt, war die emotionale Stressreaktion umgekehrt: Frauen waren erheblich gestresster bei dieser Vorstellung als Männer. Sexuelle Untreue scheint also tendenziell eher bei Männern, emotionale Untreue bei Frauen zu heftigen Reaktionen zu führen.

Eifersüchtig im Dienst der Arterhaltung?

Viele möchten eifersüchtigen Gefühlen eigentlich jede Daseinsberechtigung absprechen: Deutet Eifersucht nicht auf völlig inakzeptable Besitzansprüche, Unreife und Unselbstständigkeit? Genetische Untreue heißt das neue Schlagwort, mit dem die Eifersucht aus ihrer neurotischen Ecke ins Licht der evolutionären Bedürfnisse gerückt wird. Ohne dieses Gefühl wäre die Entwicklung und Erhaltung der Art nicht gesichert, sagt der US-Evolutionsforscher David Buss. Eifersucht ist ein emotionales Wissen, das unbewusst zum Ausdruck gebracht wird und uns von den Vorfahren über Millionen von Jahren übertragen wurde.

Sogar Spermien sollen eifersüchtig sein. So bleiben sie bis zwei Wochen nach dem Sexualakt in der Vagina lebendig, und kommen Spermien anderer Partner dann in die Vagina, scheinen sie einen Wettlauf zum Ei zu veranstalten. So genannte Kamikaze-Spermien (mit konischer Kopfform – im Gegensatz zu den ovalförmigen Köpfen der Befruchtungsspermien) greifen die fremden Spermien an, wickeln sich um sie und hindern sie am Fortkommen. Diese Kampftruppen scheinen von der Evolution zur Erhaltung der Art entwickelt worden zu sein.

»Erste Hilfe« für Partnersex

Glauben Sie um Himmels willen nie, Ihren Partner durch und durch zu kennen! Das gilt ganz allgemein für alle Lebensbereiche, aber besonders auch in sexueller Hinsicht. Die scheinbar innige Vertrautheit mit dem, was der Partner denkt und fühlt, stärkt am Anfang einer Beziehung zwar das Gefühl der Zusammengehörigkeit, vermittelt Sicherheit und Geborgenheit, wird später aber leicht zur Zwangsjacke, die man sich gegenseitig überstülpt.

Zu Beginn der Partnerschaft durchläuft man auch einen sexuellen Anpassungsprozess: In dem innigen Wunsch, zu gefallen und den anderen zu befriedigen, findet man eine gemeinsame Form, die aber durchaus nicht alles umfasst, wovon jeder der Partner im Stillen träumt. Später scheint dann oft die Chance vertan, noch irgendeinen Wechsel im Ablauf des gemeinsamen Liebesspiels vorzunehmen. Man hat Angst, den Partner zu schockieren oder ihm das Gefühl zu vermitteln, Sex mit ihm wäre eigentlich immer enttäuschend gewesen. So bleibt es dann bei der zwar lieb, aber auch lahm gewordenen Routine im Bett.

Tappen Sie nicht in diese Falle, sondern bleiben Sie neugierig in Bezug auf Vorlieben oder Wünsche Ihres Partners: So machen Sie es auch für ihn bzw. sie leichter, solche Träume einzugestehen und vielleicht mit Ihnen zu teilen.

Experimente ohne Stress

Also, auch mal Neues ausprobieren heißt die Devise. Dabei darf man natürlich nicht die Achtsamkeit für das eigene Erleben und das des Partners verlieren. Ein mechanisches Experimentieren mit verschiedenen Liebestechniken und Stellungswechseln gerät leicht zum anstrengenden Pflichtprogramm. Nur weil im Buch steht, dass Frauen durch Cunnilingus blitzschnell »im siebten Himmel« seien, muss das für Ihre Partnerin noch längst nicht stimmen! (Die bissige britische Journalistin Julie Burchill legt z. B. einer nun ganz und gar nicht frigiden Romanheldin in den Mund, das einzig Gute an dieser Technik sei, dass man dabei wie beim Bügeln den Kopf frei habe, um an Höheres zu denken.) Und auch die viel zu lesende Anregung, die Stimulierung des Anus während des Sex würde einen Mann in Ekstase treiben, kann beim praktischen Versuch an Ihrem Liebsten zu nicht unbedingt angenehmen Überraschungen führen. Von heikleren Praktiken wie Fesselungen oder Schlägen mal ganz abgesehen!

> Wenn nähere Details eines Seitensprungs auf den Tisch kommen, passiert es häufig, dass der Betrogene voll Bitterkeit denkt, dass er die geschilderten Sexabenteuer zu gern selbst mit seinem Partner erlebt hätte, während jener überzeugt war, solche Wünsche in dieser Beziehung niemals verwirklichen zu können.

Sie und Ihr Partner sind das Maß der Dinge, nicht das, was irgendwo als besonders »heiß« beschrieben wird. Überfordern Sie sich nicht selbst, denn nicht alle sexuellen Wunschträume sind wirklich befriedigend, wenn sie in die Realität umgesetzt werden. Bleiben Sie offen, sich gegenseitig auch beim Sex neu zu entdecken, aber setzen Sie sich nicht unter neuen Leistungsdruck.

Fürchten Sie nicht, dass der Partner beleidigt reagiert, wenn Sie neue Varianten in das gewohnte Liebesspiel bringen! Bleiben Sie aufmerksam dafür, was bei ihm/ihr gut ankommt, dann werden Ihre »Reformversuche« auch nicht als Abwertung altbewährter gemeinsamer Praktiken verstanden!

Bloß kein Perfektionierungswahn! Wenn Sie bisher mit Ihrer Libido zufrieden waren, brauchen Sie sich um die Anzahl Ihrer Testpunkte keine Gedanken zu machen. Sex ist keine Leistungssportart, sondern soll Ihre ganz persönlichen Bedürfnisse befriedigen.

Testen Sie Ihr Sexualleben – habe ich eine ausreichende Libido?

Wie stark ist Ihre Libido, wie lebendig Ihr Liebesleben? Es gibt dafür keine festen Kriterien, denn die immer wieder spannende Frage »Wie oft tun's denn eigentlich die anderen?« hat für das eigene Erleben nur wenig Aussagekraft. Dennoch kann es nützlich sein, mal eine kleine »Bestandsaufnahme« zu machen, um sich darüber klar zu werden, ob man Defizite verspürt oder eigentlich rundum zufrieden ist mit seinem Sexualleben.

	Sie	Er
1. Ich habe:		
▸ mehr als dreimal Geschlechtsverkehr pro Woche	10	12
▸ mehr als einmal Geschlechtsverkehr pro Woche	5	8
▸ seltener als einmal Geschlechtsverkehr pro Woche	0	2
2. Ich masturbiere:		
▸ ein- bis zweimal pro Woche	5	10
▸ weniger als einmal pro Woche	3	5
▸ weniger als einmal pro Monat	0	0
3. Ich bin:		
▸ schnell erregt	8	10
▸ leicht erregt	6	8
▸ ziemlich leicht erregt	4	6
▸ nur nach längerer Stimulation erregt	0	2
4. Ich denke:		
▸ mehrmals am Tag an Sex	10	12
▸ täglich an Sex	8	10
▸ fast jeden Tag an Sex	6	8
5. Beim Sex ergreife ich die Initiative:		
▸ immer	8	10
▸ manchmal	4	4
▸ nie	0	0
6. Ich brauche, um zum Orgasmus zu kommen:		
▸ bedeutend länger als 30 Minuten	0	2
▸ länger als zehn Minuten	5	6
▸ Ich komme selten zum Orgasmus	0	0

Testen Sie Ihr Sexualleben – habe ich eine ausreichende Libido?

	Sie	Er
7. Sex ist:		
▸ mir wichtig	12	12
▸ weniger wichtig	8	8
▸ unnötig	0	0
8. Erotische Filme erregen mich:		
▸ immer	5	8
▸ selten	2	3
▸ nie	0	0
9. Ich freue mich auf den Sex:		
▸ immer	8	10
▸ selten	3	5
▸ nie	0	0
10. Ich träume vom Sex:		
▸ häufig	8	8
▸ selten	5	5
▸ Ich kann mich nicht an Träume erinnern	5	5

Auswertung und Beurteilung

Addieren Sie Ihre Punkte, und ordnen Sie sich je nach Geschlecht in die jeweiligen Kategorien a), b) oder c) ein:

Er:
- **a) 50–98 Punkte**
- **b) 16–49 Punkte**
- **c) Unter 16 Punkte**

Sie:
- **a) 46–78 Punkte**
- **b) 10–45 Punkte**
- **c) Unter 10 Punkte**

a) Ausreichend bis gute Libido. Weiter so!

b) Deutlich herabgesetzte Libido. Sprechen Sie mit Ihrem Arzt, und lassen Sie eventuell einen Hormontest durchführen!

c) Kaum noch Libido – oder diese wurde nie entwickelt. Lassen Sie Ihren Hormonstatus kontrollieren und sich eventuell Hormonersatz verschreiben. Sinnvoll kann außerdem eine Psychotherapie sein.

Wer noch nie oder in letzter Zeit nicht mehr viel sexuelles Interesse verspürt hat, sollte sich weder dafür schämen noch sich damit abfinden. Neben einer Vielzahl seelischer Ursachen können auch Hormondefizite verantwortlich sein – und dagegen lässt sich etwas unternehmen!

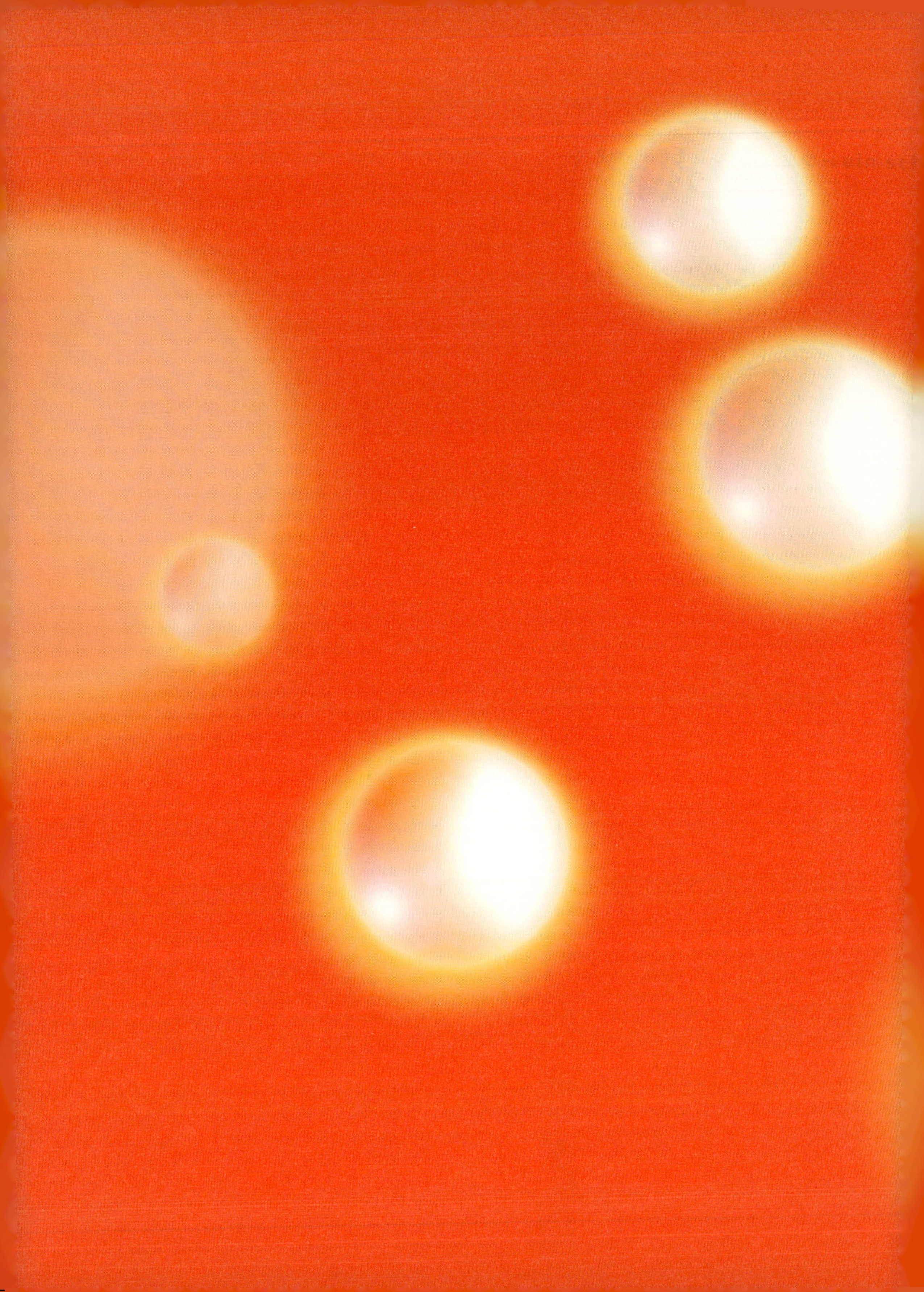

Die Libido geht nicht in Rente!

Sex macht glücklich und hält jung – alles graue Theorie, wenn die Energie gegen null tendiert, ein Partner fehlt oder so altvertraut scheint, dass da nichts mehr kitzelt. Man muss eben auch mögen wollen, und da hapert es oft gewaltig. Bringen Sie mehr Sinnlichkeit und Phantasie in Ihr Liebesleben, um Ihre Libido wieder anzufachen. Und falls Ihr Formtief eher mit dem Alter und mangelnder Gesundheit zusammenhängt – auch dagegen ist so manches Kraut gewachsen.

Anti-Aging – na und?

Älter und schließlich alt werden wir alle – doch dieses gemeinsame Schicksal ist ein höchst individueller Prozess, den Sie lenken können. Die Anti-Aging-Medizin hilft Ihnen, Ihre ganz persönliche Altersbestform anzusteuern.

Trendy und umstritten

Anti-Aging ist ein Trendthema, mit dem die unterschiedlichsten Vorstellungen verknüpft sind. Die einen glauben, es handle sich um eine moderne Version des uralten Menschheitstraums vom Jungbrunnen und liefere Mittel und Wege zu ewiger körperlicher und geistiger Jugendfrische. Die anderen wittern dahinter eine Fortsetzung von Leistungsdruck, Konkurrenzdenken und Schönheitswahn, die nun auch den früher angeblich »beschaulichen Lebensabend« zum stressigen Wettkampf werden lassen. Anti-Aging ist aber keine Ideologie, sondern seriöse Forschung, damit der Alterungsprozess Sie möglichst wenig dabei aufhält, das Leben auch in höheren Jahren nach Ihren ganz persönlichen Vorstellungen zu führen.

»Man müsste noch mal 20 sein – und so verliebt wie damals!«, hieß es in einem alten Schlager, den meine Großmutter gelegentlich vor sich hinsummte. Modernere Versionen malen ein Bild der Jugend, das von strahlender Gesundheit und Attraktivität, sorgloser Fröhlichkeit, ewiger Party- und Flirtlaune und schier unerschöpflicher Energie geprägt ist. Kein Wunder, dass der schleichende Verlust all dieser Qualitäten mit dem Alter schmerzt und man diese Entwicklung um beinahe jeden Preis stoppen möchte.

Jung sein – aber mit der Reife der Jahre

Werfen Sie mal einen scharfen Blick zurück auf Ihre »goldene Jugendzeit«! Vielleicht ähneln sich ja hier und da unsere Erinnerungen: Verliebt waren meine Freunde und ich damals oft – aber häufiger unglücklich als himmelhoch jauchzend. Vermutlich waren wir körperlich attraktiver, fühlten uns aber nicht so.

Ein Pickel kam der Beulenpest gleich, und täglich kontrollierten die Mädchen ihre langen Fohlenbeine auf erste Anzeichen von Zellulite. Phasen grandioser Selbstüberschätzung wechselten mit tiefer Niedergeschlagenheit und Zweifeln an den eigenen Ansichten und Fähigkeiten. Dazu gab's Druck von allen Seiten: Eltern, Lehrer, Ausbilder oder Vorgesetzte stellten Ansprüche an uns, und die reichlich vorhandene Energie war oft gelähmt von Orientierungslosigkeit und Sinnsuche.

Klar, schön war die Zeit, aber auch insgesamt viel schwieriger und anstrengender, als die Werbung oder unsere Erinnerung wahrhaben möchte. Wollen Sie das wirklich alles noch einmal erleben? Forever young – darum kann es also wohl nicht gehen bei Anti-Aging.

Ziele der Anti-Aging-Medizin

Altern bedeutet eben auch, Selbstsicherheit, Lebenserfahrung, mehr Gelassenheit, kurz: mehr Reife zu gewinnen, die uns das Leben oft bewusster genießen lässt als in jüngeren Jahren. Anti-Aging-Medizin hat die Aufgabe, die negativen Seiten des Alterungsprozesses aufzuhalten. Gesundheit, Freude, Lust und Sinnlichkeit, Vitalität und Fitness können uns das ganze Leben lang erhalten bleiben, wenn wir rechtzeitig die Weichen stellen und aktiv werden, statt den Fortschritt an Lebensjahren als stetigen Verlust zu betrachten.

Anti-Aging-Medizin verfolgt einen ganzheitlichen Ansatz, behandelt also nicht ein Einzelsymptom. Sie ist eine dynamische Therapieform, die maßgeschneidert nach Ihren Voraussetzungen und Bedürfnissen ganz unterschiedliche Maßnahmen bündelt. Und – sie bedarf Ihrer aktiven Mithilfe, um wirksam zu sein. Der Einsatz von Medikamenten oder zusätzlichen Hormongaben ist Teil der Anti-Aging-Therapie, es gehören aber auch eine gezielte Ernährungseinstellung, Anleitung zu mehr Bewegung nach Ihren individuellen Voraussetzungen sowie die Förderung der mentalen Beweglichkeit, Spiritualität und Sinnlichkeit dazu.

Unser Leben – ein vernetztes System

Vielleicht ist Ihr Ausgangspunkt einfach dieser: »Was kann ich gegen die Runzeln im Gesicht (die Bewegungseinschränkungen, die wachsende Lebensunlust, die ewige Müdigkeit) tun, die mit den Jahren immer schlimmer werden?«

Wenn Sie sich auf Anti-Aging einlassen, werden Sie rasch merken, dass Ihre spezifischen Beschwerden nur ein Teil eines Ganzen sind. Die Funktionskreise des Organismus sind miteinander verknüpft und stehen auch in Wechselwirkung mit unserer Umwelt. Sie sind in ihrer optimalen Funktion den Jahreszeiten, den Tageszeiten, dem Wechsel von Hell/Dunkel, Kälte, Wärme und anderen äußeren Bedingungen perfekt angepasst.

Hormone als Signalgeber

Um reibungslos ihre Aufgaben zu erfüllen, sind sämtliche Funktionskreise auf rasche und zuverlässige Informationen über die wechselnden Bedingungen und Anforderungen angewiesen. Dies geschieht durch eine Vielzahl unterschiedlicher Hormone, die mit Unterstützung von Vitaminen, Mine-

»Ganzheitlichkeit« steht hoch im Kurs – mit gutem Grund. Längst ist klar, dass es wenig Sinn macht, nur Einzelsymptome behandeln zu wollen. Das gilt auch für Probleme mit der Sexualität, denn immer ist der gesamte Mensch beteiligt.

ralstoffen und pflanzlichen Wirkstoffen aus unserer Nahrung eine Doppelrolle als Eilbote und Steuermann spielen. Hormone nehmen also eine Schlüsselstellung für Gesundheit und Wohlbefinden ein: Stimmt die Balance, garantieren sie als Informationsüberträger das optimale Funktionieren eines mehrdimensionalen Netzes von teils parallel, teils nachgeschalteter Aktivität.

Die Funktionskreise in unserem Organismus sind äußerst zahlreich und spielen sich auf der Zellebene, der Gewebsebene und zwischen den einzelnen Organen ab. Keiner ist wirklich dominant, könnte also völlig unabhängig von anderen funktionieren.

Nicht nur Symptombehandlung

Sie finden diese Sichtweise reichlich akademisch? Nehmen Sie einmal folgendes Beispiel: Bei einer Routinekontrolle zeigt sich, dass Ihre Blutdruckwerte offenbar schon länger in schwindelnder Höhe sind. Nun wäre es schön, wenn Ihr Arzt Ihnen einfach nur ein blutdrucksenkendes Medikament verschreibt, dreimal täglich einzunehmen – Problem erledigt. Aber er weiß – und Sie wissen es auch: Die Blutdruckwerte sind nur die Spitze eines Eisbergs, die anzeigt, dass alles Mögliche in Ihrem Körper aus dem Tritt geraten ist. Es macht also wenig Sinn, nur isoliert das Herz-Kreislauf-System zu behandeln, wenn vielleicht bei Ihnen außerdem z. B. erhebliches Übergewicht, Diabetes mellitus, eine Schilddrüsenüberfunktion, beruflicher oder privater Dauerstress vorliegt. Das Medikament ist vielleicht unverzichtbar – ebenso unverzichtbar ist aber auch der Blick auf die Gesamtheit der organischen Funktionen und ihr Zusammenspiel.

Wo bleiben Lust und Liebe?

»Wieso Blutdruck, hier geht's doch um Sexualität!«, fragen Sie sich? Recht haben Sie, denn das ist das Hauptanliegen dieses Buches: Wege zu bahnen, damit sinnlicher Genuss und unbeschwerte Lust am Sex erhalten bleiben bzw. wieder mehr Raum in Ihrem Leben gewinnen. Aber Sie ahnen sicher auch, dass Anti-Aging Umfassenderes meint als Sextipps für den zweiten Frühling. Auch Sexualfunktionen sind nicht isoliert zu behandeln, sondern bestehen aus verschiedenen Funktionskreisen, die mit unserem gesamten Sein, auch auf psychischer Ebene, in enger Verbindung stehen.

Das Teamwork der Zellen ist gestört

Die Symptome des Alterns sind nur allzu bekannt: Die Haarpracht ergraut, die Haut wird zunehmend schlaff und faltig, der Arzt bekrittelt plötzlich Ihre Blutdruck-, Cholesterin- oder Blutzuckerwerte, das Tennismatch am Wochenende kostet Sie weitaus mehr Kraft als früher, und die Kinder weisen Sie immer öfter darauf hin, dass Sie die lustige Anekdote bereits beim letzten Treffen zum Besten gegeben haben und die Wiederholung nun doch nicht mehr ganz so amüsant sei ...

Ursache dieser und anderer Alterserscheinungen ist das sich zunehmend verschlechternde Zusammenspiel zwischen den oben beschriebenen Funktionskreisen. Der intensive Informationsaustausch zwischen Zelle und Zellkern lässt nach, der die Grundlage für die nötige Feinabstimmung aller Körperfunktionen darstellt.

Das Genom wird instabil

Nach unzähligen Zellerneuerungen durch Teilung wird das Genom (der einfache Chromosomensatz der Zelle) instabiler – und das hat natürlich Folgen für die »interne Kommunikation«.
Wichtige Informationen werden nicht bzw. nicht rechtzeitig weitergeleitet, irreführende Signale führen zu Fehlreaktionen, kurz: Die Funktionskreise unseres Organismus benehmen sich wie ein aus dem Tritt geratenes Arbeitsteam, dessen Mitglieder immer häufiger konträr laufende Einzelaktionen starten, in den Krankenstand gehen oder einfach mal blaumachen.

Der Stoffwechsel baut ab

Die holprige Kommunikation auf Zellebene führt bald zu einer dramatischen Reduzierung der Neubildung von Hormonen, Funktionseiweißen, Enzymen und Struktureiweißen – den wichtigsten Boten- und Baustoffen des Körpers. Die Leistung des Stoffwechsels lässt deutlich nach:

- Es sammeln sich Schlacken (z. B. Amyloide und Lipofuszine), äußerlich sichtbar durch die Entstehung von Altersflecken auf der Haut.
- Die Verbrennung läuft auf geringeren Touren, was sich an Energieverlust, Gewichtszunahme und damit verbundenen

Die Hände verraten das Alter, sagt man. Auf dem Handrücken zeigen sich meist am frühesten dunkle Altersflecken – ein Zeichen für den verlangsamten Stoffwechsel der Haut und die Ablagerung von Schlacken.

Der Mensch – ein kompliziertes System körperinterner Kommunikation. Ihre Basis ist die DNS, unser Erbgut.

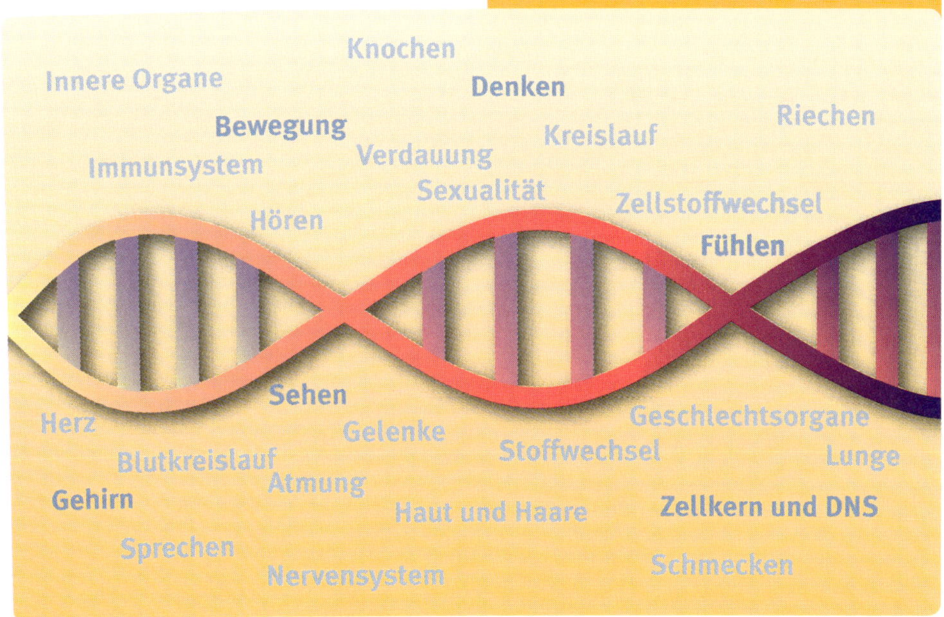

Komplikationen wie Anstieg von Blutfett- und/oder Blutzuckerwerten bemerkbar machen kann.

- Zellreparaturen finden nicht mehr in ausreichendem Maß statt, und häufiger kommt es dabei auch zu »Pfuscharbeit«; Genschäden durch Umwelteinflüsse, Oxidation u. a. können nicht mehr kompensiert werden.

Ein Teufelskreis entsteht

Die Funktionsverluste werden also durch Hormon- und Enzymmängel ausgelöst – aber nachlassende Organfunktionen sorgen auch ihrerseits für weitere Hormonverluste und -veränderungen, was den Alterungsprozess dann noch beschleunigt. Durch Veränderung der Körperzusammen-

Der Alterungsprozess der Organe

Ein »ungebremster« Alterungsprozess führt über die nachlassende Kommunikation der Zellen zu Hormon- und Enzymmängeln. Dadurch sind die Schaltkreise der einzelnen Körperfunktionen immer lockerer und unvollständiger miteinander verknüpft, und es kommt immer häufiger zu Funktionsausfällen der Organe. Dies ist die kleine und keineswegs vollständige Horrorliste der typischen Folgen auf Organebene:

- *Stoffwechsel* Hohe Insulinspiegel, Fettstoffwechselstörung, Eiweißmangel, Ödeme, Übergewicht, Muskelschwund
- *Herz* Herzkranzgefäßverkalkung, Infarkte, plötzlicher Herztod, Herzinsuffizienz
- *Gefäßschwäche* Krampfadern, Hämorrhoidalprobleme, Lymphgefäßschwäche
- *Gehirn* Parkinson-Erkrankung, Alzheimer, Denkstörungen, kognitive Störungen, Reaktionszeitverlängerung, Schlafverminderung, Ein- und Durchschlafstörungen, Depressionen
- *Vegetatives Nervensystem* Schwitzen, Hitzewallungen, Atemnotsyndrome
- *Sexualfunktionen* Libidostörungen, Erektionsstörungen, Lubrifikationsstörungen
- *Kreislauf* Hoher Blutdruck, Arteriosklerose, Mangeldurchblutung des Herzes, der Nieren und der peripheren Gefäße (Finger, Lippen, Nasenspitze, Füße)
- *Nieren* Verlust der Filtrationsfähigkeit, verminderte Ausscheidungskapazität
- *Verdauungssystem* Verstopfung, Blähungen, chronische Entzündung, Minderaufnahme lebensnotwendiger Vitamine und Mineralien, verminderte Entgiftungsleistung
- *Bewegungsapparat* Abbau der Muskulatur, Osteoporose, Gelenkarthrosen, nachlassende Koordination, Standfestigkeit und Gangsicherheit
- *Leber* Verminderte Entgiftungsleistung, gestörter und verlangsamter Abbau von Hormonen
- *Lunge* Erhöhter Lungenwiderstand, verminderte Atemkraft durch Zwerchfell- und Atemhilfsmuskulaturschwäche

Das trübt im Alter oft die Lebens- und die Sinnenfreude: Ein »Zipperlein« jagt das andere, und so richtig wohl fühlt man sich immer seltener. Um gar nicht erst in diesen Kreislauf von Beschwerden zu geraten, muss man rechtzeitig die Weichen für einen gesunden Lebensstil stellen!

setzung durch Muskulaturverluste und Fettzunahme werden z. B. Hormone modifiziert, denn die Fettzelle ist ein hormonaktives Organ und kann aus Testosteron Östrogene bilden. Dies zeigt sich häufig auch daran, dass viele ältere Männer bei Gewichtszunahme nicht nur den klassischen Bierbauch, sondern auch höchst unerwünschte »weibliche Formen« entwickeln.

Anti-Aging für Frühstarter und Spätberufene

Man weiß es zwar besser, ist aber im Stillen überzeugt, dass der Alterungsprozess eine Art peinlicher Nachlässigkeit darstellt, die einem selbst nicht unterlaufen wird. Diese glückliche Illusion könnte auch ihr Gutes haben: wenn man daraus Konsequenzen ziehen würde und rechtzeitig einen Lebensstil entwickelte, der die Chancen auf ein gesundes Alter erhöht. Anti-Aging-Medizin setzt frühestmöglich an, denn auch das Altern beginnt auf verschiedenen körperlichen Ebenen sehr früh – zunächst unmerklich und ab dem »späten Mittelalter« in immer rasanterem Tempo. Am erfolgreichsten kann man dem Altersabbau begegnen, wenn noch keine massiven Störungen der Funktionssysteme vorliegen.

Rechtzeitig gegensteuern

Etwa 20 Jahre bevor die negativen Seiten des Alterungsprozesses deutlich sichtbare und spürbare Spuren hinterlassen haben, kann die Anti-Aging-Medizin bereits vorbeugend eingreifen. Sie tut dies auf der Zellebene. Durch Techniken der orthomolekularen Medizin werden auch die ersten messbaren Anzeichen für Mangelzustände der Zellen erfasst.

Besser spät als nie

Sie sind aber 75 Jahre alt und fühlen sich auch so? Deshalb müssen Sie trotzdem nicht gleich das Buch beiseite legen und resignieren. Besser spät als nie! – das gilt auch für Anti-Aging. Typische Alterserkrankungen können beträchtlich gemildert und in ihrem weiteren Fortschreiten gebremst werden. Ihre allgemeine Lebensqualität, einschließlich der vielleicht schon »ad acta« gelegten Sexualität, kann in jedem Lebensalter angehoben werden.

Sämtliche Maßnahmen, die Ihnen der Anti-Aging-Mediziner aufgrund der Untersuchungsparameter empfiehlt, sollen dabei helfen, die Verknüpfungen der verschiedenen Funktionskreise Ihres Organismus zu stärken, um das gesamte Netz intakt zu halten. Damit sollen die folgenden Ziele erreicht werden:

- Verlangsamung des Alterungsprozesses
- Erfassung, Regulierung, Vermeidung und Verschiebung von altersbedingten Erkrankungen an das Lebensende

Die Arroganz der Jugend: Mit 20 Jahren hat man oft den Eindruck, dass ältere und alte Menschen irgendwie einer anderen Gattung angehören.

Wirksame Verzögerungstaktik

Anti-Aging-Mediziner haben für dieses Ziel auch den Begriff »Compression of Morbidity« eingeführt. Was damit gemeint ist, drückt auf volkstümliche Weise ungefähr der bekannte Spruch aus »Lieber ein Ende mit Schrecken als ein Schrecken ohne

»Von allen Überraschungen, die den Menschen erwarten, ist das Alter die unerwartetste«, lautet ein Ausspruch, der bezeichnend für unsere Kultur ist. Wir haben eine so negative Vorstellung vom Alter, dass wir eher leugnen, dass es uns trifft, als uns darauf vorzubereiten.

Ende«. Das klingt nicht besonders verlockend? Es drückt aber ehrlich aus, dass das endgültige Heilmittel gegen Altersabbau und Sterblichkeit zwar nicht in Sicht ist, aber durchaus Mittel zur Verfügung stehen, noch viele Jahrzehnte auch jenseits der 50 das Leben in vollen Zügen zu genießen und die unvermeidbare Phase des körperlichen Verfalls so kurz wie möglich zu halten, eben zu »komprimieren«. Diese »Compression of Morbidity« ist übrigens eine Erfindung der Natur und wurde manchen Lebewesen bereits genetisch mitgegeben.

So können wir beispielsweise an unseren Haustieren beobachten, dass Hunde einem ganz ähnlichen, allmählich verlaufenden Alterungsprozess unterliegen wie wir selbst. Katzen dagegen scheint meist bis kurz vor Ablauf ihrer biologischen Lebensspanne ihre Vitalität nahezu voll und ganz erhalten zu bleiben. Natürlich sind auch Waldi und Mieze jeweils Individuen mit unterschiedlicher genetischer Ausstattung und unterschiedlichem »Lebensstil«, was jede Menge Abweichungen von dieser Regel hervorbringt.

Altersmäßig auf den Hund gekommen: Man beruhigt und versteht sich gegenseitig, ist gemütlicher, gelassener.

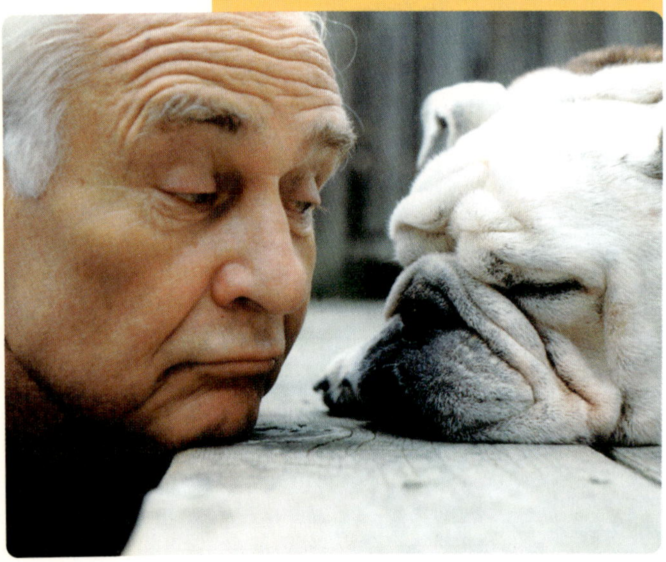

Im Fokus steht der ganze Mensch

Im Zentrum der Maßnahmen steht bei einer Anti-Aging-Behandlung der Ausgleich der verminderten oder aus der Balance geratenen Hormonsekretion, da die Hormone eine Schlüsselrolle für fast alle Abbauprozesse und Funktionsstörungen spielen, die mit dem Alterungsprozess einhergehen.

Als ganzheitliches Konzept setzt Anti-Aging-Medizin dabei nicht nur auf Hormonersatz, sondern nimmt den gesamten Lebensstil des Patienten unter die Lupe. Die richtige Ernährung, sportliche Bewegung, Stimulation durch Vitamine und andere Mikronährstoffe, Meditation und andere Entspannungstechniken können nämlich durchaus den Hormonhaushalt auf sanfte und natürliche Weise ausgleichen, wenn hormonelle Störungen durch Stress, Bewegungsmangel und/oder falsche Ernährung verursacht sind.

Ein altersbedingter Hormonmangel erfordert allerdings in der Regel gezielten Ausgleich – und da muss der Anti-Aging-Spezialist neben kundiger »Lifestyle«-Beratung fundierte medizinische Sachkenntnis bieten können!

Hormone sind hochpotente Wirkstoffe, und bei zusätzlicher Zufuhr müssen nicht nur ihre jeweiligen Wirkungen und Wechselwir-

Alterungsfaktoren

Der Behandlungsansatz der Anti-Aging-Medizin ist breit gefächert, denn viele Faktoren haben Einfluss darauf, wie rasch oder wie langsam wir altern, z. B.:

- Vererbung (genetische Faktoren)
- Lifestyle (Ernährung, Bewegung, Stress)
- Sozialer Status, Einkommensverhältnisse
- Persönlichkeit
- Belastung durch Umwelteinflüsse
- Hygienische Verhältnisse und medizinische Unterstützung
- Geschlecht

kungen im Organismus, sondern auch die individuelle Konstitution des Patienten beachtet werden. Hormonausgleich durch zusätzliche Zufuhr gehört deshalb nur in die Hände eines erfahrenen Arztes mit Ausbildung in Anti-Aging-Medizin oder aber eines Endokrinologen!

Leben ist mehr als ein funktionierender Organismus

»Gesundheit ist nicht alles, aber ohne Gesundheit ist alles nichts«, sagt man und unterstreicht damit die Abhängigkeit unserer Lebensqualität von unserem körperlichen und geistigen Wohlbefinden. Das menschliche Sein, unsere Lebensinhalte, der Sinn unserer Existenz besitzen selbst aber eine Bedeutung, die weit darüber hinausgehen. Anti-Aging-Medizin lässt sich daher auch nicht eingrenzen auf den Begriff »Gesundheitsvorsorge«. Es geht auch um die spirituelle Einordnung des älter werdenden Menschen in eine Umwelt mit sich ständig und rapide ändernden Lebensbedingungen. Wichtige Ziele, um die es in diesem Buch vorrangig gehen soll, sind dabei die Bewahrung von Fröhlichkeit und Sexualität, Erotik und Sinnlichkeit und die Erhaltung einer Partnerschaft zur Sicherung gegenseitiger Hilfe und Unterstützung bis ins hohe Alter.

Up and down – Hormone steuern die Lebensbahn

Altern, ohne alt zu werden, ist ein Ziel der Anti-Aging-Medizin. Dabei spielen die Geschlechtshormone Östrogene und Testosteron, das Wachstumshormon, die Schilddrüsenhormone, das Nebennierenrindenhormon DHEA und Melatonin eine außerordentlich wichtige Rolle, denn ihr mit steigenden Lebensjahren zu beobachtender kontinuierlicher Verlust führt zu Altersprozessen, die Zellen, Gewebe und Organe betreffen und letztlich den Verfall des Organismus und den Tod des Individuums mitbestimmen.

Andere Hormone, z. B. Cortisol und Insulin, werden bei den meisten Menschen im Alter vermehrt gebildet. Ursache dafür sind Stoffwechselstörungen bzw. Sekretionsveränderungen in der Nebennierenrinde.

Die Achterbahn der Östrogene

Für unsere Sexualfunktionen besonders wichtig sind die Östrogene und das Testosteron, die jeder als »weibliche« und »männliche« Geschlechtshormone kennt.

Die breite Wirkungsweise von Hormonen in unserem Körper ist noch lange nicht vollkommen erforscht. Die vielen neuen Erkenntnisse darüber zeigen aber deutlich, dass die Balance dieser Stoffe ganz unerlässlich ist für Vitalität, Gesundheit und Sexualfunktionen. Mehr über den gezielten Hormonersatz bei altersbedingten hormonellen Defiziten erfahren Sie ab Seite 156.

Die Spiegel einzelner Hormone unterliegen sehr starken Schwankungen. Daher ist es gar nicht einfach, den Mangel eines bestimmten Hormons konkret zu bestimmen, auch wenn deutliche Symptome dafür vorliegen.

Dennoch macht es keinen Sinn, diese Hormone isoliert zu betrachten, denn erst der richtige »Cocktail« einer ganzen Reihe von Hormonen hält uns vital und damit auch unsere Sexualität lebendig.

Für Frauen typisch ist der akute Verlust an Östrogenen im Alter zwischen 45 und 58 Jahren. Wenn Sie mit Ende 40 in die so genannten Wechseljahre kommen, haben Sie heute im Schnitt noch 32 bis 40 Jahre vor sich, in denen Sie sich im Östrogen- und Progesteron-, aber auch im Androgenmangel befinden. Und das kann üble Folgen haben: Arthrose, Osteoporose, Herz- und Kreislaufprobleme, Alzheimer-Krankheit, Parkinson und viele andere Erkrankungen stehen mit dem Hormonmangel in Zusammenhang.

Die Grafik zeigt Zu- und Abnahme verschiedener Hormone im Lauf der Lebenszeit.

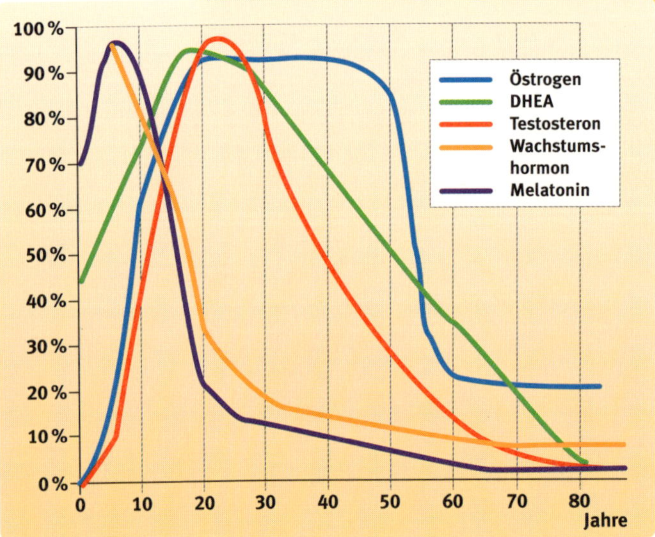

Testosteron sinkt langsam

Männer erleiden einen allmählicheren Abfall des Hormons Testosteron, aber: Ihre daraus resultierenden Probleme und Beschwerden sind keineswegs geringer. Ab dem 25. Lebensjahr verlieren sie jährlich zwei Prozent ihres bioaktiven Testosterons. Die Folgen sind Schwitzen, frühzeitige Erschöpfung, fehlende Stressresistenz und Durchsetzungskraft, unerklärliche Wutausbrüche, Schlaf- und Potenzstörungen sowie Libidoverlust. Langfristig begünstigt der Testosteronmangel schlechte Blutfettwerte, einen gestörten Zuckerstoffwechsel und schließlich zu hohen Blutdruck, Herzinfarkt und Schlaganfall.

Wachstumshormon und DHEA

Ähnlich wie beim Testosteron sind die Symptome beim Wachstumshormonmangel. Pro Dekade verlieren Menschen 14 Prozent ihres Ausgangswerts im Alter von 25 Jahren. Die Folgen: Gewichtszunahme, Fettbauch, Muskelschwund, Gedächtnisprobleme, Knochenmasseverlust, Austrocknung. Typisch sind auch Isolationstendenzen, d. h., man geht nicht mehr unter Menschen. Auch das Nebennierenrindenhormon DHEA sinkt sehr früh ab. Wenn man bedenkt, dass es für die Regulation von Stimmung, Gedächtnis, Immunsystem zuständig ist, dann kann sich mancher seine gesundheitlichen Probleme erklären.

Schutzhormon Melatonin

Ein anderes Hormon ist Melatonin, unser »direkter Draht« zum Tagesrhythmus, zum Wechsel von Sonneneinstrahlung und

Mondschein und der Dunkelheit. Melatonin kontrolliert den Tag-Nacht-Rhythmus und hat enorme antioxidative Effekte. Es reguliert den Blutdruck sowie den Zuckerstoffwechsel. Schlafstörungen können aus diesem Grund langfristig Krankheiten begünstigen, insbesondere Krebserkrankungen, da unsere innere Biouhr, die im Gehirn ihren Platz hat, nicht richtig »tickt« und Zellreparaturen nicht mehr stattfinden können. Dies geht so weit, dass es sogar zu einer verminderten Produktion des so wichtigen Anti-Tumor-Proteins P53 kommt!

Der Nerv liegt bloß

Das Gelbkörperhormon Progesteron ist nicht nur ein Schwangerschaftshormon, sondern hat enorme Effekte in der Reparatur von Nervenbahnen, es wirkt zusammen mit seiner Vorstufe, dem Hormon Pregnenolon, beruhigend auf den Menschen ein, hilft damit gegen Ängste. Ein Mangel an Progesteron und Pregnenolon kann zu Panikattacken und diffusen Ängsten führen.

Ersetzen mit Know-how

Es ist einleuchtend, dass ein Ausgleich solcher Hormonmängel nicht nur das Liebesleben wieder in Schwung bringen kann, sondern viele Beschwerden behebt bzw. lindert und chronischen Krankheiten vorbeugt. Aber »mal eben ein paar Hormone einwerfen« – so einfach ist es leider eben nicht. Das Auftreten bestimmter Beschwerden kann zwar Hinweise auf ein hormonelles Defizit geben, aber nur ein individuell erstellter Hormonstatus gibt Aufschluss darüber, welche Substanzen tatsächlich fehlen bzw. in ihrem Zusammenwirken gestört sind. Nicht ohne Grund ist die zusätzliche Zufuhr von Hormonen, insbesondere die Hormonersatztherapie mit Östrogenen, als risikoreich in Verruf geraten. Nur eine genau maßgeschneiderte Therapie, die die individuellen Voraussetzungen des einzelnen Patienten berücksichtigt, kann diese Risiken vermeiden.

Entscheidend – Ihr Hormontyp

Viel zu wenig beachtet wurde in der Vergangenheit die Konstitution des Patienten – die ist aber entscheidend dafür, ob und in welcher Form es sinnvoll ist, Hormone zuzuführen. Aus diesem Grund wurde meine Hormontypologie entwickelt, die Sie in den vorherigen Kapiteln bereits näher kennen gelernt haben. Dabei benutze ich viele individuelle Merkmale der Persönlichkeit, von der medizinischen Vorgeschichte angefangen über die Messung der Knochendichte – denn diese korreliert mit dem Hormonspiegel – bis hin zum genetischen Code.

Die Venus, die Knabenhafte und die Amazone – bei diesen Spielarten der Weiblichkeit liegen extrem unterschiedliche hormonelle Voraussetzungen vor. Gleiches gilt für ihre männlichen Pendants, also den Marstyp, den Asketen und den Androgynen. Zwischen diesen sechs Hormontypen gibt es selbstverständlich viele »Graustufen«, aber auch die ungefähre Zuordnung zu einer dieser Konstitutionen gibt Ihnen Aufschlüsse darüber, wie Sie wichtige Lebensaspekte wie Gesundheitsvorsorge, Partnerschaft, Bewegung/Sport oder Ernährung positiv gestalten können.

Eine Therapie mit Hormonen ist unter Umständen nicht gerade billig. Vor der unkontrollierten Einnahme von Hormonpräparaten, die illegal aus dem Ausland oder über das Internet bezogen wurden, kann aber nur dringend gewarnt werden, Sie können sich damit schweren Schaden zufügen!

Check – wie steht's mit Ihren Hormonen?

Hier können Sie selbst nachprüfen, ob der Status Ihrer Sexualhormone und des wichtigen Wachstumshormons in Ordnung ist. Je häufiger Sie eine Ja-Antwort ankreuzen, desto dringender sollten Sie Ihren Hormonhaushalt vom Arzt überprüfen lassen. Selbstverständlich kann dieser Test keine Laboruntersuchung ersetzen; er gibt Ihnen aber Hinweise darauf, welche Symptome und Beschwerden vielleicht durch ein Ungleichgewicht der Hormone verursacht sind.

Fehlt Ihnen Wachstumshormon?	Ja	Nein
▸ Wird Ihr Haar oder Ihre Haut merklich dünner?	☐	☐
▸ Bemerken Sie Längsrillen auf Ihren Fingernägeln?	☐	☐
▸ Entwickeln sich vermehrt tiefe Gesichtsfalten?	☐	☐
▸ Sacken die Gesichtskonturen ab (Tränensäcke, hängende Wangenpartie, schlaffe Haut unter dem Kinn)?	☐	☐
▸ Zeigen sich auch am Körper erschlaffende Partien, z. B. an der Innenseite der Oberschenkel oder am Bauch?	☐	☐
▸ Haben sich um die Knie herum Fettpolster entwickelt?	☐	☐
▸ Hat sich die Schulter- und Oberarmmuskulatur zurückgebildet?	☐	☐
▸ Leiden Sie unter Zahnfleischschwund?	☐	☐
▸ Neigen Sie neuerdings zu Übergewicht, oder haben Sie Gewicht verloren, ohne Ihre Ernährung umzustellen?	☐	☐
▸ Leiden Sie unter häufigen Stimmungsschwankungen, sind Sie ängstlich oder depressiv?	☐	☐
▸ Haben Sie weniger Lebenselan als früher, und ziehen Sie sich von Freunden und Bekannten zurück?	☐	☐
▸ Sind Sie häufig müde und erschöpft, und haben Sie ein verstärktes Schlafbedürfnis?	☐	☐
▸ Sind Sie empfindlicher gegen Kälte geworden?	☐	☐
▸ Fühlen Sie sich in allgemein schlechtem Gesundheitszustand, sind Sie häufig erkältet und überhaupt anfällig für Infektionen?	☐	☐
▸ Haben Sie den Eindruck, mit Stress immer schlechter zurechtzukommen, nervös, überemotional oder verwirrt zu reagieren?	☐	☐
▸ Wird Ihnen beim Aufstehen leicht schwindlig?	☐	☐

Check – wie steht's mit Ihren Hormonen?

Reine Frauensache – fehlen Ihnen Östrogene?	Ja	Nein
▸ Finden Sie sich beim Blick in den Spiegel stark gealtert?	☐	☐
▸ Bilden sich mehr und tiefere Falten auf der Stirn, um die Augen und den Mund sowie auf den Handrücken?	☐	☐
▸ Werden Ihre Haare dünner, oder bemerken Sie eine Zunahme der Körperbehaarung?	☐	☐
▸ Haben Sie neuerdings vermehrt Zahnprobleme wie Zahnfleischbluten, Zahnvereiterungen, oder bemerken Sie wackelnde bzw. ausfallende Zähne?	☐	☐
▸ Hören Sie schlechter?	☐	☐
▸ Lässt Ihre Sehkraft nach beim Lesen oder auch die Distanzsicht, sehen Sie abgeschwächt oder schleierhaft?	☐	☐
▸ Fühlen Sie sich häufiger kurzatmig, oder bekommen Sie Herzschmerzen bei Stress oder sportlichem Training?	☐	☐
▸ Leiden Sie unter schmerzenden oder steifen Gelenken (Hüften, Ellenbogen, Knie)?	☐	☐
▸ Haben Sie häufiger Muskelverspannungen in Schultern, Nacken und Rücken?	☐	☐
▸ Fühlen Sie sich dauernd müde und weniger dynamisch als früher?	☐	☐
▸ Neigen Sie zu depressiven Verstimmungen, besonders kurz vor der Periode?	☐	☐
▸ Werden Ihre Menstruationszyklen unregelmäßiger?	☐	☐
▸ Ist die Menstruation von schmerzhaften Krämpfen begleitet?	☐	☐
▸ Brauchen Sie nach körperlicher Anstrengung merklich länger als früher, um sich zu erholen?	☐	☐
▸ Bekommen Sie Hitzewallungen mit exzessiven Schweißausbrüchen (nachts, tagsüber oder bereits bei nur leichter Anstrengung)?	☐	☐
▸ Haben Sie häufiger Augenreizungen durch trockene Bindehäute, oder leiden Sie unter Mundtrockenheit?	☐	☐
▸ Sind die Vaginalhäute trocken, und verursacht das Schmerzen beim Geschlechtsverkehr?	☐	☐
▸ Sind Ihre Brüste kleiner geworden oder hängen mehr als früher?	☐	☐
▸ Leiden Sie häufig unter Blaseninfekten, oder haben Sie neuerdings manchmal Probleme, den Urin zu halten?	☐	☐
▸ Lässt Ihr Gedächtnis nach?	☐	☐

Check – wie steht's mit Ihren Hormonen?

Allgemein bekannt ist, dass bei Frauen zahlreiche Alterungserscheinungen und typische Wechseljahrebeschwerden mit dem jähen Abfall der Östrogene jenseits der Lebensmitte zusammenhängen. Weniger bekannt ist hingegen, dass auch ein (relatives) Zuviel an Östrogenen gar nicht selten vorkommt und starke Beschwerden verursachen kann. Hier kann die herkömmliche Hormonersatztherapie nicht positiv wirken, sondern im Gegenteil sogar absolut unverträglich sein (siehe dazu auch Seite 156ff.).

Auch Frauensache – haben Sie einen Östrogenüberschuss?	Ja	Nein
▸ Leiden Sie vor der Periode an Beschwerden wie z. B. schmerzhaften Brustschwellungen und geschwollenem Unterleib, oder fühlen Sie sich reizbar und aggressiv oder aber ängstlich?	☐	☐
▸ Ist die Menstruation von starkem Blutverlust begleitet?	☐	☐
▸ Macht sich der Eisprung in der Zyklusmitte schmerzhaft bemerkbar?	☐	☐
▸ Sind Ihre Brüste größer geworden, oder haben sich dort Zysten entwickelt?	☐	☐
▸ Hat der Frauenarzt bei Ihnen Eierstockzysten oder Myome der Gebärmutter festgestellt?	☐	☐
▸ Wurde bei Ihnen eine Endometriose diagnostiziert?	☐	☐
▸ Sind Sie insgesamt reizbar und aggressiver geworden?	☐	☐
▸ Leiden Sie unter Stimmungsschwankungen und häufiger schlechter Laune?	☐	☐
▸ Haben Sie den Eindruck, Ihr Wesen habe sich verändert, Sie seien z. B. viel emotionaler oder aber streng und rigide geworden?	☐	☐
▸ Sind Sie neuerdings überängstlich und haben wenig Selbstwertgefühl?	☐	☐
▸ Machen Sie beim Sport schnell schlapp, haben Sie wenig Durchhaltevermögen?	☐	☐
▸ Sind Ihre Muskeln schwächer geworden, oder stellen Sie an Armen und Beinen Muskelschwund fest?	☐	☐
▸ Haben Sie Fettpolster an Brüsten, Bauch oder Hüften zugelegt?	☐	☐
▸ Zeigt sich Zellulite an Oberschenkeln oder Hüften?	☐	☐
▸ Bekommen Sie schneller einen Sonnenbrand?	☐	☐
▸ Leiden Sie unter Krampfadern oder Hämorrhoidalproblemen?	☐	☐
▸ Heilen Wunden schlechter und langsamer als früher?	☐	☐
▸ Hat Ihr Interesse an Sex deutlich nachgelassen?	☐	☐
▸ Kommen Sie nicht mehr zum Orgasmus?	☐	☐

Check – wie steht's mit Ihren Hormonen?

Reine Männersache – fehlt Ihnen Testosteron?	Ja	Nein
Sehen Sie deutlich älter aus, und haben sich tiefe Falten gebildet (z. B. auf der Stirn, um Mund und Augen, auf der Innenhand)?	☐	☐
Haben Sie reichlich Fettpolster zugelegt an Bauch, Brust oder Oberschenkeln?	☐	☐
Fehlt Ihrer ganzen Haltung die Körperspannung, sinken Sie in sich zusammen?	☐	☐
Fühlen Sie sich häufig müde und passiv, nur wenig dynamisch?	☐	☐
Lassen Gedächtnis und Kreativität merklich nach?	☐	☐
Sind Sie unordentlicher geworden, und haben Sie eine Neigung entwickelt, sich nachlässig zu kleiden?	☐	☐
Hat Ihr Wesen sich verändert, fühlen Sie sich emotionaler, reizbarer, rigider oder weniger anpassungsfähig als früher?	☐	☐
Ist Ihr Haar ergraut, oder hat der Bartwuchs nachgelassen?	☐	☐
Stellen Sie Haarausfall auf Kopf, Brust, Beinen oder Bauch fest?	☐	☐
Hören Sie schlechter?	☐	☐
Haben Sie vermehrt Probleme mit Ihrer Sehkraft, beim Lesen, auf Distanz oder verschwommene Sicht?	☐	☐
Machen die Zähne Probleme, wie z. B. Zahnfleischbluten, Zahnvereiterungen, wackelnde oder ausfallende Zähne?	☐	☐
Ist Ihre Haut fahl und blass, und bekommen Sie schneller einen Sonnenbrand?	☐	☐
Leiden Sie unter Kurzatmigkeit, dem Gefühl eines schwachen Herzschlags oder Brustschmerzen bei Stress oder beim Sport?	☐	☐
Treten Probleme mit Krampfadern oder Hämorrhoiden auf?	☐	☐
Sind die Muskeln an Armen und Beinen zurückgegangen, und haben Sie weniger Kraft?	☐	☐
Haben Sie Gelenkschmerzen oder Wirbelsäulenprobleme?	☐	☐
Leiden Sie unter Störungen beim Urinieren (häufiges Wasserlassen, Nachtröpfeln, brennendes Gefühl)?	☐	☐
Wurde bei Ihnen eine Prostatavergrößerung diagnostiziert?	☐	☐
Hat die Libido nachgelassen, haben Sie Orgasmusprobleme?	☐	☐
Haben Sie Erektionsstörungen wie z. B. schlechtere Versteifung des Penis, zu kurze Erektion?	☐	☐
Ejakulieren Sie zu früh, oder dauert es sehr lange bis zur Ejakulation?	☐	☐

Wechseljahre – der Anfang vom Ende?

Wechseljahre durchleben Frauen und Männer – wenn auch in unterschiedlicher Ausprägung. Mit dem Nachlassen oder Erlöschen der Fortpflanzungsfähigkeit setzt oft eine Sinnkrise ein: Was bedeutet es jetzt eigentlich noch, ein Mann oder eine Frau zu sein?

Fremde im Spiegel

»Wenn ich mich unverhofft im Spiegel sehe, bin ich verblüfft über den alten Menschen, der mich da anschaut« – diese Diskrepanz zwischen dem Selbstgefühl und dem äußeren Anblick erleben sehr viele so ungefähr um ihr 50. Lebensjahr herum. Wir sind seelisch nicht vorbereitet auf den eigenen Alterungsprozess, und unsere Kultur bietet uns nur wenig Hilfestellung, die Veränderungen, die mit uns geschehen, nicht nur als unvermeidlichen Niedergang zu erleiden, sondern aktiv zu beeinflussen. Das müssen wir aber, um uns auch jenseits von Meno- oder der männlichen Version, der Andropause, als vollwertige, unversehrte Menschen zu fühlen und eine hohe Lebensqualität – inklusive einer befriedigenden Sexualität – zu bewahren.

Während früher nur wenige das 50. Lebensjahr erreichten, ist es heute fast schon selbstverständlich, sich auf 80 Lebensjahre und mehr einzustellen. Damit tritt für den Älterwerdenden eine völlig neue Aufgabenstellung – und Sinnfülle – auf. Nur erleben wir das nicht unbedingt so, sondern haben oft jenseits der Lebensmitte den Eindruck, Aufgaben und Lebenssinn gingen uns mehr und mehr verloren.

Alt werden hat nie Konjunktur

Es gibt eindeutig eine Schwelle, die den Übergang von Jugend und mittleren Jahren zum Alter markiert, auch wenn diese oft schwer oder nur im Nachhinein erkennbar wird. Frauen mit ausgeprägten körperlichen und seelischen Wechseljahrebeschwerden verspüren sie deutlich, andere kaum oder gar nicht. Aber »so tun, als wäre nichts« – das funktioniert meist nicht lange. Selbst wenn wir absolut fit und gesund sind und uns keinen Deut älter fühlen als mit

40 Jahren, machen uns Reaktionen und Verhaltensweisen unserer Mitmenschen bald klar, dass wir in ihren Augen eben »alt« sind – wenn auch vielleicht erstaunlich gut konserviert. Damit ist in den seltensten Fällen ein Kompliment verbunden – im Gegenteil: Wer dafür sensibel ist, kann sich mühelos täglich eine Dosis kleiner Demütigungen und Zurücksetzungen abholen.

Er passt einfach nicht mehr in unser Bild eines sympathischen, attraktiven Menschen, denn der muss vor allem eins sein: jung! Damit zurechtzukommen, wird nicht gerade leichter dadurch, dass wir selbst in aller Regel ebenso denken und fühlen: Ältere Menschen könnten im Grunde auf keinem Gebiet wirklich mithalten – oder höchstens »noch« oder »trotz ihres Alters«. Alt zu sein ist eine Sonderkategorie, zu der eigentlich niemand gehören möchte.

Mit individuellem Verlauf

Am deutlichsten definiert ist die Schwelle zum Alter, wenn sich der Abfall der Hormonwerte bemerkbar macht durch körperliche Veränderungen und Beschwerden. Wie im Eingangskapitel dargestellt, hat dieser Abbau individuelle und je nach Hormon zeitlich sehr unterschiedliche Verläufe.

Generell erleben Frauen durch den relativ abrupten Östrogenabbau die so genannten Wechseljahre als jähe Veränderung innerhalb weniger Jahre, während der durch Hormondefizite beschleunigte Alterungsprozess bei Männern eher schleichend über Jahrzehnte vonstatten geht. Beide Geschlechter leiden darunter. Wie Sie auf körperlicher Ebene dem Alter begegnen können: Chancen, Risiken und Methoden von Hormonersatz sowie Ergänzungen bzw. Alternativen zur hormonellen Therapie sollen das Thema der nächsten Kapitel sein. Hier geht es um die seelischen Konsequenzen des Älterwerdens, und ganz besonders in Bezug auf unsere Sexualität.

Älter und älter und älter …

- Zum ersten Mal in der Menschheitsgeschichte haben wir eine durchschnittliche Lebenserwartung von 72,5 Jahren für Männer und 81,2 Jahren für Frauen erreicht.
- In den USA hat die Lebenserwartung in einer Rate von drei Jahren pro Dekade zugenommen.
- Die Anzahl der 100-Jährigen betrug 1950 an die 4500 Personen, 1990 war diese Zahl auf 54 000 angestiegen, und für 2010 wird eine Anzahl von einer Million erwartet. Besonders beachtenswert ist die Zunahme der über 80-Jährigen in den Schwellenländern wie Malaysia, Brasilien und Indien, vor allem bedingt durch die Verbesserung der hygienischen Verhältnisse, wie Reinheit des Trinkwassers und den vermehrten Einsatz von Impfungen und Antibiotika in der Seuchenbekämpfung.

Muss man sich noch mal »erfinden«?

Während die Zeit von der Spätpubertät bis etwa zur Mitte des vierten Lebensjahrzehnts der Reproduktion und Aufzucht der

Kinder dient und so eine Partnerschaft notwendig macht, ist die zweite Lebenshälfte nach Abschluss der reproduktiven Phase nicht mehr so zwangsläufig an den einen Lebenspartner gebunden. Dies führt bei vielen Paaren zu völlig neuen Problemen, mit denen frühere Generationen seltener konfrontiert waren: Trennung nach vielen Jahren der Gemeinsamkeit, daraus resultierende finanziell-existenzielle Not, Einsamkeit, Nicht-ausleben-Können des sexuellen Verlangens, neue Partnerschaften ohne den ursprünglichen Sinn Fortpflanzung.

Mit den Wechseljahren stellt sich meist das Gefühl ein, dem Leben noch einmal eine neue Richtung geben zu müssen. Wenn einer der Partner Veränderungen der Lebensgewohnheiten nicht mittragen möchte, zerbricht in dieser Zeit oft die Zweisamkeit.

Keiner mag mich mehr!

Aber auch, wenn die Ehe oder langjährige Lebensgemeinschaft nicht auf dem Spiel steht, erleben Männer und Frauen die Wechseljahre als problematisch und krisenhaft. Das Selbstbewusstsein erfährt herbe Kränkungen, die nur sehr schwer verdaulich sind.

Tendenziell geschieht das bei Frauen durch die Abwertung ihrer äußeren Attraktivität häufiger. Auch bei intensiven Bemühungen kann man nicht mit den makellosen Körpern und faltenfreien Gesichtern konkurrieren, die uns allgegenwärtig als Maßstab für weibliche Schönheit präsentiert werden. Kommen noch körperliche Beschwerden und Krankheiten hinzu, kann man bald selbst sein Spiegelbild nicht mehr leiden, gibt sich als Frau auf oder wird depressiv. Besonders intensiv leiden dabei natürlich Frauen, die gerade durch ihr Äußeres immer viel Bestätigung von ihren Mitmenschen bekamen.

Aber auch »graue Mäuse« erfahren schmerzlich, dass ihre Qualitäten, wie z. B. besonderer Charme oder Tüchtigkeit, plötzlich viel weniger wert scheinen, wenn sie mit Falten und grauen Haaren einhergehen. Auch männlichem Selbstbewusstsein tun ausfallende Haarpracht und Bauchansatz gar nicht gut, aber die herbsten Verluste finden oft auf beruflichem Gebiet statt. Jüngere Kollegen werden allenthalben vorgezogen, Zuverlässigkeit und Erfahrung stehen nicht mehr so hoch im Kurs, wo ständiger Innovationsdruck und Kosteneinsparungen in fast allen Branchen an der Tagesordnung sind.

Von Beförderungen ist jenseits der 50 meist keine Rede mehr; oft muss man sogar froh sein, nicht um seinen Arbeitsplatz fürchten zu müssen.

> Nicht verwunderlich, dass es Venustypen am heftigsten zu schaffen macht, wenn so wichtige Attribute wie eine verlockende Figur und glatte Haut sie im Stich lassen. Die rastlose Knabenhafte reagiert dagegen oft mit verstärkter Emsigkeit und Perfektionsstreben auf anderen Gebieten. Die energische Amazone neigt dazu, den entschiedenen Kampf um verblassende äußerliche Reize aufzunehmen, und läuft damit manchmal Gefahr, der herausfordernd jugendliche Typ zu werden, den die herzlose Umwelt mit dem Spruch »Von hinten Lyzeum, von vorn Kolosseum« verspottet.

Und auch das ist eine bittere Pille: Die berufliche Karriere scheint nun allzu überschaubar, Weiteres kaum noch zu erreichen. In diesem Trott nun weiter, bis man mit Händedruck (und stiller Erleichterung, das »alte Eisen« los zu sein) in Rente geschickt wird? Trübe Aussichten.

Lebensfreude ade?

Schaffen eines neuen Lebenssinns – so heißt bei vielen die dringlichste Aufgabe, denn sie werden bedrängt von der Frage: »Warum lebe ich eigentlich weiter, wo mich nur noch der Tod erwartet?«
Oft wird nur Pseudosinn geschaffen: z. B. Reisen oder neue materielle Güter, was aber alles nur kurze Befriedigung gewährt. Diese Lebenszeit ist, wenn sie nicht spirituell erfüllt wird, eher materiell geordnet und deshalb von ständiger Enttäuschung und Depressionen bedroht.
Hier kann die Anti-Aging-Medizin eingreifen, indem sie dem Menschen über die Wiederherstellung gut funktionierender Organsysteme eine Basis schafft, um sich mit Freude an neuen Dingen zu orientieren, um das Leben, seinen eigenen Körper, den Geist und die Psyche frisch zu erleben. Ob allein als Single oder in Partnerschaften – beides ist möglich.

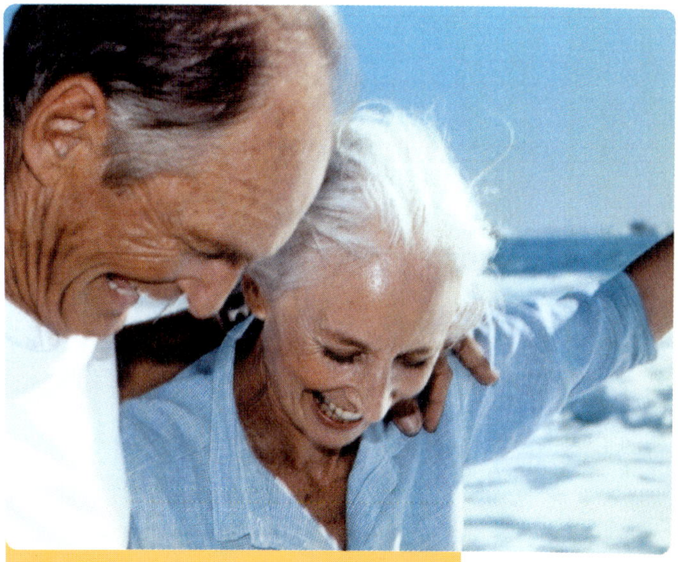

Glückliche Menschen zeichnen sich vor allem dadurch aus, dass sie in der Lage sind, die vielen Glücksmomente zu genießen, die der Alltag bietet.

Mal zweiter Frühling, mal Herbstgefühle

In den Krisenzeiten des Übergangs von Jugend und Reife zu Alter kommt es in zahlreichen Partnerschaften oft zu massiven Neuorientierungen. Dies liegt sehr häufig daran, dass die sexuellen Bedürfnisse der Partner immer weniger übereinstimmen. Unsere Hormone verlassen uns zunehmend, aber dieser Abbauprozess verläuft bei den Partnern natürlich weder gleichzeitig noch gleichartig.
Bei dem einen werden sexuelle Bedürfnisse geringer oder erlöschen völlig, der andere dagegen hat plötzlich ganz andere Wünsche und Sehnsüchte, oft auch noch verbunden mit einer Art Torschlusspanik: »Was ich jetzt nicht mehr erlebe, wird nie mehr möglich sein.« Spannungsabbau über Aggressivität, Rückzug aus der Beziehung bis zur Auflösung der Partnerschaft sind dann manchmal die Folgen.

Die Hormontypen reagieren sehr unterschiedlich

Ihr individueller Hormontyp hat nicht nur Einfluss darauf, wie stark oder wie gering ausgeprägt Sie unter Wechseljahrebeschwerden leiden. Er beeinflusst auch, wie sich Ihr Sexualleben in diesem Lebensabschnitt eventuell wandelt.

Ihre Gene und Ihr Hormontyp bestimmen zwar, ob Sie mit mehr oder weniger intensiven Wechseljahrebeschwerden rechnen müssen. Das bedeutet aber nicht, dass Sie diese Zeit einfach erdulden müssen – es gibt viele Wege, den typischen Risiken ein Schnippchen zu schlagen.

- Bei Venustyp und Amazone stellen sich ausgeprägte Hormonschwankungen ein, die zu höchst unterschiedlichen sexuellen Wünschen führen können. Heute unersättlich, übermorgen gänzlich lustlos – die Beziehung leidet oft unter emotionalen Wechselbädern, auch im Bett.
- Die knabenhafte Frau ist solchen Schwankungen meist weitaus weniger unterworfen und dementsprechend ausgeglichener in ihren sexuellen Bedürfnissen. Bei ihr ist es häufig der Partner, der nicht mehr »mitkommt« und sie so verunsichert.
- Beim Marstyp steigen die sexuellen Wünsche eher noch, wenn er ein Nachlassen seiner Manneskraft wittert. Sein Narzissmus lässt ihn nach jungen und schönen Partnerinnen suchen, seine verblühende Venus kann sein kränkelndes Selbstbewusstsein nicht ausreichend stützen. Häufig sind seine neuen Partnerinnen oder Geliebten eine jüngere Ausgabe seiner Ehefrau.
- Der Androgyne will oft kaum noch Sex. Das sorgt in der (häufigen) Verbindung mit einer knabenhaften Partnerin für Ärger: Sie wird sauer, unruhig und fühlt sich (per se weniger, jetzt aber doch deutlich) in ihrer Weiblichkeit beschämt.
- Der Asket wird zunehmend eintöniger und selbstbezogener in seinen sexuellen Bedürfnissen. Seine Charakterstruktur fordert häufig sadomasochistische Praktiken, die seine Partnerin nicht unbedingt mitmachen will. Manchmal findet dann eine Verschiebung der Sexualität auf die Kommunikationsebene statt: Sadistische Züge werden im täglichen Umgang meist verbal oder auch durch Handlungen ausgelebt.

Werten Sie Ihre sexuellen Bedürfnisse jenseits der Wechseljahre nicht als unpassend, unrealistisch oder einfach lästig ab. Gehen Sie achtsam und liebevoll mit Ihrer eigenen Sexualität um, sie ist ein ebenso wertvoller Teil Ihres Selbst wie Ihr Verstand oder Ihre körperliche Gesundheit.

Wenn wir keinen Partner haben …

Es ist gar nicht so einfach, in einer »gealterten« Partnerschaft gemeinsam nach neuen Wegen zu suchen, wie Sexualität für beide befriedigend gelebt werden kann. Für viele stellt sich diese Frage aber nicht: Nicht selten sind Menschen jenseits des 50. Lebensjahres geschieden oder haben einen Partner durch Tod verloren. Sie sind allein stehend, meist auf der Suche nach einer neuen Partnerschaft. Manchmal vergeblich.
Aber sollten Sie deshalb auf die schönste Sache der Welt, den Sex, verzichten? Sie brauchen nur eins: viel Phantasie. Es gibt unendlich viele Möglichkeiten, Sex ohne einen Partner zu erleben. Es bleibt dabei immer wichtig, das zu tun, was einem Freude bereitet. Solange Sie dabei niemanden gefährden oder belästigen, ist Ihr Sexualleben vollständig Ihre Sache, für die Sie sich nicht schämen sollten.

> Die gibt es auch: Menschen jeden Alters, die aus freiem Willen für eine Zeit oder gar für immer gänzlich darauf verzichten, ihre Sexualität auszuleben. Wir wollen keineswegs behaupten, diese müssten zwangsläufig unter schweren neurotischen Störungen und einer »verbogenen« Seele leiden. Oft tun sie's aber – mit Sicherheit gelingt es nur sehr wenigen, den starken Sexualtrieb auf befriedigende Weise anderen leidenschaftlichen Interessen unterzuordnen.

Falsche Scham und vage Schuldgefühle führen aber oft dazu, Masturbation, die Stimulation durch entsprechende Filme oder

Bücher sowie den Besuch von Striplokalen oder Bordellen zu einer hastig, freudlos und heimlich erledigten Handlung zu machen. Für was wollen Sie sich eigentlich bestrafen, wenn Sie Ihr ganz natürliches und gesundes Bedürfnis ohne Zwang derart abqualifizieren und sich selbst den Spaß daran verderben?

Wo ein Wille ist …

… ist natürlich auch ein Weg. Männer ohne feste Intimpartnerin haben es leichter, denn sie können Prostituierte aufsuchen, um ihrem sexuellen Trieb Geltung zu verschaffen. Der Androgyne ist nicht so glücklich mit dieser Lösung, da er ja die Partnerin auch verwöhnen möchte. Welche Prostituierte würde das schon verstehen: »Ich verzichte auf meinen Orgasmus und erfreue mich an deinem?«
Der Mars hat es einfach: Er geht los und erobert – meist gelingt ihm das auch bis ins hohe Alter. Der Asket hat es auch nicht schwer, da er seine sexuellen Phantasien ausleben will. Dazu stehen genug Etablissements zur Verfügung, die gegen Bares auch ausgefallene Wünsche befriedigen.
Dies alles ist für Frauen nicht so leicht möglich. Es gibt zwar durchaus ein Angebot an männlichen Prostituierten, aber die meisten Frauen wünschen doch eine persönlichere Beziehung zu einem Intimpartner und empfinden es als entwürdigend, für ihre Lust Geld zu bezahlen. Deshalb verdrängen sie oft den Wunsch nach sexuellen Kontakten. Dazu zählt insbesondere die Venus-Frau, die sich dann ersatzweise dem Spirituellen hingibt. Masturbation kann für viele Frauen eine durchaus befriedigende Methode sein, sich selbst sexuelle Wünsche zu erfüllen. Amazonen und knabenhafte Frauen machen meist problemlos Gebrauch davon. Haben Sie keine Scheu, dazu auch Vibratoren zu benutzen! Sie können Spaß machen und zusätzlich zur Klitorisstimulation die sexuelle Anspannung verstärken. Frauen über 50 empfehle ich, Östrogene lokal (als Gel oder Salbe) zu verwenden, damit die Scheide glatt und geschmeidig bleibt.

Masturbation muss nicht unbedingt »zweite Wahl« und minderwertiger Ersatz für Sex mit einem Partner sein. Wenn Sie dabei frei von falscher Scham und Schuldgefühlen sind, kann »Sex mit sich selbst« sehr lustvoll und befriedigend sein.

Die Tao-Methode des Anti-Aging

Wer sich für fernöstliche Weisheit interessiert, findet hier eine Methode, wie man lustvollen Sex gleich mit einer Art Anti-Aging-Therapie verbinden kann. Die Chinesen beschäftigen sich schon über 1000 Jahre mit dem Problem, wie man ein langes und gesundes Leben erreichen kann und dabei fit und vital bleibt.
Eine besondere Spielart ist die Tao-Methode der Ejakulationskontrolle. Wenngleich die Tao-Methode nur auf das lange Leben des Mannes ausgerichtet ist (Frauen werden ja fast immer durchschnittlich älter als Männer), so weist sie doch Aspekte auf, die inzwischen auch in westlichen Studien nachgewiesen sind.

Sex stimuliert die Hormonausschüttung

Im Max-Planck-Institut für Psychiatrie wurde 1974 eine Studie durchgeführt, in der Männern und Frauen erotische Filme gezeigt wurden. Die individuellen Testosteron- und Estradiospiegel wurden daraufhin gemessen. In allen Untersuchungen kam es

nach sexueller Stimulation zu einem signifikanten Anstieg der Testosteronspiegel bei Mann und Frau.
Männer mit einer hohen Spermienanzahl sowie dichter und visköser Spermienflüssigkeit hatten in allen Studien weniger Herzinfarkte und Infekte als jene mit wenigen Spermien und geringer Spermamenge. Sexuelle Stimulation und Sexualverkehr sind offenbar gute und probate Mittel, die Gesundheit und das lange Leben von Frau und Mann zu fördern.

Im Unterschied zu unserer Kultur wurde in China das Alter immer hoch geehrt. Folgerichtig hatte man bei Tao-Methoden wie der hier beschriebenen weniger den Wunsch nach ewiger Jugend, sondern nach Verlängerung und Erhöhung der Reifeperiode des Alters.

Die Wurzeln stärken

In der Tao-Wissenschaft ist die Ursache des Alterns stark mit dem Rückgang der Hormone verbunden. Dabei kommt es dann auch zu einem deutlichen Verlust der Vitalität und Lebensenergie.
Denn in der Tao-Trinität mit Energie als Stamm, Geist als Blüte und Essenz als Wurzel gehören Hormone, Vitamine, Mineralien, gesunde Lebensführung, Ernährung und Bewegung zu den Wurzeln, die Energie (Stamm) und Spiritualität (Blüte) erst möglich machen. Hormone sind die machtvollsten Teile dieser Wurzel, und es ist ein Ziel des Tao, mit dem natürlichen Vorrat davon sparsam umzugehen und ihn durch Austausch und Zufuhr von außen zu vermehren und zu stärken.

Ein Geben und Nehmen

Wenn während des Sexualakts die weiblichen Essenzen in die warme Scheide fließen, geraten sie in direkten Kontakt mit der empfindlichen papierdünnen Haut des Penis. Gut durchblutet, leitet dieser alle die weiblichen Essenzen über Diffusion und aktiven Zelltransport in die Blutgefäße weiter. Sie durchströmen den Mann und lassen ihn an der Wärme teilhaben. Wissenschaftlich gesehen sind es vorwiegend Östrogene, die dann die Gefäße des Mannes erweitern, insbesondere die Herzkranzgefäße, so dass das Herz und die Penisgefäße mit mehr Sauerstoff versorgt werden. Das führt zu einem längeren Sexualakt. Gleichzeitig nehmen die schwammartigen Gefäße der Vagina die männlichen Sekrete auf. Bei der Ejakulation kommt es dann zu einem explosiven Einstrom und zur Absorption von Testosteron, Vitaminen, Aminosäuren, Enzymen und Mineralien in die Vagina und weiter in den Körper der Frau.

Gesunder Austausch

Die Nebennieren werden von den chinesischen Ärzten als die zentralen Regulationsorgane angesehen. Insbesondere geht es dabei um die Hormone DHEA und Cortisol. Die westliche Medizin hat inzwischen nachgewiesen, dass es Beziehungen zwischen sexueller Stimulation und der Hormonausschüttung gibt. Den alten Chinesen war schon lange klar, dass die Sekrete der Vagina (Ejakulation aus den Drüsen neben der Harnröhre und Schweißsekrete aus der Vaginalschleimhaut) ebenso wie das Vorsekret der Nebenhoden und Cowperschen Drüsen für die Prostata wichtige Vitamin-, Mineral- und hormonhaltige Inhaltsstoffe besitzen, die man möglichst durch Sex mit einem Partner austauschen sollte.

Diese fühlt sich dann kraftgeladen und kann ihren Orgasmus vorbereiten, da ihre Lust noch mehr gesteigert wird. Im Tao ist es aber wichtig, dass der Mann nicht zu früh ejakuliert, um die volle Sekretion der weiblichen Essenzen auszunutzen. Eine zu frühe Ejakulation würde bei ihm zum Verlust von Energien führen, und der danach verminderte Blutfluss mit dem Abschlaffen des Penis würde Verzicht auf die Aufnahme weiblicher Sekrete bedeuten. Er hätte also Energie und Essenz verloren, aber kaum etwas gewonnen, so die Tao-Philosophen, darunter insbesondere Sun Ssu-moi.

In der Ruhe liegt die Kraft

Eine Frau sezerniert Essenzen über die Zunge, die Brustwarzen und die Vagina, der Mann nur aus dem Penis. In seinem Buch »The Secret of the Jade Bedroom« empfiehlt Peng Tse, die Sekrete aus dem oberen Körperbereich mit aufzunehmen, ebenso empfiehlt er dem Mann den Cunnilingus. Nach ihm ist das Auflecken der Scheidenflüssigkeit ein Fest der Gefühle und der Energie, das die Aufnahme der wichtigsten Substanzen direkt ermöglicht. Auch die Fellatio wird empfohlen, allerdings muss der Mann seine Ejakulation kontrollieren, um nicht zu früh zu kommen.

Das Spermasekret im Mund aufzunehmen, gilt auch für die Frau im Tao als eine Zufuhr männlicher Essenzen und Hormone, die sie länger jung bleiben lassen. Sun Ssu-moi meint: »Ein Mann wird seine Gesundheit und ein langes Leben erhalten, wenn er die Ejakulation nur zweimal im Monat, d. h. 24-mal im Jahr zulässt. Zur gleichen Zeit ist es wichtig, sich gesund zu ernähren und Sport zu betreiben.«

Wenn man sich beim Sexualakt als Mann so kontrolliert, dass man eine möglichst große Menge an weiblichen Essenzen aufnimmt (Östrogene), dann wird man laut Tao ein langes und gesundes Leben haben. Ein über Stunden dauernder Sexualakt ist daher auch eine »Longevity«-Maßnahme. Vergessen wir also die Leben verkürzenden Quickies!

Sun Ssu-moi wurde stolze 101 Jahre alt. Niemand weiß allerdings, wie alt seine Frau wurde, die ja auf so manche Ejakulationen verzichten musste …

Sexuelle »Langstreckenflüge« – eine fernöstliche Spezialität. Auch die tantrische Richtung des indischen Yoga kennt Praktiken, die viele Stunden dauern. Ob so Luststeigerung, ein längeres Leben oder »innere Erleuchtung« zu erlangen sind, müssen Sie selbst ausprobieren …

Wer phantasievolle Anregungen für sein Liebesleben sucht, sollte sich auch mal dem Fernen Osten zuwenden. Hier ein Beispiel für chinesische Seidenmalerei aus dem 18.Jahrhundert.

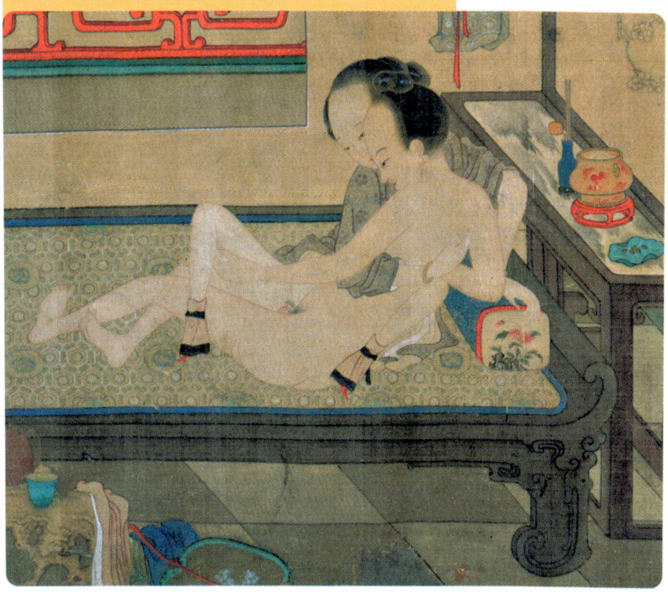

Chancen einer Anti-Aging-Therapie

Dem altersbedingten Abbau der Hormone gegensteuern – das ist eine wichtige Grundlage, um sexuell aktiv zu bleiben. Was konkret können Sie aber erwarten von einer Anti-Aging-Therapie? Hier finden Sie Antwort auf diese Frage.

Kein »Jungbrunnen«

Wie bereits erwähnt, verfolgt die Anti-Aging-Medizin einen ganzheitlichen Behandlungsansatz. Dabei ist auch inbegriffen, dass Sie nicht nur behandelt werden, sondern vor allem auch selbst handeln müssen! »Dann kann ich Anti-Aging doch prima auf eigene Faust betreiben und mir Kosten und Mühen sparen«, denken Sie jetzt vielleicht. Um aber wirklich gezielte und auf Ihre individuelle Konstitution genau abgestimmte Maßnahmen zu ergreifen, ist moderne medizinische Diagnostik und das Fachwissen eines Anti-Aging-Arztes äußerst hilfreich. Und einige auch für die Libido besonders wirkungsvolle Behandlungsmethoden, wie beispielsweise Hormonersatztherapien, dürfen ohnehin nur unter sehr strenger ärztlicher Kontrolle ablaufen!

»Anti-Aging« ist ein absolutes Modethema, entsprechende Institute finden immer größere Verbreitung und auch Zulauf. Aber was hat es damit eigentlich auf sich? Ist das der neueste Rappel einer gelangweilten High Society? Oder letzte Zuflucht für in die Jahre gekommene »Berufsjugendliche«?

Unser Buch legt den Schwerpunkt auf den Erhalt von Sexualität und Sinnlichkeit, auf Lust mit Genuss, aber dieses Ziel ist natürlich eingebettet in einen umfassenderen Zusammenhang: Die moderne Anti-Aging-Medizin bietet vor allem neue Möglichkeiten einer umfassenden Gesundheitsvorsorge.

Verantwortung übernehmen für die Zukunft

Ob Sie gesund und aktiv altern oder hinfällig und versorgungsbedürftig werden, ist keineswegs nur Ihr individuelles Problem oder das Ihrer Familie. Mit dem stetig wachsenden Anteil alter Menschen in unserer Bevölkerung verbinden sich zahlreiche

Konsequenzen, die uns alle betreffen und Wirkung auf die Zukunft der Gesellschaft haben. Zum einen werden die Gesundheitssysteme mit einer Vielzahl von medizinischen Problemen konfrontiert, deren Ursache in erster Linie im Altern und der damit verbundenen Verlängerung der individuellen und kollektiven Lebensspanne zu finden ist. Jeder weiß von der Überlastung dieser Systeme und der stetig wachsenden Selbstverantwortung für die eigene Gesundheit.

Zum anderen (und das bleibt unter dem »Jugendwahn« unserer Kultur oft verborgen) sind ältere und alte Menschen durch ihren überproportionalen Anteil in hohem Maß die Träger unserer Gesellschaft, bestimmend und prägend in Politik, Wirtschaft und Kultur. Wir brauchen reife und kluge Köpfe, Energie, Phantasie und Tatkraft, um auf diesen Gebieten die Weichen für die Zukunft zu stellen! Ungesunder Lebensstil und mangelnde persönliche Krankheitsvorsorge sind vor diesem Hintergrund nicht einfach Privatsache, sondern ziemlich verantwortungslos.

Beeinflussbare Ursachen des Alterns

- Oxidative Prozesse und Bildung freier Radikale, Rückgang der Entgiftungsenzyme
- Veränderungen auf genetischer Ebene
- Hormonmangel
- Vitamin- und Spurenelementverarmung
- Mangel an Bewegung, Veränderung der Körperzusammensetzung, BMI-(Bodymass-Index)-Zunahme
- Mangelhaftes Stressmanagement, Hirnalterung
- Störung der Immunabwehr
- Organische Alterserscheinungen
- Knochenmasseverlust
- Nachlassende Nierenfunktion
- Individuelle Risikofaktoren

Wie ist das Altern beeinflussbar?

Altern ist ein biologisch aktiv gesteuerter Prozess, der alle höher organisierten lebenden Organismen betrifft. Es handelt sich dabei um eine logarithmische Zunahme von Funktionseinschränkungen, deren Ursachen auf der Ebene der Zelle und interzellulär zu finden sind. Ein entscheidender Durchbruch bei der Altersforschung war die Feststellung, dass eine Beziehung zwischen Altern und der Zeit der Reproduktion besteht. Im fortpflanzungsfähigen Alter, wenn also die ganze Zielrichtung des Organismus auf die Erhaltung der Art weist, besitzen wir ein perfektes genetisch gesteuertes System, das unseren Stoffwechsel zu Höchstleistungen bringt. Dabei spielen die Hormone als Informationsträger der genetischen Veranlagung und als Stabilisatoren des Genoms eine herausragende Rolle. In jungen Jahren haben wir aus diesem Grund auch die beste hormonelle Ausstattung, unterstützt durch eine exakte genetische Steuerung.

Die Anti-Aging-Medizin hat es sich zur Aufgabe gemacht, durch einen ganzheitlichen, Körper, Seele und Umweltbedingungen er-

Der Bodymass-Index (BMI) gilt derzeit als die zuverlässigste Methode, um das Gewicht zu bewerten, da er Körpergröße und -gewicht in eine individuelle Relation zueinander setzt.

fassenden Ansatz die Prozesse des Alterns und die damit einhergehenden Funktionseinschränkungen frühzeitig zu erfassen und gezielt zu beeinflussen. In den folgenden Abschnitten wollen wir Ihnen zeigen, welche Art von Untersuchungen und Therapien Sie von einer Anti-Aging-Behandlung erwarten können.

Ein gründlicher Check-up zu Beginn

Natürlich muss sich nicht jeder, der ein Anti-Aging-Institut aufsucht, der ganzen Fülle der im Folgenden geschilderten Untersuchungen und Maßnahmen unterziehen. Sie bekommen aber einen umfassenden Eindruck von der Bandbreite möglicher Maßnahmen, die der gesundheitlichen Vorsorge gegen alle möglichen Alterserscheinungen dienen können.

Am Anfang jeder Anti-Aging-Behandlung steht eine sorgfältige Anamnese; das bedeutet, der Patient wird ausführlich zu seinen Lebens- und Ernährungsgewohnheiten, gesundheitlichen Beschwerden, familiär gehäuft auftretenden Krankheiten und vielem mehr befragt. Es folgen verschiedene Untersuchungen zum allgemeinen Gesundheitszustand, bevor die spezifischen Probleme des Patienten unter die Lupe genommen werden.

Modernste Diagnosetechnik kommt zum Einsatz

Dabei sind solche Anti-Aging-Institute in der Regel mit hochmoderner Technik ausgestattet. Durch so genannte Messplatzsysteme beispielsweise können eine ganze Reihe von Untersuchungswerten erhoben, verglichen und ausgewertet werden. Andere Geräte berechnen das biologische Alter eines Patienten.

Dabei wird die offenkundige Tatsache berücksichtigt, dass gleichaltrige Menschen zum Teil erhebliche Unterschiede in Bezug auf Alterserscheinungen aufweisen: Sie wirken äußerlich jünger oder älter als ihre Altersgenossen, und auch im organischen und biochemischen Bereich sind sie in unterschiedlichem Maß gealtert. Aus diesen Daten lassen sich u. a. auch Rückschlüsse auf die potenzielle Lebenserwartung und besondere Krankheitsrisiken eines Patienten ziehen. Das bedeutet aber nicht, dass Sie in einem Anti-Aging-Institut eine reine »Apparatemedizin« erwartet. Individualität und Ganzheitlichkeit als Leitmotive der Behandlung bedeuten auch, dass sich die verschiedenen Spezialisten intensiv mit Ihnen als Mensch in seiner Ganzheitlichkeit beschäftigen.

Bewegungsmangel und Fehlernährung …

… stehen an erster Stelle in der Anti-Aging-Prävention. Hier eine entsprechende Motivation beim Patienten zu erreichen, ist sicher die schwerste Aufgabe des Arztes. Sowohl der Bodymass-Index (BMI) als auch der Taillenumfang bei Männern ergibt ein altersabhängiges Bild mit Zunahme an Insulinresistenz, Diabetes mellitus Typ 2, Fettstoffwechselstörungen, Herz-Kreislauf-Krankheiten und Krebserkrankungen. Ein Verlust an Muskelmasse und die Zunahme von Fettmasse bei Männern (vorwiegend die Eingeweide betreffend) erhöhen ebenfalls das Krankheitsrisiko.

Herz und Kreislauf

Die vorbeugende Wirkung von Bewegung auf diese Erkrankungen ist hinreichend belegt. Sowohl Blutdruck als auch Ruhepuls zeigen einen kontinuierlichen Anstieg über die unterschiedlichen Lebensjahrzehnte. Der Grund liegt neben zunehmendem Übergewicht in einer Verminderung der Herzauswurfleistung in Ruhe.
Weitere Faktoren sind u. a. Anstieg des Rechtsherzdrucks, Erhöhung des Flusswiderstands des Blutes, erhöhte Ausschüttung von Stresshormonen und vermehrte Ausschüttung von gefäßverengenden Stoffen. Zur Messung werden Blutdruckkontrolle, EKG (in Ruhe und unter Belastung) und maximale Sauerstoffbelastung (VO_2max) in mehreren abgestuften Untersuchungen angewendet.

Die Lungenfunktion

Mit steigendem Lebensalter sind oft die Lungenfunktionen beeinträchtigt. Als Ursachen kommen infrage: eine Verminderung der Muskelkraft, Abnahme der Lungenelastizität (Alveolardruck) und Verminderung des Einatemvolumens. Zur Überprüfung werden zwei Werte getestet: die so genannte Forced Expiratory Capacity (FEC-1) in einer Sekunde und die Forced Vital Capacity (FVC).

Die Muskulatur

Schwindende Muskelkraft und -masse sind hormon- und bewegungsabhängig. Wesentlichen Einfluss hat auch die Abnahme der Mitochondrien (die »Kraftwerke« unserer Zellen). Entsprechend werden zu einer Kontrolle bestimmte Stoffwechselfunktionen geprüft und motorische Tests durchgeführt. Laboruntersuchungen betreffen z. B. die Werte von HbA1c, Cholesterin (HDL und LDL) und Triglyzeriden. Selbst aktiv werden Sie bei den Untersuchungen zu Handkraft, Bizepskraft, Stepping, Sit-ups, Muskelgeschwindigkeitsmessungen und Messungen der Muskelkoordination (Fingertapping).

Auch sehr alte Menschen können durch gezieltes Bewegungstraining noch Muskelzuwachs erreichen. Das wird ganz besonders wichtig, wenn Knochen und Gelenke erste Schäden aufweisen – dann muss der Muskelapparat nämlich wirkungsvoll das Skelett stützen können.

Hirnalterung und Stress

Chronischer Stress hat nicht nur Einfluss auf die Entwicklung von Herz-Kreislauf-Erkrankungen im Alter, sondern auch auf Immunsystem, Blutzuckerstoffwechsel, Knochenmasse und Gehirnalterung.

Train your brain! Wer täglich mindestens 20 Minuten intensiv sein Hirn fordert, hat länger Spaß und Erfolg.

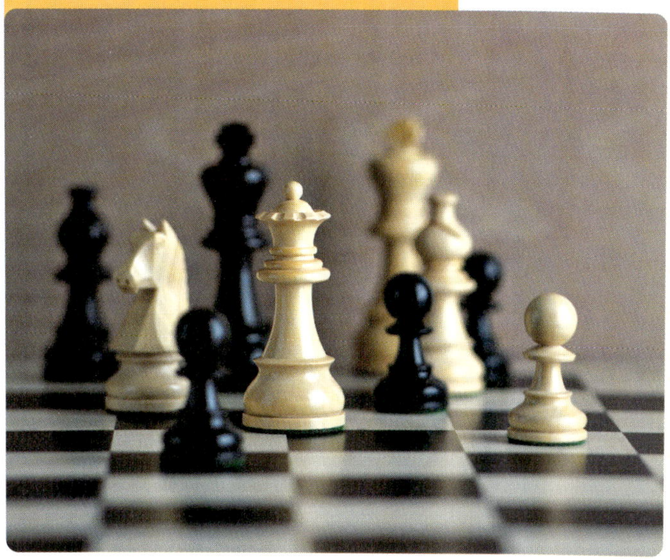

»Hauptsache, der Kopf bleibt klar!« ist die Sorge vieler älterer Menschen. Wohl zu Recht ist ein geistiger Abbau die am meisten gefürchtete Alterserscheinung überhaupt, da sie als Altersdemenz im Extremfall zu einer hilflosen Abhängigkeit und sogar dem Verlust der eigenen Persönlichkeit führen kann.

Sehr hohe Cortisolspiegel beispielsweise beeinflussen den Hippocampus genannten Teil des Gehirns und zerstören dort nachhaltig unsere Gedächtnis- und Wahrnehmungsfunktionen. Hinzu kommen altersbedingt verminderte Leistungen verschiedener wichtiger Botenstoffe und die Abnahme der so genannten neuronalen Verknüpfungen, also der »Datenbahnen« in unserem Gehirn.

Anatomisch betrachtet ist der Hippocampus der Anker für unsere Erinnerungen. Er ist eine dem Seepferdchen ähnliche Struktur im Gehirn und die Schleuse, durch die Kurzzeiterinnerungen in das Langzeitgedächtnis abgelegt werden. Fällt der Hippocampus aus, bleibt quasi die Zeit stehen: Wir können keine neuen Informationen mehr speichern – weder sachliche noch emotionale.

Das Zentralnervensystem

Zur Kontrolle werden bei einer Anti-Aging-Behandlung verschiedene Funktionen des Zentralnervensystems untersucht. Infrage kommen beispielsweise sensorische Tests wie höchster hörbarer Ton, Akkomodationsfähigkeit des Auges, Vibrationssensitivität oder Vigilanz (Reaktionsmessungen auf akustische und visuelle Reize).
Die Gedächtnisfunktionen werden eingehend z. B. durch Memory-Tests mit Zahlen, Bildern oder der Reihenfolge von Lampen geprüft. Weitere Untersuchungsverfahren sind kognitive assoziative Tests (beispielsweise Farb-Wort-Test, Landolt-Test) oder Messungen der Stimmung (Depressionsskalen nach Beck und Hamilton), verschiedene Stressanalysen sowie Schlafdiagnostiktests.

Angriff auf die Körperzellen

Der Körper verliert mit höherem Lebensalter die Fähigkeit, innere und äußere Schadstoffe abzuwehren und zu entgiften. Freie Radikale greifen in Zellstruktur und Stoffwechsel ein und schädigen sie, so dass sie als Hauptursache der Zellalterung und altersbedingter Erkrankungen, wie z. B. Alzheimer, Lipidoxidation, Arteriosklerose, Glykoxidation, Diabetes mellitus, oxidative Schädigungen von Bändern und Gelenkapparat und Parkinson, gelten. Freie Radikale können durch verschiedene Methoden abgefangen werden. Die Messung der Oxidationsprodukte im Blut und im Urin gibt erheblichen Aufschluss über das zu erwartende Ausmaß der Zellzerstörung.

Zellschädigende Einflüsse in Schach halten

Ein Anti-Aging-Therapeut wird Ihnen Ratschläge geben, wie Sie durch entsprechende Änderungen des Lebensstils eine Verringerung der Schädigung durch freie Radikale erreichen können. Außerdem wird er Ihnen bei Bedarf im Rahmen einer orthomolekularen Therapie zusätzliche Antioxidanzien geben, in den ersten Wochen hoch dosiert, später in solchen Mengen, dass eine normalisierte oxidative Aktivität gewährleistet ist. Dabei muss er beachten, dass im Alter die Eigenproduktion des Körpers an antioxidativen Stoffen (beispielsweise Superoxiddismutase, Glutathion, Glutathionperoxidase, Katalase, aber auch Urate, Bilirubin, Coeruloplasmin, Transferrin und Albumin) herabgesetzt bzw. deutlich weniger wirksam ist.

Der zerstörerische Einfluss freier Radikale ist eine Hauptursache für beschleunigte Alterungsprozesse. Das können Sie selbst tun, um diese Belastung herabzusetzen:

- Hören Sie auf zu rauchen bzw. vermeiden Sie verqualmte Räume.
- Sorgen Sie für eine möglichst schadstofffreie Umgebung zu Hause und am Arbeitsplatz.
- Bauen Sie reichlich Nahrungsmittel mit natürlichen Antioxidanzien in Ihre Ernährung ein.
- Bewegen Sie sich ausreichend an der frischen Luft.

Giftstoffe erhöhen das Krebsrisiko

Eines der wesentlichen Probleme des alternden Organismus besteht in der zunehmenden Belastung mit Substanzen, die den Körper zu Abwehrreaktionen veranlassen (beispielsweise Giftstoffe, aber auch Antigene). Jedoch auch körpereigene Stoffe, wie z. B. verschiedene Abfallprodukte des Stoffwechsels, müssen abgebaut und ausgeschieden werden.

Es bestehen direkte Zusammenhänge zwischen der mangelnden Aktivität bestimmter Enzyme und Krebsentstehung. Insbesondere bei Brustkrebs, Prostatakarzinom, Dickdarm- und Lungenkrebs ist dies wissenschaftlich nachgewiesen worden. Es bestehen aber auch gleichzeitig direkte Beziehungen zwischen der Art der Nahrung und der Aktivität dieser Enzyme, wobei besonders pflanzlichen Stoffen wie Lignanen, Indol-Karbinolen und Isoflavonen eine bedeutende Rolle zukommt.

Im Rahmen einer Anti-Aging-Behandlung können die genetische Bestimmung der Enzymaktivität sowie weitere Messungen Aufschluss geben über das individuelle Risiko, an Krebs zu erkranken. Wie ausführlich beispielsweise die genetischen Untersuchungen ausfallen, hängt auch davon ab, ob der Patient ein familiär erhöhtes Risiko für eine Krebserkrankung hat.

Im Bedarfsfall wird der Anti-Aging-Arzt zu einer gezielten Ernährungsumstellung raten. Die zusätzliche Zufuhr von Antioxidanzien und entsprechend wirkenden pflanzlichen Stoffen mindern das Erkrankungsrisiko sehr deutlich.

Freie Radikale sind aggressive Moleküle im Körper, die Zellen angreifen. Sie sollen z. B. an der Entstehung von Arterienverkalkung, Krebserkrankungen und Alzheimer beteiligt sein.

Genetische Ursachen

Die Veränderungen gewisser genetischer Strukturen (Demethylierung und Hypermethylierung) gehören zu den klassischen Problemen des Alterungsprozesses. Erwiesenermaßen sind sie häufig an einer Krebsentstehung beteiligt. Z. B. kann so eine genetische Veränderung über komplizierte Stoffwechselprozesse zu einer Erhöhung von Homozystein führen, einem Krebs fördernden Zwischenprodukt des Aminosäurestoffwechsels.

Erst neuere genetische Forschung machte es möglich, diese Veränderungen und ihre Auswirkungen zu untersuchen. Die Messung des so genannten epigenetischen Codes wird heute in guten genetischen Labors durchgeführt. Sie ist besonders sinnvoll für Männer mit einem erhöhten Risiko für Prostatakrebs. Durch gezielte Zufuhr von Substanzen wie z. B. verschiedenen Vitaminen kann der Anti-Aging-Therapeut das eventuell diagnostizierte erhöhte Erkrankungsrisiko senken.

Natürlich sind viele Vorbeugemaßnahmen, ganz zu schweigen von Therapien zum Erhalt der Libido und sexuellen Zufriedenheit, nicht im Leistungskatalog von Krankenkassen enthalten. Aber man sollte überlegen, ob die Kosten einer individuellen Behandlung nicht besser angelegtes Geld sind als die mit leichter Hand ausgegebenen Summen für irgendwelche Konsum- und Luxusartikel.

Der Hormonhaushalt

Hormone sind wichtige Botenstoffe und als Informationsüberträger zwischen den Zellen mit Alterungsprozessen klar verknüpft. Entsprechend gehört zu einer Anti-Aging-Behandlung die Messung der Hormonspiegel und ihrer Zwischen- bzw.Umwandlungsprodukte. Ziel ist eine individuelle Hormonersatztherapie oder Stimulation fehlender Hormone. Gemessen werden: Östradiol, Östron, FSH, LH, Gesamttestosteron, freies Testosteron, freier Androgenindex, SHBG, IGF-1, IGF-BP3, DHEA-S, Cortisol, Leptin, Insulin sowie die Schilddrüsenhormone TSH, T3 und T4. Genaueres über Möglichkeiten und Risiken zusätzlicher Hormonzufuhr erfahren Sie im nächsten Kapitel, da dieser Bereich einen Schwerpunkt der Anti-Aging-Medizin darstellt.

Vitamin- und Mineralstoffmangel

Mit zunehmendem Alter kommt es zur Verarmung an Vitaminen, Antioxidanzien und Mineralstoffen. Ursache dafür sind Verwertungsstörungen, chronische Erkrankungen (z. B. Krebs, Herz-Kreislauf-Erkrankungen, Darmentzündungen, Sprue, Glutenallergien und Nieren- oder Leberfunktionsstörungen). In unseren Breiten kommt es nur noch selten zu schweren Vitaminmangelkrankheiten wie Beri-Beri, Skorbut oder Rachitis – hier liefert unsere Nahrung ausreichend Vitalstoffe. Zur Vorbeugung von Alterserscheinungen ist aber eine zusätzliche Zufuhr bestimmter Vitamine und anderer Stoffe nötig. Die Anti-Aging-Medizin will damit die Aktivität körpereigener Enzyme und so den Zellstoffwechsel stimulieren. Ausgangspunkt einer gezielten Behandlung ist dabei die genaue Analyse von Symptomen und Beschwerden des Patienten sowie eine Untersuchung des Zellstoffwechsels im Hinblick auf das vorhandene Maß an Oxidations- und Entgiftungsprozessen. Letzteres ist heute noch schwierig zu klären, denn es fehlt an einer guten differenzierten Labortechnik, die über den Gehalt an Vitalstoffen Auskunft geben kann.

Die Immunabwehr

Ab einem gewissen Alter finden sich viele Menschen damit ab, dass eine körperliche Beschwerde von der nächsten gefolgt ist. Immuntests können die Herabsetzung der Abwehrkräfte messen. Die Schwächung des Immunsystems geht einher mit Veränderungen des Hormonhaushalts (besonders der Östrogene, Testosteron, DHEA und Cortisol). Wichtige Faktoren für eine Verminderung der zellulären Immunität sind Stress oder chronische Infekte (z. B. EB-Virus, HIV, Herpes, Toxoplasmose, Cytomegalie, HPV). Um die Abwehrkraft zu prüfen, werden im Rahmen einer Anti-Aging-Behandlung folgende Werte gemessen: T-Lymphozyten, Immunglobuline, DHEA-S und Cortisol, TH1/TH2 ratio, NK-Zellzahl und Aktivität, CD4/CD8 Ratio.

Auch der Darm altert

Der Darm ist eines der größten und wichtigsten Organe für den Hormonhaushalt, die Immunabwehr und das Nervensystem. Über die Hälfte aller Nervenfasern gehen vom Darm zum Gehirn, im Magen-Darm-Bereich vorhandene hormonaktive Drüsen regulieren Produktion und sAusstoß von Hormonen. Das Darmimmunsystem kontrolliert Fremdstoffe, Bakterien und Viren, damit diese nicht die Darm-Blutschranke durchbrechen. Im Alter mehren sich Verwertungsstörungen. Eine Anti-Aging-Behandlung sollte deshalb auch eine Stuhluntersuchung beinhalten. Dabei wird u. a. geprüft: Vorhandensein aerober und anaerober Bakterien, von Verdauungsresten (Fette, Eiweiß, Zucker im Stuhl), Antikörper gegen Endomysium, Transglutaminase, Gliadine sowie das Schleimhautimmunglobulin A (SigA). Die Messung der Stoffe Calprotektin und MPK 2 kann Hinweise auf Entzündungen oder Karzinome geben. Bei entsprechend positiv ausgefallenen Tests werden weitere Maßnahmen wie eine Darmspiegelung veranlasst.

Die Nierenfunktion

Schwächungen der Nierenfunktionen sind ebenfalls eine häufige Alterserscheinung. Ursache ist häufig der Anstieg der Blutzuckerwerte, was zur Verengung feiner Nierenkapillaren und Verdickung der Basalmembran führt. Damit ist die wichtige Entgiftungsfunktion der Nieren beeinträchtigt. Feststellbar ist das durch Urinuntersuchungen im Labor (Messung: 24-Stunden-Clearance und Kreatininwerte).

Altersbedingte Verwertungsstörungen im Darmtrakt beruhen nicht selten auf einer Unverträglichkeitsreaktion oder auf allergischen Reaktionen gegenüber Nahrungsmitteln.

Die Knochen werden brüchig

Insbesondere Frauen nach den Wechseljahren sind betroffen: Die Knochenentmineralisierung bis hin zum Knochenstrukturumbau (Osteoporose) sind altersbedingte Erkrankungen. Nur in seltenen Fällen können auch Überfunktionen der Schilddrüse oder metastasierende Krebserkrankungen dabei eine Rolle spielen.

Unbedingt gehört deshalb zu einer Anti-Aging-Behandlung die so genannte DEXA-Messung zur Knochendichtebestimmung (T-Wert, Z-Wert) und zur Fett-Muskelmasse-Bestimmung. Zur weiterführenden Diagnostik kommen auch Röntgen- und Laboruntersuchungen infrage.

Weitere wichtige Anti-Aging-Analysen

Zahlreiche andere Untersuchungen kommen je nach Patient infrage, um z. B. das individuelle Herz-Kreislauf-Risiko abzuschätzen. Dazu gehört die Bestimmung des Bodymass-Index (BMI) und die Kontrolle folgender Werte:

- Insulin
- Fibrinogen
- Supersensitives CRP
- IL-6
- DHEA-S
- IGF-1
- Homozystein
- PAI-1, Faktor VII
- Cholesterin (HDL, LDL)
- Triglyzeride
- Glukose
- HbA1c
- Harnsäure
- Albumin
- Eiweiße
- Leberwerte
- Amylase
- Harnstoff

Hormonersatz – Möglichkeiten und Risiken

Altersbedingte Hormonmängel durch zusätzliche Zufuhr ausgleichen – nichts klingt einfacher, aber dieses Thema ist heftig umstritten. Nach neueren Erkenntnissen ist vieles sinnvoll und auch möglich. Aber nicht für jeden das Gleiche.

Abwägen statt abwerten

Hormonersatztherapie: Heißt das nicht, der Natur ins Handwerk pfuschen? Schließlich ist der Alterungsprozess mitsamt dem Abfall der Hormonwerte ein biologischer Vorgang. Andererseits würde dieser Vorwurf für viele therapeutische Maßnahmen der modernen Medizin gelten. Jenseits von ideologischen Fragen lässt sich feststellen: Die gezielte Zufuhr zusätzlicher Hormone bringt nicht Ihre Jugend zurück. Sie kann aber zahlreichen Beschwerden vorbeugen, sie lindern und die negativen Auswirkungen des Alterns um Jahre hinausschieben. Damit gewinnen Sie mehr Lebensqualität für die vielen Jahre, die unsere so genannte zweite Lebenshälfte ausmachen. Und dazu gehört ganz sicher auch die Möglichkeit, weiterhin sexuell aktiv zu bleiben.

Der Ausgleich von Hormonmängeln ist an sich ja kein neues Thema. Schon seit vielen Jahren besteht die so genannte Hormonersatztherapie für Frauen nach der Menopause. Für manche hat sie sich als äußerst segensreich erwiesen, andere litten aber auch unter einer Vielzahl von Unverträglichkeitserscheinungen.

Und schlimmer: Die Zufuhr von Östrogenen schien mit hohen Risiken behaftet (z. B. Brustkrebs zu fördern). Neue amerikanische Studien bestätigten dies offenbar und trugen zur Verunsicherung zahlreicher Frauen bei, die jahrelang Hormonersatz genommen hatten. Was nun?

Östrogene – wie sie wirken

Durch das fast völlige Erlöschen der Eierstockfunktion kommt es im Alter um 50 Jahre zu einer dramatisch verringerten Produktion von Östrogenen und Progesteron, aber auch von Androgenen. Die Folgen sind nur allzu bekannt: depressive Verstimmungen, Leistungsminderung, Gedächtnisprobleme, Angstzustände, Schlafstörungen, Gelenkbeschwerden sind die akuten Symptome. Hinzu kommen Trockenheit der Schleimhäute, Blasen- und Libidostörungen. Nachdem dieser Mangelzustand etwa zehn Jahre bestanden hat, ist das Risiko beträchtlich erhöht, an Osteoporose zu erkranken oder einen Herzinfarkt bzw. Schlaganfall zu erleiden. Konsequenterweise wurde die Hormonersatztherapie eingeführt. Durch Einnahme oder Injektion, später auch durch fixe Dosierungen von Pflastern oder Gelen, wurden die Symptome in den meisten Fällen gut behoben.

Vorbeugungseffekt war nicht beweisbar

Allerdings wurden wirkliche Erfolge bei der Vorbeugung von Herz-Kreislauf-Erkrankungen durch diese Form der HRT (Hormone Replacement Therapy) nie nachgewiesen. Und: Viele Frauen wurden dicker, bekamen Myome an der Gebärmutter, die Brüste wurden größer, schmerzten manchmal, es entstanden Krampfadern und Zellulite. Regelrecht in Verruf geriet die HRT, nachdem 2002 eine groß angelegte amerikanischen Studie (WHI-Studie) abgebrochen worden war – wegen zu hoher Risiken für die beteiligten Frauen. Diese hatten unter der Langzeiteinnahme einer Östrogen-Progesteron-Mischung im Vergleich zur Kontrollgruppe, die ein Scheinmedikament einnahm (Plazebo), eine massiv erhöhte Anzahl von Schlaganfällen, Herzinfarkten, Thromboembolien und Brustkrebserkrankungen erlitten. Als positive Ergebnisse waren erheblich weniger Knochenbrüche und Fälle von Dickdarmkrebs zu verzeichnen, womit die vorbeugende Wirkung der HRT auf diesen Gebieten erstmals nachgewiesen wurde.

Bloß kein Gießkannenprinzip!

Was ist nun von diesen bei dieser Studie aufgetretenen gravierenden Herz-Kreislauf- und Krebsrisiken zu halten? Zunächst einmal wurden alle Studienteilnehmerinnen mit einer Einheitstherapie behandelt, erhielten dieselbe Hormondosis und -kombination. Dann hatten die Frauen zum großen Teil Vorerkrankungen oder erbliche Faktoren, die die spezifischen Krankheitsrisiken erhöhten. So litten mehr als ein Drittel an zu hohem Blutdruck, etliche hatten erhöhte Cholesterinwerte, bereits einen Herzinfarkt oder Schlaganfall erlitten oder familiär gehäuft auftretenden Brustkrebs. Außerdem waren Diabetikerinnen und auch Frauen mit Angina-pectoris-Anfällen dabei. Was die WHI-Studie vor allem bewies, ist nicht die grundsätzliche Gefährlichkeit der HET, sondern die Notwendigkeit, jeden Patienten absolut individuell zu behandeln.

Dosierungen waren oft zu hoch

Ursache dafür, dass die HET zu so unterschiedlichen Ergebnissen führte, ist die Verschiedenheit der Menschen – eigentlich eine Banalität, die bei der Zufuhr von Hormonen bisher konsequent ignoriert wurde. Die genetischen Grundlagen der Verschiedenheit sind messbar und werden z. B. in einem Anti-Aging-Institut gezielt und individuell gemessen. Das erlaubt eine genau auf die untersuchte Person abgestimmte Einschätzung der Risiken der Hormonersatztherapie.

Die Risiken von zu viel Östrogen

Bei durch individuelle Veranlagung oder zu hoch dosierte HET entstehendem Östrogenüberschuss im Gewebe ergeben sich folgende Beschwerden und Risiken:

- Erhöhte Neigung zur Ablagerung von Fett (besonders an Armen und Beinen)
- Säulenförmiger Aufbau des Unterhautfettgewebes (Zellulite)
- Östrogenabhängige Wucherungen (Myome, Endometriose, Brustdrüsenknoten, Mastopathie)
- Brustkrebs
- Thrombosen
- Krampfadern, Hämorrhoidalprobleme

Für viele Frauen kommt eine Hormonersatztherapie mit Östrogenen wegen individueller Risiken nicht infrage. Phytoöstrogene in Form von Sojaprodukten, Leinsamen und zahlreichen anderen pflanzlichen Mitteln sind aber nicht von diesem Verbot betroffen und können Beschwerden ebenfalls wirksam lindern bzw. ihnen vorbeugen.

Wenn Frauen oder Männer beispielsweise durch ihre genetische Veranlagung (genetische Polymorphismen, siehe Seite 61) Östrogene besonders langsam abbauen, werden sie eine zusätzliche Zufuhr nur schlecht vertragen. Sie haben ohnehin über die Zeit der gesamten Geschlechtsreife hohe Östrogenspiegel im Gewebe und damit verbunden die typischen Krankheitsrisiken (siehe oben).

Ohnehin hohe Östrogenspiegel haben z. B. Frauen vom Venustyp. Sie leiden zwar auch besonders unter dem starken Abfall dieser Hormone in den Wechseljahren, haben aber im Vergleich zu anderen Hormontypen immer noch recht hohe Östrogenpegel. Zusätzliche Zufuhr wäre bei ihnen eher schädlich und mit Risiken behaftet. Für sie wäre eventuell eine Behandlung mit Gelbkörperhormon und pflanzlichen Östrogenen eine Alternative. Andere Hormontypen können von einer gut auf ihre Konstitution abgestimmten Östrogengabe aber durchaus profitieren. Östrogene werden als Injektion, Tablette, Pflaster oder Gel (zur lokalen Anwendung) verabreicht.

Testosteron ist mehr als ein Sexstimulans

Auch Testosteron wird im Lauf des männlichen Lebens kontinuierlich weniger. Dabei haben Männer dann Symptome, die den Wechseljahrebeschwerden der Frauen sehr ähneln. Schlafstörungen, Schwitzen, Libidostörungen, geringe Selbstwerteinschätzung bis hin zu Depressionen, Einbußen von Lebensenergie, Vitalität und Lebensqualität sind die Folgen.

Die Andropause

Ab dem 25. Lebensjahr verlieren Männer jährlich etwa zwei Prozent ihres bioverfügbaren Testosterons. Bis zum 50. Lebensjahr summieren sich diese Verluste so weit, dass etwa 40 bis 60 Prozent aller Männer unter den oben genannten Symptomen leiden. Vermutlich sind es sogar noch erheblich mehr, da »Mann« eben weniger auf seine Gesundheit achtet und eher nach der Devise »nicht drum kümmern« verfährt, weil nicht sein kann, was nicht sein darf. Immerhin gibt es heute für diese Vielzahl an Hormonmangelbeschwerden einen Begriff: Andropause, PADAM (Partial Androgene Deficiency Syndrome of the Aging Male) – oder einfach männliche Wechseljahre.

Dabei sind auch hier wieder völlig unterschiedliche hormonale Typen zu beobachten. Ausgehend von den Bildungs- oder Abbaustufen der männlichen Hormone, findet man Männer mit hohem Testosteronanteil, aber auch ausgeglichenen Östrogenen (Mars), Männer ohne Östrogenanteile mit hohen Testosteronspiegeln (Asket) und Männer mit niedrigen Testosteron- und hohen Östrogenspiegeln (Androgyner).

Ein Multifunktionshormon

Eine Hormonersatztherapie bei Männern mit Testosteronmangel ist aus verschiedenen Gründen sinnvoll. Testosteron ist ein natürliches Hormon, das die Vitalität und Gesundheit des Mannes aufrechterhält. Wir wissen, dass gerade die Zunahme des Bauchs bei Männern um die 50 durch den Testosteronmangel bedingt ist.

Auch Testosteron darf nicht nach dem Gießkannenprinzip gegeben werden – sonst würde man die Fehler der HET wiederholen. Testosteron ist nicht für alle Männer geeignet, sondern nur für jene, bei denen der Arzt aufgrund ihres Gesundheitszustands und der hormonellen Regulationsmechanismen, die auch genetisch bestimmt werden können, grünes Licht gibt. Die Therapie sollte wie alle Hormongaben nur von hervorragend ausgebildeten Ärzten durchgeführt werden!

Testosteron verbessert den Aufbau der Muskulatur und den Fettabbau. Es wirkt sich positiv auf den Fettstoffwechsel bei Männern aus, senkt wesentliche Risikofaktoren für Herz-Kreislauf-Erkrankungen, wie z. B. das Lipoprotein a. Testosteron hat seine größte Dichte an Rezeptoren in den Herzkranzgefäßen. Das hat seinen Sinn. Denn Testosteron wird durch das Enzym Aromatase in Östrogene umgewandelt. Östrogene sind aber die stärksten Gefäßerweiterer. Damit reguliert Testosteron die koronare Herzdurchblutung. Der altersbedingte Verlust des Hormons kann also erhebliche Einflüsse auf das Risiko für einen Herzinfarkt ausüben.

Fast hätten wir's vergessen: Für männliche Potenz und Libido ist ein ausgeglichener Testosteronspiegel natürlich auch unerlässlich. Und damit Mann nicht nur kann, sondern auch Lust hat: Männer mit zusätzlicher Testosteronzufuhr berichteten, dass sie schon bald mehr Energie verspürten und sich die Stimmungslage verbesserte.

Risiko Prostatakarzinom?

Die Frage, die immer wieder auftaucht, ist die nach dem Risiko der Entstehung eines Prostatakarzinoms. Alle bisherigen Studien haben eher das Gegenteil bewiesen: Offenbar ist wohl eher der Mangel an Testosteron für die Entstehung des Prostatakarzinoms verantwortlich. Dafür spricht auch, dass junge Männer mit hohen Testosteronspiegeln sehr selten ein Karzinom entwickeln, während ältere mit niedrigen Hormonspiegeln ein hohes Risiko tragen.

Zunächst muss man dazu sagen, dass jede Testosterontherapie in Absprache mit einem Urologen geschehen muss. Denn nur er kann die Prostata beurteilen. Inwieweit Testosteron das Wachstum eines bereits vorhandenen Karzinoms beschleunigt, wird noch diskutiert. Immerhin war das offenbar bei solchen Anwendungen der Fall, die Testosteron über den normalen physiologischen Spiegel hinaus erhöhten, also vorwiegend Tabletten und Spritzen. Die neue

Sie haben nicht einfach einen Körper – Sie sind auch Ihr Körper. Es lohnt sich, über seinen Gesundheitszustand und seine Bedürfnisse so viel wie möglich zu erfahren. Er ist mehr als ein Werkzeug, das man bei Problemen zum Arzt »zur Reparatur« bringt.

Durch reichliche Zufuhr von magerem Eiweiß und Vitamin C bekommt die Hirnanhangsdrüse die Bausteine für Aminosäuren und sorgt dann für ausreichenden Nachschub an Wachstumshormon.

Gelanwendung führt dagegen zu physiologischen, also normalen Blut- und Gewebsspiegeln. Hier ist wohl kein beschleunigtes Karzinomwachstum zu befürchten, wenngleich man auch hier, unter Mithilfe des Urologen und zu bestimmender PSA-Werte, individuell und maßgeschneidert dosiert.

Nicht nur für Kinder – Wachstumshormon

Wachstumshormon (STH = somatotropes Hormon, oder engl.: hGH= human Growth Hormone) ist wichtig für den Muskelaufbau, hat positive Wirkungen auf den Fettstoffwechsel und die Psyche und schützt die Knochen. Es hat also ein ähnliches Wirkungsspektrum wie Testosteron.

Seinen Namen hat das Wachstumshormon daher, dass es bei Kindern in besonders hohen Konzentrationen vorliegt. Bei ihnen spielt es eine wichtige Rolle für das körperliche Wachstum. Aber auch beim Erwachsenen erfüllt es noch zahlreiche Funktionen: Es kontrolliert u. a. den Wasserhaushalt, verbessert die Herzkraft und vermehrt die Wanddicke des Herzes.

Satte 85 Prozent aller älteren Männer um die 65 Jahre weisen so niedrige Wachstumshormonspiegel auf, wie sie bei jüngeren Männern nur bei einer schweren Erkrankung vorkommen.
Inzwischen sprechen Wissenschaftler von »Somatopause«, um das Symptombündel zu beschreiben, das mit dem Wachstumshormonmangel bei älteren Menschen einhergeht.

Typische Mangelerscheinungen

Bei Menschen mit Wachstumshormonmangel kommt es zur Zunahme von Bauchfett, Muskelabbau, Osteoporose, psychischen Störungen wie Isolationstendenzen, Depressionen, Libidoverlust und Gedächtnisstörungen.
Neben Alterungsprozessen können aber auch Ernährungs- und Krankheitsfaktoren zu einem Mangel an Wachstumshormon führen. So zeigen Übergewichtige, die zusätzlich häufig einen erhöhten Insulinspiegel haben, fast durchgehend niedrige IGF-1-Spiegel. IGF-1 und IGF-BP3 sind die in der Leber unter Einfluss von Wachstumshormon gebildeten Wachstumsfaktoren (IGF-1) bzw. das dazugehörige Bindungseiweiß (IGF-BP3). Die Balance zwischen beiden ist bei der Therapie mit Wachstumshormon der entscheidende Faktor.

Hormonersatz brachte eindrucksvolle Ergebnisse

Groß angelegte Studien in den USA, die sich mit Hormonersatz bei gesunden älteren Menschen mit Wachstumshormonmangel beschäftigen, haben alle hervorragende Ergebnisse gebracht.
Die Studienteilnehmer verloren an Übergewicht, gewannen deutlich Muskelmasse und -kraft, die Gangsicherheit verbesserte sich. Und vor allem: Die Zahl der Herzinfarkte reduzierte sich erheblich durch eine Verbesserung der Blutfette. Offensichtlich kann Wachstumshormonersatz in hohem Maß zur Vorbeugung von Herz-Kreislauf-Krankheiten beitragen. Bei niedriger Dosierung wurden nur geringfügige Nebenwirkungen beobachtet. Aber auch diese Thera-

pie ist nur sehr erfahrenen Ärzten vorbehalten. So gehört zur Diagnose eines Wachstumshormonmangels immer auch ein so genannter dynamischer Belastungstest der Hypophyse und der Ausschluss eines Hypophysentumors durch eine Kernspin- oder Computertomographie.

Wachstumshormon muss unter die Haut injiziert werden. Der Wermutstropfen: Die Substanz ist teuer, und eine Therapie mit Wachstumshormon muss über einen längeren Zeitraum durchgeführt werden, um Wirkung zu haben.

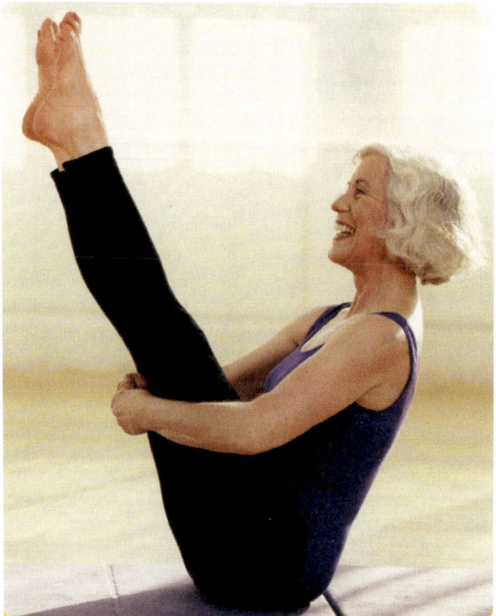

Viel Bewegung stimuliert im Gehirn die Produktion von Wachstumshormon.

Fast ein Jungbrunnen – das Hormon DHEA

Das Nebennierenrindenhormon DHEA wird in vielen Publikationen als eine Art »Wunderkind« von Anti-Aging dargestellt. Es soll die körperliche und geistige Leistungsfähigkeit steigern, die Haut glätten, die Immunabwehr stärken, vorbeugend gegen Herz-Kreislauf- und Krebserkrankungen wirken, Altersdiabetes und Depressionen mildern – kurz, rundum jünger, vitaler und sexy machen. Da ist auch was dran – dennoch ist DHEA keineswegs ein Allheilmittel für den Hausgebrauch.

Was die Forschung erbrachte

Über DHEA gibt es zahlreiche Studien, die in ihren Ergebnissen aber durchaus nicht eindeutig ausfallen. So sprechen einige dem DHEA jedweden Einfluss in Bezug auf das Altern ab, andere wiederum geben dem Hormon eine überhöhte Bedeutung, wobei der Verdacht ökonomischer Interessen in diesem Fall nicht von der Hand zu weisen ist. Was wissen wir also wirklich, was ist wissenschaftlich gesichert? Sowohl bei der Frau als auch beim Mann spielt DHEA offenbar eine große Rolle. Während es bei der Frau als zentrales Androgen im Mittelpunkt steht, ist seine Wirkung beim Mann weniger genau beschrieben.

Während des Alterungsprozesses kommt es zu einer Verminderung der Produktion von DHEA. Dabei spielen allerdings individuelle Schwankungen im Altersverlauf eine große Rolle. So finden wir Männer und Frauen, die schon sehr früh Werte eines alten Menschen aufweisen, wie auch umgekehrt Menschen mit hohen Werten selbst im Alter. Den stärksten Abfall an DHEA erfahren Mann und Frau ab dem 35. Lebensjahr. Während ein 25-jähriger Mann noch im

Hochwertige Pflanzenöle mit ungesättigten Fettsäuren sorgen für mehr DHEA im Körper. Aber auch geistige Übungen bleiben nicht ohne Einfluss: Bei Menschen, die regelmäßig meditieren, wurde eine deutliche Erhöhung des DHEA-Spiegels festgestellt.

Ohne einen Schuss Androgene geht auch bei Frauen nichts: Sexualität wird mehr zur Last als zur Lust, wenn der Pegel von DHEA zu sehr abgesunken ist. Zusätzliche Zufuhr des Hormons ist am günstigsten in einer Mischung mit Östrogen – aber nur unter Kontrolle eines Arztes!

Durchschnitt etwa 35 Milligramm DHEA täglich produziert, verringert sich diese Menge bei einem 80-Jährigen auf im Schnitt nur noch sieben Milligramm am Tag.
Durch den Verlust an diesem Hormon entstehen Mangelsituationen, die einen Einfluss auf den Alterungsprozess haben.

Wichtig für die weibliche Sexualität

Da DHEA für die Frau das entscheidende Androgen darstellt, bedeutet der Verlust dieses Hormons nach der Menopause einen erheblichen Einschnitt in ihr Leben. Viele Forschungen beschäftigen sich daher mit den Veränderungen der weiblichen Sexualität und Libido durch Androgenverlust.

> Die Libido ist eingebettet in ein Gefühl von »Well-being« – guter körperlicher und psychischer Selbsteinschätzung. Die Verminderung sexueller Wünsche, Orgasmusstörungen und Schmerzen beim Geschlechtsverkehr gehen eindeutig mit dem Gefühl geringer sexueller Befriedigung und Verlust an Lebensfreude einher. Von »Well-being« kann dann keine Rede mehr sein – und das liegt häufig auch bei Frauen an einem Mangel an Adrogenen.

Untersuchungen von Frauen zwischen 40 und 60 Jahren ergaben eine direkte Beziehung zwischen sexuellem Erleben und dem DHEA-Spiegel. Androgene beeinflussen somit das Gefühlsleben, das »Well-being« und die weibliche Vitalität. DHEA- oder auch Testosteronzufuhr kann verloren gegangene sexuelle Wünsche und Bedürfnisse wieder erwecken.

Weitere Ergebnisse

Die Frage, inwieweit DHEA einen Effekt auf die Lebensdauer des Menschen besitzt, ist bisher nicht geklärt. DHEA senkt die Energiezufuhr (deshalb sollte man DHEA auch nicht vor sportlicher Betätigung zu sich nehmen) und schützt so den Organismus vor Abbauprozessen des Stoffwechsels, die den Alterungsprozess beschleunigen.
Durch die Zufuhr von DHEA konnte bei älteren Menschen das Risiko für Komplikationen nach einem Herzinfarkt um 48 Prozent gesenkt werden. Neue neuseeländische Studienergebnisse halten den gefäßschützenden Einfluss von DHEA für so hoch, dass sie anhand der Spiegel dieses Hormons das Risiko für einen Herztod abschätzen.
DHEA hemmt die Cortisolbildung und hat damit indirekt und direkt über einen eigenen DHEA-Rezeptor an den Lymphzellen einen immunstimulierenden Einfluss. Im Gehirn wirkt DHEA auf das Gedächtnissystem im Hippocampus und schützt auch hier vor den zerstörenden Wirkungen von Cortisol. Aber auch die antidepressive Wirkung über die Hemmung des so genannten GABA-Rezeptors ist nachgewiesen.

So wird DHEA ersetzt

Bei Männern mit niedrigen DHEA-Werten sollte eine DHEA-Ersatztherapie mit 25 bis 50 Milligramm täglich morgens beginnen (wegen der Energie reduzierenden Wirkung aber nicht vor dem Morgensport). Höhere Dosen sind extrem selten notwendig. In einigen Fällen kann es zu einer Anreicherung des Hormons im Körper kommen; dann ist es natürlich sinnvoll, die DHEA-Dosierung anzupassen.

Bei Frauen ist DHEA-Zufuhr als Androgenausgleich zu werten, da DHEA zu Testosteron umgewandelt wird, selbst aber auch als schwaches Androgen wirksam ist. Es ist sinnvoll, DHEA immer mit einer gleichzeitigen Östrogenersatztherapie zu kombinieren und eventuell einen Wochentag auszusetzen, um Anreicherungen zu vermeiden. Die empfohlene Dosis für Frauen liegt bei 15 Milligramm am Tag. DHEA ist in Deutschland schon seit Jahren in Form einer Östrogen-DHEA-Mischung als monatlich zu injizierendes Präparat auf dem Markt. Es gibt DHEA aber auch in Form von Tabletten, Kapseln oder eines auf der Haut anzuwendenden Gels.

Bloß keine Selbstversuche!

DHEA ist ein hochwirksames Hormon und als solches rezeptpflichtig und nur unter der Kontrolle eines erfahrenen Arztes anzuwenden. Es kann dann aus allen europäischen Apotheken bezogen werden. Kleine Mengen zum Eigengebrauch kann man auch aus den USA einführen. Große Men-

»Keine Wirkung ohne Nebenwirkung« ist ein alter Leitsatz von Medizinern und fasst die an sich logische, aber unbeliebte Einsicht zusammen, dass ein wirkungsvolles Medikament immer auch das Risiko ungewollter Nebenwirkungen birgt. Hormonpräparate bilden da keine Ausnahme.

DHEA – Wirkungen und mögliche Nebenwirkungen

Wirkung bei Männern

- Beseitigung von Nachtschweiß
- Hebung der Stimmungslage, antidepressiv
- Verbesserung von Vitalität und »Well-being«
- Verbesserung der Haut- und Haarstruktur, Nägelwachstum
- Muskelaufbau
- Fettabbau
- Verbesserte Stresstoleranz
- Immunsystem wird gestärkt
- Schutz vor Gedächtnisstörungen, kognitiven Störungen
- Verbesserte Erektionsfähigkeit und Potenz

Nebenwirkungen bei Männern

- Hyperöstrogenismus bei übergewichtigen Männern oder Anreicherung
- Libidostörungen (zu viele Östrogene)
- Ödembildung
- Gewicht- und Fettmassezunahme

Wirkungen bei Frauen

- Reduzierte Müdigkeitsanfälle
- Restless Legs (nächtliche Beinunruhen) werden verbessert
- Reduktion von Spannungskopfschmerzen und Migräne
- Stimmungsverbesserung
- Libidoanstieg
- Knochendichteverbesserung
- Das Immunsystem wird deutlich gestärkt

Nebenwirkungen bei Frauen

- Seborrhöe (fettige Haut und Haare)
- Akne
- Verstärkte Behaarung an Bauch, Beinen und Armen, Entstehung von »Damenbart«
- Deutlich verstärkter Ausfall der Kopfhaare
- Verstärkter Körpergeruch
- Wechsel zu einer merkbar tieferen Stimmlage

gen werden vom Zoll beschlagnahmt. So genannte medizinische Botendienste bieten mit Rezeptur und persönlichem Antrag per Fax und Unterschrift die Zusendung von DHEA an. Ein Bezug per Internet aus den nichteuropäischen Staaten ist verboten. Hierbei kommen Risiken einer Fehldosierung und Verunreinigung mit Fremdstoffen durch Abfüllfehler hinzu. Jeder Zulieferer sollte in der Lage sein, für das bestellte Produkt ein Zertifikat der amerikanischen FDA (Federal Drug Administration) vorzulegen.

Ein hervorragender Schlummertrunk ist eine Tasse Lapacho- oder Johanniskrauttee, weil er die Melatoninproduktion anregt. Morgens ist diese Wirkung allerdings eher unerwünscht: Da wäre ein Melatoninschub eine Aufforderung zum Weiterschlafen, weil das Hormon den Stoffwechsel dämpft.

Das sollten Sie beachten

Vor einer Ersatztherapie mit DHEA ist eine genetische Kontrolle sinnvoll, um eventuell vorliegenden Polymorphismen (siehe auch Seite 61) auf die Spur zu kommen. Wer beispielsweise DHEA zu rasch in Testosteron umwandelt, darf es nicht nehmen. Denn hohe Testosteronwerte erzeugen bei Frauen Akne, Haarausfall, vermehrtes Haarwachstum an Beinen, Bauch und Brust sowie eine dunkle Stimme – eine Übersicht über weitere Wirkungen und mögliche Nebenwirkungen einer DHEA-Einnahme gibt Ihnen der Kasten auf Seite 163.
Olivenöl und Coenzym Q10 stellen bei der DHEA-Einnahme eine wichtige zusätzliche Nahrungsergänzung dar. Außerdem sollten Nikotin und starke Sonnenbestrahlung vermieden werden.

Melatonin – das innere Uhrwerk

Viele Hormone werden durch einen Tag-Nacht-Rhythmus gesteuert. Damit wird sichergestellt, dass zur rechten Zeit die richtigen Hormone den Stoffwechsel am richtigen Zielorgan regulieren. Licht und Dunkelheit, dies wusste bereits Descartes, haben etwas mit einer Drüse zu tun, die im Zentralnervensystem liegt: der Zirbeldrüse. Schon er zeichnete damals eine bahnbrechende anatomische Darstellung von Licht, das über die Augen schließlich zur Reizung dieser Zirbeldrüse führte.

Wir wissen bisher wenig darüber, wie unsere Körperrhythmen reguliert werden. Nehmen wir z. B. den weiblichen Zyklus, so fällt auf, dass dieser exakt parallel zu den Mondphasen verläuft, bei manchen Frauen auch gezielt mit dem Mond und seinen Bewegungen um die Erde. Biorhythmus hat also auch im hormonellen Bereich eine über den Stoffwechsel zur Arterhaltung hin zielende Bedeutung.

Tierstudien haben nachgewiesen, dass der Sekretionsrhythmus der meisten Hormone unter dem Einfluss der Zirbeldrüse und des Hormons Melatonin steht. Melatonin wird in der Zirbeldrüse unter dem Einfluss der Dunkelheit gebildet und spielt die Rolle einer »inneren Uhr«.

Wie kommt es zum Mangel?

Die Bildung von Melatonin wird gehemmt durch lange Lichtphasen, wie sie in den nordischen Ländern vorkommen (Sommerzeit). Auch Serotoninmangel hat einen hemmenden Einfluss auf die Melatoninsekretion. Man sollte auch den sehr anstrengenden Sport am Abend vermeiden. Manche Menschen weisen genetisch einen Polymorphismus (siehe Seite 61) auf, der zu entweder zu hohen oder auch zu niedrigen Melatoninspiegeln führen kann. Auch bei Migränepatienten finden wir – ebenso wie bei Epileptikern – erniedrigte Melatoninspiegel.

Hilft gegen Schlafprobleme

Es ist weithin bekannt, dass Melatonin die Schlafqualität verbessert. Aufgrund seines Einflusses auf den Biorhythmus wirkt Melatonin auch gegen den berühmten Jetlag bei West-Ost-Flügen. Neuere Studien belegen eine deutliche Verbesserung des Schlafrhythmus, des Tiefschlafs und der so genannten REM-Phasen im Alter.

Beim so genannten Advanced Sleep Phase Syndrome (ASPS) kommt hinzu, dass die Betroffenen Schwierigkeiten haben, morgens länger zu schlafen, selbst wenn sie das zeitlich können und wollen. Hier ist eine Therapie mit 0,5 Milligramm Melatonin morgens beim Aufwachen angebracht. Im Gegensatz dazu bewirkt das Delayed Sleep Phase Syndrome (DSPS), nicht vor zwei Uhr morgens einzuschlafen. Hier erweist sich die Einnahme von 0,5 Milligramm Melatonin zwischen 21 und 22 Uhr als hilfreich.

Gegen den »Winter-Blues«

Melatonin hat eine wesentliche Wirkung auf die Winterdepression. Schon geringe Dosen verbessern diese besondere lichtabhängige Depression, unter der immerhin etwa fünf Prozent aller Menschen in unseren Breiten leiden.

Die Symptome sind: Stimmungsabfall um den Oktober herum, der sich gewöhnlich um den April wieder gibt, morgendliches »Groggysein« mit Dauermüdigkeit, erheblich gesteigerter Appetit auf Kohlenhydrate mit hohem glykämischem Index (siehe Seite 77) und extremes Schlafbedürfnis.

Wie wird Melatonin ergänzt?

Eine Einnahme von Melatonin kommt infrage bei:

- Altersbedingten Schlafstörungen (weniger REM-Phasen, verkürzte Tiefschlafphasen)
- Ein- oder Durchschlafstörungen
- Dunkelphasen im Winter

Sinnvoll kann eine Ergänzung auch sein für Schichtarbeiter, bei hoher Strahlenbelastung oder um die schädlichen Einflüsse freier Radikale zu hemmen.

Dosierungen von 0,5 bis 3,0 Milligramm sind üblich. Neuere Melatoninpräparate (z. B. Melachron, Vitabasix) geben Melatonin als Wirkstoff langsam über die Nacht ab. Dies hat erhebliche Vorteile bei Durchschlafstörungen.

Gibt es Nebenwirkungen?

In allen bisherigen Tierversuchen ist es auch bei höchsten Dosierungen (über 800 Milligramm) nicht zu Todesfällen gekommen. Allerdings wurden als Nebenwirkungen beschrieben: Frösteln durch herabgesetzte Körpertemperatur, verlängerte Reaktionszeiten und morgendliche Müdigkeit (»Hangover«).

Melatonin darf nur unter ärztlicher Kontrolle eingenommen werden. In der Schwangerschaft kommt eine Einnahme nicht infrage, ebenso wenig bei Autoimmunerkrankungen oder Allergien. Nur sehr vorsichtig dosiert werden sollte Melatonin bei Menschen, die unter Depressionen leiden.

Schlafphasen, die von schnellen Augenbewegungen begleitet werden, den Rapid Eye Movements (REM), werden als REM-Phase bezeichnet. Der Schläfer träumt sehr häufig und lässt sich leicht aufwecken.

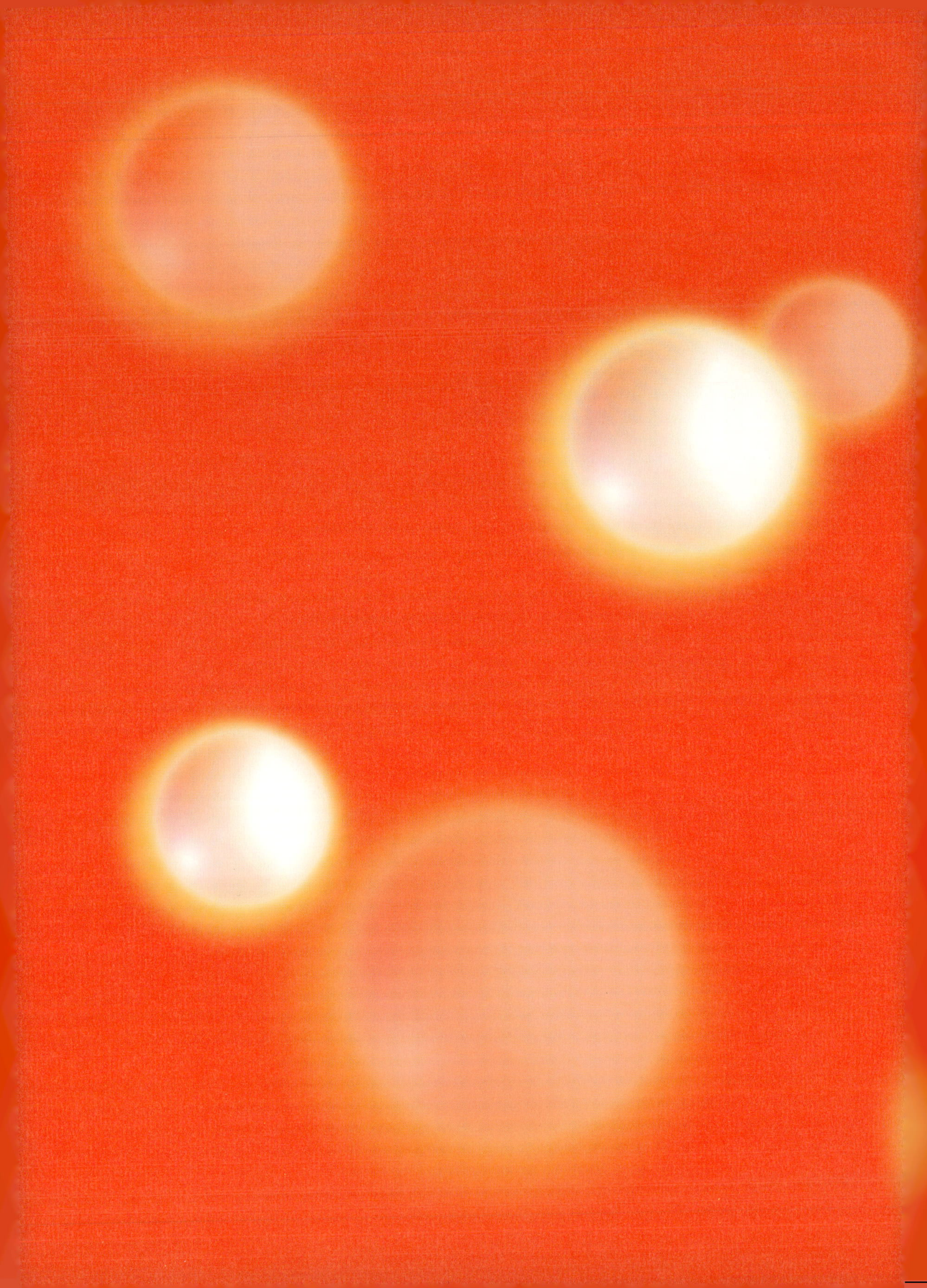

Attraktiv sein – sexy bleiben

»Sexy« – ist das nicht eher ein Attribut für leicht bekleidete Popsängerinnen? Nein, denn sexy ist es, wenn Sie sich wohl in Ihrer Haut fühlen, vor Lebenslust und Energie sprühen und auch Ihr Kopf nicht nur zum Hütetragen taugt. Und das ist keine Frage der Jahre oder der Kleidung, sondern der Achtsamkeit, mit der Sie mit sich selbst umgehen. Eine typgerechte Ernährung und die richtige Pflege von Körper, Geist und Seele halten Sie jung und attraktiv.

Schlemmen mit Sinnlichkeit und Verstand

Was Sie gesund und fit hält, macht auch sexy – ganz besonders gilt das für Ihre Ernährung. Neben ein paar Grundregeln für Ihren Essensfahrplan gibt es aber auch einige Extras, die in besonderem Maß Sinnlichkeit und Libido fördern.

Die Libido füttern

Die enge Verbindung von Sexualtrieb und kulinarischen Gelüsten ist wohlbekannt – schließlich schöpfen wir aus beidem sinnliche Genüsse. Was ist naheliegender, als bei Frust mit dem Liebesleben zur Kompensation aus dem anderen Lustquell zu schöpfen? Ob nun eher Kuchenschlachten, Schokoladenorgien, Bierfeste oder Ausflüge in handverlesene Gourmettempel nach Ihrem Geschmack sind: Der Spaß ist kurz, die Reu ist lang. Denn immer mehr Speckpolster an unerwünschten Stellen, matte Energielosigkeit, Stoffwechselstörungen oder ernste Erkrankungen geben der Libido nun erst recht den Rest. Essen Sie also lustvoll, aber klug, denn die richtige Lebensmittelauswahl und -zusammenstellung gibt auch Ihrer Sexualität ganz enormen Auftrieb.

Langsam und wählerisch probieren, aber auch mal herzhaft zulangen, Genüsse bedachtsam auf der Zunge zergehen lassen, Aromen, Farben und Strukturen bewusst wahrnehmen und auf sich wirken lassen – wer so isst, lässt Potenzial als gute/r Liebhaber/in erkennen. Ganz bestimmt wirkt es dagegen nicht gerade beflügelnd auf die Libido, wenn schon die Mahlzeiten von strikten Reglementierungen, Verboten und Entsagung bestimmt sind. Vergessen Sie deshalb Diäten, ideologische Ernährungsapostel und ausgeklügelte Speisepläne: Es reicht, wenn Sie ein paar Grundprinzipien gesunder Ernährung beherzigen!

Die richtige Balance der Nährstoffe

Lange Zeit stand der Fettstoffwechsel als »Problemkind« im Fokus der Ernährungsmedizin. Unzählige Diäten und Ernährungsratgeber zielten darauf ab, den Fettkonsum möglichst einzuschränken. Kein Fehler, aber vielleicht noch schwerer wiegende Ernährungsmängel gerieten dabei etwas aus dem Blickfeld. Heute essen viele Menschen bereits relativ fettarm, haben aber chronisch überhöhte Insulinspiegel durch überreichliche Zuckerzufuhr.

»Unbequeme« Kohlenhydrate

Kohlenhydrate sind unerlässliche Energiespender, aber es ist alles andere als egal, woher sie stammen: Süßigkeiten, zuckerhaltige Limonaden, Weißmehlprodukte, weißer Reis oder Maisstärke treiben den Blutzucker in die Höhe, und die daraus gewonnene Energie verpufft sofort. Zu bevorzugen sind langsamer verwertbare Kohlenhydrate aus faserreichen Lebensmitteln, wie Vollkornprodukte, Gemüse, Obst, Nüsse und Hülsenfrüchte.

Mageres Eiweiß

Eiweiße bestehen aus Aminosäuren, und diese sind lebenswichtige Bausteine unseres Körpers. Sie dienen als Gerüstsubstanz für Zellen und Bindegewebe, Knochen, Muskulatur und Organe. Man unterscheidet zwischen tierischem Eiweiß aus Fleisch, Wurstwaren und Milchprodukten und pflanzlichem Eiweiß, beispielsweise aus Hülsenfrüchten, Getreide, Nüssen und Kartoffeln. Tierisches Eiweiß kann zwar in höherem Maß vom Körper verwertet werden, überlastet aber auch Leber und Nieren durch schädliche Abbauprodukte. Eine zu eiweißarme Ernährung schwächt die Muskeln und lässt die Haut schlaff und welk erscheinen. In unseren Breiten ist aber eher der zu hohe Konsum tierischer Eiweiße ein Problem. Der tägliche Proteinbedarf lässt sich ohne weiteres durch pflanzliches Eiweiß decken, wie unzählige kerngesunde Vegetarier beweisen!

Hochwertige Fette

Der Fettanteil der Ernährung sollte 20 Prozent nicht überschreiten. Und auch hier ist Fett nicht gleich Fett: Wichtig ist ausreichend Omega-3-Fettsäure (Eicosapentensäure, in Fischen wie z. B. Lachs, Dorsch, Kabeljau). Ferner günstig ist DHA (Docosahexagonic Acid), das in mehrfach ungesättigten Ölgemischen, aber auch in Nachtkerzenöl enthalten ist. Tierische Fette sollten nur einen ganz geringen Anteil der täglich konsumierten Fettmenge ausmachen.

> Die Fettsäure DHA scheint eine wichtige Schutzwirkung gegen die Alzheimer-Erkrankung zu haben. Darauf weist eine amerikanische Studie hin, die die erhöhte Zahl von Alzheimer-Erkrankungen von Afroamerikanern mit nigerianischen Vorfahren gegenüber der heute in Nigeria lebenden Bevölkerung untersuchte. Der Vergleich der Ernährungsgewohnheiten zeigte, dass in Nigeria der DHA-Anteil in den konsumierten Nahrungsmitteln beträchtlich höher war.

Vitamine und Mineralstoffe

Vitamine wirken bei vielen Energiebildungs- und Umwandlungsprozessen von Stoffen im Organismus mit. Sie unterstützen körpereigene Enzyme bei der Herstellung von Zell- und Gewebsstrukturen, Hormone und Überträgerstoffe in allen Orga-

Achten Sie bei allen sinnlichen Schlemmereien auf leichte Zubereitung und elegante kleine Portionen! Sonst verpufft alle Energie, und der Rest des Abends ist statt von wilder Leidenschaft nur noch von Verdauungsträgheit geprägt.

nen, besonders aber im Gehirn, an den Nerven und Muskeln. Vitamine haben eine wichtige Funktion bei der Regeneration von Nervengewebe. Auch Mineralstoffe sind lebensnotwendige Stoffe. Sie sind aktiv beteiligt bei der Bildung von Knochen, Übertragung von elektrischen Signalen und Austausch von Stoffen an der Zellmembran. Ihre Mitwirkung bei der Eiweißsynthese beugt degenerativen Erkrankungen vor.

Eine abwechslungsreiche, stark auf pflanzlichen Lebensmitteln basierende Ernährung versorgt Sie reichlich mit Mikronährstoffen. Dennoch kann je nach Lebensstil, Alter oder Gesundheitszustand eine gezielte zusätzliche Zufuhr wichtig sein. Niemals ersetzen aber Ergänzungspräparate eine ausgewogene Ernährung!

Der Flüssigkeitshaushalt

Die tägliche Flüssigkeitszufuhr sollte mindestens zwei Liter betragen. Trinken Sie ausreichend Mineralwasser, verdünnte Obstsäfte (2/3 Wasser, 1/3 Saft) oder Kräuter- bzw. grünen Tee.
Vermeiden sollten Sie schwarzen Tee sowie Kaffee. Sie gehören zu den Genussmitteln und entziehen dem Körper Flüssigkeit. Wenn Sie jedoch nicht auf Kaffee verzichten wollen, dann trinken Sie koffeinfreien, und nehmen Sie gleich anschließend zusätzlich die gleiche Menge an Mineralwasser zu sich. Diese Menge zählt jedoch nicht zu den zwei Litern der täglichen Flüssigkeitsaufnahme! Auch Alkohol gehört leider zu den Genussmitteln und somit nicht zu den täglichen zwei Litern.

Das steigert die sexuelle Energie

Viel hilft viel – das gilt nicht unbedingt für die hier aufgeführten Nährstoffe (vor allem nicht für Zucker). Wichtiger ist, dass sie im richtigen Verhältnis auf Ihrem Speiseplan vorhanden sind.

- **Zucker** Einerseits gibt Zucker die Energie für das Gehirn – und, erstaunlich, aber wahr: Sex ist vorwiegend auch Hirnarbeit. Andererseits ist Zucker unerlässlich, um kurzfristig hohe körperliche Leis-

Die Sinne wecken

Ein Menüvorschlag für einen prickelnden Abend? Hier ist er:

- Als Aperitif gibt es ein Glas Champagner, über dessen anregende Wirkung man wohl kein Wort verlieren muss. Dazu ein Dutzend Austern (sie fördern die Ausschüttung von Testosteron und regen die Spermienproduktion an).
- Als Hauptgang servieren Sie gegrillte Lammrückensteaks mit Kartoffelgratin, gut abgeschmeckt mit Muskat. Dazu einen Waldorfsalat aus Sellerie- und Apfelraspeln mit Walnüssen. Lammfleisch, Sellerie und Muskat regen die Hormonproduktion, Kreislauf und Stoffwechsel an.
- Zur Krönung darf es vielleicht eine Mousse au chocolat oder ein Stück Schokoladentarte sein – denn Schokolade fördert die Bildung von Endorphinen, die für euphorische Stimmung sorgen.

tung erbringen zu können, und sexuelle Leidenschaft kann auch physisch ganz schön fordernd sein. Zu viel Zucker führt aber zu hohen Insulinspiegeln, zu vermehrter oxidativer Zerstörung von Zellen der Gefäßwände, Nerven-, Muskel- und Bindegewebe sowie zu erhöhten Fettablagerungen im Bauchbereich. Und: Zucker ist schnell verbrannt und würde für längere Sexualakte nicht ausreichen – es sei denn, Sie knabbern Süßes zwischendurch …

- **Essenzielle Fettsäuren** Diese schützen Ihre Membranen und damit Ihr Hirn und das Herz (Omega-3-Fettsäuren, Omega-6-Fettsäuren).
- **Phospolipide** Das sind Fettsäuren, die mit Phosphor gekoppelt sind.
- **Aminosäuren** Sie sind die Grundmoleküle der Überträgerstoffe im Gehirn und an den Nervensynapsen des Rückenmarks. Außerdem sind Aminosäuren die Bausteine der Eiweiße, die das Grundgerüst der Spermaflüssigkeit und des weiblichen Ejakulats der paraurethralen Drüsen darstellen.
- **»Fine-Tuning-Stoffe«** So nennt man verschiedene Vitamine und Mineralien, die als Coenzyme in den Stoffwechselprozessen aktiv sind und das Sexualgefühl feinabstimmen.

Die Feinabstimmung auf den Hormontyp

Die Grundregeln für eine gesunde Ernährung gelten für jeden – dennoch ist eine individuelle Abstimmung der Lebensmittelauswahl und des Mahlzeitenrhythmus auf Ihren Hormontyp sinnvoll. Längst ist nämlich klar, dass nicht nur unsere Geschmäcker individuell ausgesprochen verschieden sind, sondern auch die jeweilige Reaktionsweise des Organismus auf einzelne Nahrungsmittel.

Schlanke Schlemmereien für den Venustyp

Venus-Frauen müssen ihr Gewicht unter Kontrolle halten und für eine gute und regelmäßige Verdauung sorgen. In den Wechseljahren helfen pflanzliche Östrogene gegen die typischen Beschwerden. Ihr Speiseplan sollte viel Seefisch, aber gelegentlich auch rotes Fleisch enthalten. Die leichteren Kohlgemüse wie Brokkoli, Rosen- und Blumenkohl tun ihnen gut, daneben versorgen sie grüne Blattsalate, Paprikaschoten, Tomaten, Gurken, Sellerie und grüne Bohnen mit wichtigen Antioxidanzien.

Ein heißer Tipp für Naschkatzen, nicht nur vom Venustyp: »Felice« heißt die erste Praline mit Anti-Aging-Effekt! Sie ist gefüllt mit Mangopüree und Sojamilch – enthält aber keinerlei tierische Fette, zusätzlichen Zucker oder Konservierungsstoffe. Besonders wertvoll ist aber die Schokoladenumhüllung: Mit 92,5 Prozent Kakaoanteil liefert sie jede Menge Polyphenole und Phenylethylamine. Erstere neutralisieren freie Radikale und wirken günstig auf die Blutfettwerte, letztere muntern auf und regen an. Eine Bezugsquelle finden Sie im Anhang, Seite 220.

Ihre Gelüste auf Süßigkeiten sollten sie vorwiegend mit frischen Früchten oder ungeschwefeltem Trockenobst befriedigen.

Vollkornprodukte und Gemüse liefern reichlich Ballaststoffe, die für die Gesundheit des Darms wichtig sind. Die zähen Pflanzenfasern können aber nur positive Wirkung entfalten, wenn genug Flüssigkeit aufgenommen wird, damit sie aufquellen können.

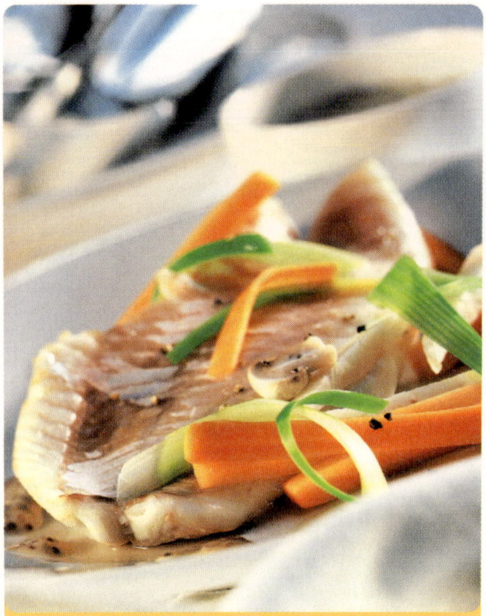

Tut allen Hormontypen gut: Bringen Sie regelmäßig Fisch auf den Tisch!

Der ewige Kampf mit dem Übergewicht setzt der Venus-Frau oft ganz besonders zu. Übertreiben Sie es nicht, denn weibliche Kurven und weiche Gesichtszüge machen schließlich auch einen Teil Ihrer Attraktivität aus und lassen Sie oft lange jünger wirken, als Sie es nach Lebensjahren sind.

Sojaprodukte, aber auch Leinsamen enthalten reichlich Phytoöstrogene. Wer sich mit Tofu & Co. nicht anfreunden kann: Es gibt Sojakapseln im Reformhaus. Brot und Teigwaren sollten aus Vollkornmehl bestehen, das wie Gemüse wichtige Ballaststoffe liefert. Dann sollten Venus-Frauen besonders viel trinken, um die Entwässerungs- und Entgiftungsfunktionen in Gang zu halten. Tees aus Bärentraubenblättern oder Goldrute haben sich dabei bewährt.

Viel gesundes Eiweiß für den Marstyp

Das »sinnliche Menü« von Seite 170 sollten Sie nicht unbedingt dem Marstyp servieren – denn seine Testosteronproduktion benötigt wahrlich keinen Anschub! Statt rotem Fleisch und Austern sollte er mehr Geflügel, Kalb- oder Kaninchenfleisch und frischen Fisch verzehren. Den Anteil von pflanzlichem Eiweiß erhöht er wirksam durch Hülsenfrüchte und Sojaprodukte, die zusätzlich auch ausgleichende Pflanzenöstrogene liefern. Mittelmeerkräuter wie Salbei und Thymian sorgen für die Würze, ohne die dem Marstyp Gemüse rein gar nicht schmeckt. Besonders gut tun ihm Wirsing, Spargel oder Möhren – oder aber auch ein pikant gewürzter Gemüsesaft! Hochwertige Pflanzenöle wie Weizenkeim-, Sonnenblumen- oder Walnussöl und reichlich frisches Obst liefern wertvolle Radikalefänger. Auch bei Brot, Teigwaren und Reis sollte er auf herzhaft und gesund umstellen: Vollkorn verträgt der Marstyp bestens, auch in richtig kerniger Form.

Leicht Verdauliches für den knabenhaften Typ

Dieser Hormontyp bevorzugt ohnehin meist eine gesunde Kost mit viel frischem Gemüse, Salaten, Obst und Vollkorn. Statt allzu viel Rohkost und grobem Brot bekommen der knabenhaften Frau jedoch kurz gedünstete Gemüse und fein vermahlenes Vollkorn besser. Hochwertiges Olivenöl, aber auch Avocados, Weizenkeime oder Nüsse sorgen für wertvolle Fettsäuren, mit denen die Knabenhafte oft zu spärlich versorgt ist. Sojajoghurt, frische Früchte und Getreideflocken bilden ein gesundes Frühstück, und abends darf es ruhig einmal eine leicht verdauliche Süßspeise sein, wie z. B. ein Hirseauflauf oder der altbewährte Milchreis mit Früchten. Für den Hormonhaushalt sollte es auch gelegentlich ein

Steak aus rotem Fleisch geben. Vor allem aber sollte die knabenhafte Frau unbedingt lernen, regelmäßig, in Ruhe und mit Genuss zu essen.

Wenn Sie sich immer wieder dabei ertappen, im Eiltempo Ihr Essen herunterzuschlingen: Tauschen Sie öfter einmal Gabel oder Löffel von der rechten in die linke Hand (oder umgekehrt). »Falschhändig« essen reduziert das Tempo meist enorm und nimmt die Aufmerksamkeit in Anspruch!

Essen wie am Mittelmeer für den Amazonentyp

Der Zweitwohnsitz auf Ibiza oder an der Côte d'Azur ist vielleicht nicht in Sicht, aber an die Küche des sonnigen Südens sollten sich Amazonen schon mal gewöhnen: Frischer Seefisch, viel Gemüse und Olivenöl sind genau das Richtige für diesen Hormontyp. Würzige Kräuter und pikante Gewürze geben Geschmack und Raffinesse, was die Amazone zu schätzen weiß. Wenn es eher Fleisch sein soll, kommen auch Kaninchen, Geflügel oder Kalbfleisch infrage; rote Fleischsorten sollten sie wegen des hohen Testosterongehalts besser meiden. Kichererbsen, Bohnen und Linsen sorgen für viel pflanzliches Eiweiß und Ballaststoffe. Um den oft erhöhten Blutzuckerspiegel zu entlasten, sind Süßigkeiten und Weißmehlprodukte tabu – vor allem, wenn sie bereits Übergewicht haben. Schwelgen sollte sie lieber in Vollkornteigwaren, Risottos aus Naturreis und kernigen Broten. Auf Süßes ist die Amazone sowieso selten erpicht – wenn es sie doch überkommt, greift sie besser zu frischen Früchten oder Trockenobst. Salate jeder Art, Gemüse wie Möhren, Paprika oder Brokkoli und Früchte wie z. B. Aprikosen, Grapefruits oder Kirschen versorgen die Amazone mit Karotinoiden und Vitamin C – das hilft bei Hautproblemen und stoppt freie Radikale.

Tierische Fette aus Butter, Wurstwaren oder vollfetten Milchprodukten sollte die Amazone meiden, denn der Fettstoffwechsel ist bei ihr oft ein Sorgenkind. Hochwertige Omega-3- sowie Omega-6-Fettsäuren

Zimperlichkeit verabscheut die Amazone. Deshalb geht sie oft wenig achtsam mit sich um, was sich auch manchmal in ihrer Ernährungsweise zeigt. Fastfood und harte Drinks tun aber weder ihrer Gesundheit noch ihrer Figur gut.

Phytoöstrogene

Hormonaktive Pflanzen machen immer häufiger von sich reden – als Ergänzung oder sogar Alternative, wenn eine Hormonersatztherapie nicht infrage kommt. Offensichtlich können Phytoöstrogene zahlreiche Regulierungs- und Schutzfunktionen körpereigener Östrogene übernehmen, ohne deren Nachteile. Einen Effekt bei Hormondefiziten oder Wechseljahrebeschwerden wird man allerdings nur bei regelmäßiger und reichlicher Zufuhr erwarten können. Besonders reich an Phytoöstrogenen sind:

- Sojaprodukte
- Leinsamen
- Roggen
- Hirse
- Erdnüsse
- Rharbarber
- Grüner Tee

Auch einige Kräuter sind hormonaktiv, z. B. Hopfen, Rotklee, Mariendistel, Traubensilberkerze, Kamille und Hanf.

liefern Seefisch und hochwertige Pflanzenöle, neben Olivenöl z. B. auch Lein-, Distel-, Sonnenblumen- oder Weizenkeimöl.

Leichte Genüsse für den androgynen Typ

Ein entschlossener Einstieg in die Vielfalt der vegetarischen Küche täte ihm gut – aber das ist für viele Androgyne eine krasse Zumutung. Jedenfalls sollte er seinen Fleisch- und insbesondere Wurstverzehr stark einschränken und vor allem Paniertes, Frittiertes und üppige Saucen meiden.

Männer lieben Süßes – das gilt jedenfalls für den Androgynen. Und fast immer findet sich eine Frau, die es liebt, ihn in dieser Hinsicht zu verwöhnen. Ermannen Sie sich, und widerstehen Sie den köstlichen Kuchen und Törtchen, denn zu viel Bauch findet Ihre Verführerin dann auch wieder nicht sexy.

Katzen wissen, was sie wollen – besonders wenn es um ihren Fressnapf geht. Geradezu unwiderstehlich finden sie Taurin, das deshalb auch zur besseren »Kundenbindung« Zutat vieler Futtermittel ist. Und diese Aminosäure ist auch für den Androgynen ganz besonders wichtig, weil sie die Energieverbrennung des Stoffwechsels anregt. Nun müssen Sie nicht Whiskas kaufen – ein Shrimpscocktail bringt Ihnen Taurin delikater auf den Tisch.

Wichtig ist für ihn, die Aromatase zu hemmen, die zugeführtes Testosteron in Östrogen verwandelt. Deshalb sind auch für ihn Sojaprodukte ideal, die einen Stoff enthalten, der diese höchst erwünschte Wirkung hat. Ebenfalls wichtig sind zinkreiche Nahrungsmittel wie z. B. Roggen, Weizenkeime, Haferflocken, Eier, Käse, Austern, Garnelen, Sesamsamen und Kürbiskerne. Für einen stabilen Blutzuckerspiegel braucht der Androgyne hochwertige Kohlenhydrate aus Vollkorn und Kartoffeln; dagegen sollte er Süßigkeiten, Kuchen und weißes Brot gänzlich streichen. Frisches Obst und fettarme Milchprodukte können die Naschsucht gesünder befriedigen. Buttermilch statt Bier wäre ratsam, aber na ja … es darf auch mal eine leichte Weiß- oder Rotweinschorle sein. Alkohol ist aber ein Dickmacher ersten Grades, und Bier enthält zudem noch östrogenhaltigen Hopfen – also stark einschränken!

Gut und reichlich – die Devise für den asketischen Typ

Am besten meldet sich der Asket mit einer knabenhaften Freundin zu einem interessanten Kochkurs an: Was beide Hormontypen nämlich gemeinsam haben, ist die mangelnde Aufmerksamkeit und die Hast beim Essen. Der Asket braucht viele Vitamine, Antioxidanzien und Ballaststoffe, um die Auswirkungen von Stress zu mildern und Krebserkrankungen vorzubeugen. Also viel buntes Gartengemüse, Früchte jeder Art und Vollkorngetreide essen! Das sorgt auch für komplexe Kohlenhydrate, die er in hohem Maß für seinen sehr aktiven Stoffwechsel benötigt. Kräftig zulangen darf er auch bei mageren Milchprodukten, Seefisch und (etwas weniger kräftig) allen Fleischsorten, denn sein Eiweißbedarf ist ebenfalls hoch. Einschränken muss er sich nur beim Fettverzehr: Wenig tierische Fette, mehr hochwertige Pflanzenöle – das gilt auch für ihn. Besonders hohen Stellenwert sollten auf seinem Speisezettel Lebensmittel mit Phytoöstrogenen (siehe Kasten Seite 173) haben, um seinen notorischen Östrogenmangel etwas auszugleichen. Also wäre im Hinblick auf den oben erwähnten Kochkurs ein Ausflug in die japanische Kochkunst ratsam.

Wer zusätzlich etwas tun will

Nahrungsergänzungsmittel sind en vogue – ziemlich unklar ist allerdings, wie viel von welcher Substanz für wen eigentlich sinnvoll ist. Hier finden Sie einige Supplements, die alle körperlichen Voraussetzungen für ein aktives Sexualleben unterstützen:

- **Ginkgo Biloba** Verbessert die Blutzirkulation, wirkt als Antioxidans und beugt Arteriosklerose vor. Dosierung: 120 Milligramm pro Tag
- **5HTP** Fördert Wachstumshormon. Dosierung: 100 bis 150 Milligramm pro Tag
- **Acetyl-Carnitin (ALC)** Sorgt für mehr Beweglichkeit, fördert Gedächtnisleistungen und soziale Fähigkeiten, schützt das Gehirn. Dosierung: 1500 Milligramm pro Tag
- **Bovril** Ein proteinreicher Riegel aus den USA mit viel Tyramin, stimuliert Wachstumshormon
- **Cholin und Lezithin** Stabilisieren die Membranen, Cholin unterstützt den Fett- und Cholesterinabbau in der Leber und fördert die Elastizität der Gefäße. Dosierung: 500 bis 1000 Milligramm pro Tag
- **Coenzym Q10** Wirkt als sehr starkes Antioxidans. Dosierung: 60 Milligramm pro Tag
- **Phosphatidylserin** Stabilisiert die Zellmembran, stärkt die Muskulatur. Dosierung: 300 Milligramm pro Tag

Wer gezielter etwas für seine Libido tun möchte, sollte bei den Aphrodisiaka ab Seite 214 nachschlagen. Dabei gibt es auch einige moderne Präparate wie z. B. Macabido, die sowohl Ihr Liebesleben würzen als auch allgemein stärkende Nahrungsergänzungsmittel sind.

Lustkiller Nummer eins – zu viel Glukose

Ein aus der Balance geratener Blutzuckerspiegel ist der Feind aller Sinnesfreuden, macht schlapp, führt zu Libidoverlust und Potenzstörungen. Checken Sie anhand der folgenden Fragen, ob Sie Symptome für erhöhte Blutzuckerwerte haben. Je mehr Fragen Sie mit Nein beantworten können, desto eher sind Sie auf der sicheren Seite.

- Essen Sie viel weißes Brot, Reis, Pasta, Kartoffeln anstatt Vollkornbrot bzw. Vollkornnudeln und -reis?
- Sind Sie schokoladenabhängig?
- Konsumieren Sie mehrmals täglich Nikotin, Kaffee oder Colagetränke?
- Essen Sie zwar regelmäßig Früchte und Gemüse, aber nur wenig Eiweiß?
- Lassen Sie das Frühstück aus?
- Brauchen Sie gegen morgendliche Müdigkeit unbedingt Kaffee, Tee oder Zigaretten?
- Verspüren Sie tagsüber häufiger Schwäche oder Schwindel?
- Leiden Sie unter Konzentrationsverlust?
- Verspüren Sie Müdigkeit oder Übelkeit, wenn Sie länger nichts gegessen haben?
- Fühlen Sie sich zu kraft- und energielos für sportliche Bewegung?

Bei mehr als zwei »Ja«-Antworten sollten Sie Ihren Blutzuckerspiegel messen lassen. Außerdem sollten Sie Ihre Ernährungsgewohnheiten und Ihren Lebensstil prüfen, um wieder vital und fit zu werden – dann klappt's auch mit der Liebe besser!

Schön sein und schön bleiben

Attraktiv zu sein ist keine Frage des Alters – aber eine Frage der eigenen Wertschätzung und des liebevollen Umgangs mit sich selbst. Sie können viel dafür tun, dass Ihr Körper auch jenseits der Lebensmitte Ihnen und anderen gefällt.

Das Spiegelbild ...

... bleibt immer wichtig, unabhängig vom Lebensalter. Ob wir uns schön finden oder unzufrieden mit unserer Erscheinung sind, hängt von viel mehr ab als den tatsächlichen körperlichen Gegebenheiten. Und die wichtige Frage, wodurch wir attraktiv auf andere wirken, scheint auch nicht so leicht zu ergründen. Jenseits der 40 mehren sich bei den meisten Menschen die Momente, wo der neueste Trend, die tolle Frisur oder das perfekte Make-up nicht mehr genügen, um zufrieden in den Spiegel zu blicken. Gut, wir stehen zu den Zeichen gelebten Lebens – aber muss man die so deutlich sehen? Weshalb hier auch weder von Mode noch sonstigem Styling die Rede sein soll, sondern von den Grundlagen: Es geht um die Schönheit Ihrer Haut, der unverzichtbaren Basis für äußere Attraktivität.

Ob Modefreak oder Naturapostel: Schön sein möchte jeder. Bei allen Meinungsunterschieden herrscht soweit Einigkeit, dass ein attraktives Äußeres kaum zu vereinbaren ist mit Falten, unreiner oder strapazierter Haut oder Zellulite. Und was macht sexy? Vor allem eins: sich rundum wohl in seiner Haut zu fühlen und dies auch auszustrahlen.

Die Haut spiegelt unsere Lebensbilanz

Lebenserfahrungen, seelische Lebenslinien, unser Lebensstil: All dies prägt das Erscheinungsbild unserer Haut. Sie gibt durch ihren Zustand getreu darüber Auskunft, wie wir uns ernähren, wie es um unsere hormonelle Situation bestellt ist, welche Stressbelastungen wir zu bewältigen haben und wie wir damit fertig werden (ob z. B. mit Hilfe von Nikotin oder Alkohol oder aber Meditation). Dabei ist individuell verschieden, wie viel die Haut an Ernährungssünden, Sonnenanbetung und Niko-

tingenuss »wegstecken« kann. Grobe Vernachlässigung rächt sich aber immer irgendwann und lässt sich auch durch sehr aufwändige äußerliche Pflege niemals kompensieren.
Unsere Haut ist vor allem ein Organ und damit von der allgemeinen Versorgung und Gesundheit unseres Körpers abhängig. Und unserer psychischen Verfassung: »Dünnhäutige« Menschen sind häufig Personen, bei denen seelischer Kummer oder innere Anspannung auch durch Hautveränderungen ausgedrückt werden.

Die Haut macht unsere Welt fühlbar

Eine schöne, glatte Haut symbolisiert nicht nur Jugend und Schönheit, sondern auch Vitalität, Frische und Gesundheit. Sie umhüllt uns, gibt uns Schutz vor äußeren Einflüssen und hält die inneren Organe zusammen. Die Haut schirmt den Organismus vor mechanischen, thermischen und chemischen Einwirkungen ab. Außerdem ist sie ein hochsensibles Kommunikationsorgan, vermittelt uns Temperatur- und Berührungsreize und ist damit in höchstem Maß eine »erogene Zone«.

Unter der Oberfläche

Obwohl die Haut an manchen Stellen nur einige Millimeter dick ist, hat sie bei einer Fläche von ca. 1,8 Quadratmetern ein Gewicht von ca. elf Kilogramm und ist das größte Organ des Körpers. Im mikroskopischen Bild erkennen wir immer den gleichen Schichtaufbau. Von oben nach unten teilen sich die Hautschichten auf in:

- Die Epidermis oder auch Oberhaut
- Das vorwiegend aus Bindegewebe, Muskelfasern, Blutgefäßen, Lymphbahnen und Nervenfasern bestehende Corium, auch Lederhaut genannt
- Die Subcutis, also die Unterhaut, die übergeht in das darunter liegende Fettgewebe

Zahlreiche »Sonderausstattungen« wie Haare, Schweiß- und Talgdrüsen stehen wie alle Hautschichten unter dem Einfluss des Stoffwechsels und der Hormonsekretion.

Schutz von außen – Ernährung von innen

Damit ist eigentlich schon klar: Streichelweiche Haut und klare Körperkonturen lassen sich vor allem durch innerlich wirkende Maßnahmen, wie ausreichend Bewegung und gesunde Ernährung, erreichen. Von außen braucht die Haut vor allem Schutz vor schädlichen Einflüssen.

Apropos schädliche Einflüsse: Etwa 200 verschiedene chemische Stoffe werden von der Durchschnittsamerikanerin täglich in Form von Körperpflegemittel auf die Haut gebracht. Und wer sich jetzt über solche Dekadenz mokiert, sollte mal im eigenen Badezimmer nachzählen, was die Deklaration der Inhaltsstoffe seiner gesammelten Kosmetika verrät. Kein Wunder, dass immer mehr Menschen über hyperempfindliche Haut klagen!

Der beste Ratschlag für die äußerliche Pflege scheint daher die Devise: »Keep it simple and stupid!« Stoppen Sie die Experimente mit immer neuen Kosmetikprodukten, die Wunder versprechen. Wählen Sie gezielt Präparate, die zu Ihrem Hauttyp passen, einfach und praktisch in der Anwendung sind und die nicht mehr kosten, als Sie auch auf Dauer dafür auszugeben bereit sind. Beschränken Sie sich auf wenige Mittel – es gibt nicht den geringsten Grund, warum Sie für jeden Körperteil ein Spezialmittel benötigen sollten! Allzu viele Inhaltsstoffe vergrößern nur die Gefahr von unerwünschten Hautreaktionen.

Dies ist nicht nur ein Kapitel für die Damenwelt – auch Männerhaut ist eine hochgradig erogene Zone und sollte deshalb genügend Beachtung und liebevolle Pflege finden. Mit übertriebener Eitelkeit hat das übrigens überhaupt nichts zu tun.

Wozu sich aufregen über Umweltbelastung und Schadstoffe, wenn man sich täglich freiwillig dem chemischen Großversuch im Badezimmer aussetzt?

Manches hilft wirklich

Dies ist wahrlich kein Plädoyer für Kosmetikmuffel, denn es gibt durchaus Wirkstoffe, mit denen man die Haut gezielt von außen beeinflussen kann. Aber das Stichwort ist auch hier: gezielt!

Welche Inhaltsstoffe wirklich etwas nützen, erfahren Sie auf Seite 185. Einige Substanzen, beispielsweise hormonelle Stoffe, gehören auch in die Hand des Arztes, d. h., Sie können diese nicht ohne weiteres in der nächsten Drogerie bekommen. Denn ganz gleich, welche Tiefenwirkung ein Kosmetikprodukt Ihnen suggeriert: Mehr als Oberflächenbehandlung ist nicht drin, denn sonst müsste das Produkt als Arzneimittel gehandelt werden!

In tieferen Gewebeschichten wirkende Kosmetika kann Ihnen nur ein Hautarzt oder Anti-Aging-Mediziner verschreiben. Andere Stoffe dagegen sollen gerade auf der Hautoberfläche wirken, z. B. Vitamine als Radikalefänger oder Fette und Wachse für höhere Geschmeidigkeit.

Was in den Hautschichten passiert

In der einem hohen Verschleiß ausgesetzten Oberhaut (Epidermis) läuft eine ununterbrochene Zellverschiebung zur Oberfläche ab, wobei es zu chemischen Veränderungen der Zellen, so genannten Verhornungen, kommt. Diese Verhornungen der obersten Zellschicht lassen die Haut dick und undurchscheinend wirken, geben ihr also einen müden Ausdruck.

Leider speichert das subkutane Bindegewebe durch Aufquellen der Gewebefasern auch große Mengen an Wasser. Zum Leidwesen vieler kann es besonders im Bereich von Rumpf (vorwiegend bei Männern) und den Oberschenkeln und Armen (vorwiegend bei Frauen) zu einer extremen Verdickung des Unterhautgewebes durch Fett- und Wassereinlagerungen kommen.

In der Regenerationszone der Oberhaut, insbesondere im Basalzellbereich, findet durch ständige Zellteilungen und Neubildungen aus vorhandenen Stammzellen ein Ersatz der oberflächlich abgeschilferten, verhornten Epidermiszellen statt (die winzigen Hautschüppchen, die wir täglich in Massen verlieren).

Für den Hormonstoffwechsel ist vor allem das Unterhautgewebe wichtig. Dieses Bindegewebe verändert sich im Verlauf des Wachstums der Haut ständig mit. Durch die Einlagerung von Fetttröpfchen wandeln sich die Bindegewebszellen in Fettzellen um und speichern damit enorme Mengen an der für den Hautstoffwechsel notwendigen Energie.

Ursachen der Hautalterung

Wie rasch und in welcher Form unsere Haut altert, ist von Mensch zu Mensch unterschiedlich. Die folgenden Faktoren können zu beschleunigter Hautalterung führen:

- UV-Lichteinwirkung
- Rauchen
- Fehlernährung, insbesondere fett- und zuckerreiche Nahrung
- Gestörte Darmflora
- Psychischer Stress
- Oxidativer Stress mit Bildung freier Radikale
- Hormonstörungen
- Genetisch bestimmte Faktoren

Was geschieht, wenn unsere Haut altert?

Betrachten wir zunächst die Oberhaut. Dort kommt es zu einer Verlangsamung der Zellteilung der Basalzellen. D. h., es werden immer weniger Epithelzellen gebildet, die durch die verschiedenen Zellschichten der Epidermis an die Oberfläche wandern. Dadurch wird die Epidermis stetig dünner und kann immer weniger Feuchtigkeit speichern. Auch die Hautschicht unter der Epidermis, die Lederhaut, erfährt eine intensive Veränderung während der Hautalterung. Faserproteine wie Elastin, Kollagen und Proteoglykane werden erheblich weniger gebildet. Der Gefäßreichtum in der Lederhaut verringert sich; dadurch reduziert sich die für den Sauerstoff- und Nährstofftransport wichtige Durchblutung. Das Bindegewebe wird insgesamt auch weniger, das Unterhautfettgewebe wird dünner. Die Folgen: erschlaffende Haut und Faltenbildung.

Hormone und Hautalterung

Im Körper laufen zahllose Reaktionen und Prozesse ab, die die Haut betreffen und einer fein abgestimmten Steuerung bedürfen. Hormone spielen dabei als Botenstoffe eine sehr wichtige Rolle. Sie sind beteiligt an der Neubildung von Hautzellen und Kollagen, hemmen den Kollagenabbau, formen das Bindegewebe um und sorgen für eine ausreichende Durchblutung.
Die Geschlechtshormone sind vor allem auch Wachstumsfaktoren, die u. a. die verschiedenen Schichten der Haut aufbauen, stärken und zum Teil auch verjüngen. Alterungsvorgänge der Haut, deren Ursache Hormonmangel ist, werden durch die Zufuhr dieser Hormone zum Teil aufgehoben.

Nicht einfach, die Spreu vom Weizen zu trennen beim riesigen Angebot von Hautpflegemitteln. Achten Sie weniger auf verlockende Werbesprüche und gestylte Cremetiegel – dafür umso mehr auf die jeweiligen Inhaltsstoffe.

Teamwork der Geschlechtshormone

Östrogene z. B. fördern die Zellteilung, regenerieren die Haut, fördern die Durchblutung sowie die Bildung von Hyaluronsäure und Kollagenen. Progesteron (Gelbkörperhormon) verbessert die Verdauung, vermehrt die Wasserausscheidung, stärkt die Hautgefäße, vermindert Couperose (geplatzte rote Äderchen) und verhindert Krampfadern. Androgene dagegen haben eine enorme Schutzwirkung auf die Haut, fördern das Kollagenwachstum und die Dicke der Haut, vermehren aber auch die Körperbehaarung nach männlichem Muster. Östrogen und Androgene arbeiten zum Schutz der Haut also Hand in Hand.

Der Abbau beginnt früh

Doch bereits ab dem 25. Lebensjahr sinken die Hormonsekretionen der endokrinen Drüsen langsam ab. Dieser Effekt macht sich u. a. durch die verminderte Bildung von Kollagen- und Elastinfasern und durch die langsamere Neubildung von Oberhautzellen bemerkbar. Der durchblutungsfördernde Effekt der Östrogene geht zurück, die Hemmung der Kollagen zerstörenden Enzyme durch Progesteron nimmt ab. Es beginnt der Kollagenabbau, es beginnen Hautveränderungen, die sich etwa ab Mitte 30 sichtbar zeigen.

Die Haut trocknet schneller aus, und die Durchblutung wird geringer. Dieser hormonell gesteuerte Prozess verminderter Neubildung und vermehrter Zerstörung zeigt sich schließlich als Hautalterung.

Zellulite ist zwar keine Krankheit, sondern bei Frauen ein naturgegebenes Phänomen; dennoch mag man sich kaum damit abfinden. Das muss auch nicht sein: Wundermittel gibt es zwar nicht, aber mit Geduld und Ausdauer lassen sich die hässlichen Dellen sehr wohl mildern.

Anti-Aging-Problem schlaffes Bindegewebe

Der Ursprung von Besenreisern, Couperose, Krampfadern, schlaffer Haut sowie natürlich der gefürchteten Zellulite ist schwaches Bindegewebe. Dass dieses meist von Natur aus so gegeben ist, mag ein schwacher Trost sein. Neben dem genetischen Erbe spielen aber auch die hormonelle Stimulation und die Fettverteilung der Unterhaut eine wichtige Rolle.

Auch eine gestörte Darmfunktion kann einen nicht unerheblichen Einfluss auf die Entstehung solcher Bindegewebszerstörungen haben. Wenn die Verdauung streikt, kommt es oft zu einer Fehlbesiedelung des Darms mit einer hohen Anzahl von krank machenden Keimen, die natürliche Darmflora wird zerstört. Daraus entwickelt sich neben einer Übersäuerung des Blutes auch eine Art innere Selbstvergiftung. Die Entstehung von toxischen Gasen wie Schwefelwasserstoff, Indolen und Skatolen führt zu einer Überlastung des Bindegewebsstoffwechsels. Diese Gase müssen nämlich über die Leber entgiftet werden. Wenn diese mit dem Ansturm nicht mehr fertig wird, kommt sie ihren anderen wichtigen Aufgaben für den Stoffwechsel und Hormonabbau sowie -bildung nicht mehr in vollem Umfang nach. Es entsteht ein dauerhafter Rückstau, der den Körper übersäuert. Vor allem in die Peripherie des Körpers, an Oberschenkel und Po, gelangen kaum noch Nährstoffe, und der Blutfluss wird immer zäher. Die Folge ist ein Gewebeumbau. Durch die Stoffwechselschwäche dieser Zellen lagern sich Mengen von »Zellmüll« in Form von Fetttröpfchen und totem Gewebematerial ab, die kleine Inselchen bilden. Damit geht schließlich die normale Struktur der Bindegewebszellen verloren – und Zellulite entsteht.

Ein biologisches Handicap

Der Grund, warum Zellulite bei Frauen wesentlich häufiger anzutreffen ist als bei Männern, liegt in der hormonellen Funktion von Testosteron und Östrogen begründet. Bei Männern werden die Fettzellen der Unterhaut in den Problembereichen Oberschenkel, Po und Arme deutlich besser durch Bindegewebsbrücken unterteilt und miteinander vernetzt. Verantwortlich dafür ist das Testosteron. Außerdem ist ihre Oberhaut viel dicker und verhornter, so dass Einziehungen nicht sichtbar werden. Die Kreuz- und Quervernetzung der Bindegewebsbrücken und die Umschließung und Bildung vieler kleiner Fettkammern schützen das durch Testosteron beeinflusste subkutane Fettgewebe vor Zellulite. Bei der Frau hingegen verlaufen die Bindegewebsfasern parallel, und die großen Fettzellen können sich um das Zehnfache aufplustern. Sie saugen sich voll, drücken sich an den schwachen Bindegewebsfasern vorbei nach oben und dellen die Haut aus. Das Ergebnis ist allzu bekannt: Zunächst sieht man nur Eindellungen, wenn man die Haut an den betreffenden Stellen zusammenschiebt, später erkennt man auch ohne Manipulation Dellen und Einbuchtungen, und in schlimmen Fällen sehen Oberschenkel, Hüften und Bauch irgendwann aus wie eine gesteppte Matratze.

Ästhetische Medizin mit Hormonen

Eine Behandlung mit Hormonen kann äußerst wirksam sein bei Alterserscheinungen der Haut durch hormonelle Defizite oder auch bei hormonell bedingten Störungen wie Akne oder Zellulite. Je nach individueller Situation, Bedürfnissen und Hormondefiziten können Hormone innerlich und/oder nur an bestimmten Körperpartien äußerlich angewendet werden. In jedem Fall ist dazu eine gründliche ärztliche Untersuchung des hormonellen Status wichtig!

Bei der Hormonersatzbehandlung spielen die persönlichen Voraussetzungen eine große Rolle. So ist z. B. bei Zellulite zunächst zu klären: Ist die Fettverteilungsstörung durch einen Mangel an Testosteron, Wachstumshormon oder einen Überschuss an Östrogenen bedingt? Woher kommt dieser Mangel, und wie ist er behebbar? Dann wird entweder eine individuelle Hormonersatztherapie durchgeführt oder aber nur äußerlich und lokal begrenzt behandelt. Dazu werden bestimmte Hormone an winzige Moleküle in Nanometergröße (Nanotechnologie) angeheftet und so über die Haut in tiefere Gewebeschichten transportiert. Es ist dabei sehr wichtig, dass die Hormone ganz gezielt dort landen, wo sie benötigt werden – in der Haut und nicht etwa im Blutplasma.

Die Zeichen der Zeit

Vom Pariser Hautforschungsinstitut CERIES wurde ein Zeitplan aufgestellt für die typischen Anzeichen der Hautalterung:

- Im Alter zwischen 18 und 29 Jahren bilden sich Hautringe, Fältchen außen und unten am Auge.
- Im Alter zwischen 30 und 39 Jahren bilden sich Falten zwischen den Augenbrauen, Fältchen an der Oberlippe und erweiterte Äderchen.
- Im Alter zwischen 40 und 49 Jahren bilden sich Falten unter den Augen, eingefallene Augenlider und häufig auch Tränensäcke.
- Im Alter zwischen 50 und 59 Jahren bilden sich Krähenfüße, Linien von den Nasenflügeln nach unten und Altersflecken.
- Zwischen 60 und 70 Jahren beginnen die Gesichtskonturen zu erschlaffen, die Gesichtsform verändert sich, Falten bilden sich rund um die Lippen.

Innere Anspannung, Ärger, Stress – das alles drückt sich in unserer Mimik aus und prägt auf die Dauer Falten, die uns ein etwas mürrisches oder übellauniges Aussehen geben. Entspannen Sie mehrmals am Tag bewusst Ihre Gesichtszüge, und lassen Sie nicht zu, dass sich jede Missstimmung in Ihre Haut eingräbt!

Gegen die hässlichen Dellen

Wer wirklich etwas gegen Zellulite tun will, braucht vor allem Geduld und Ausdauer. Dann sind aber wirklich starke Verbesserungen zu erzielen. Zur hormonellen Behandlung haben wir spezielle Präparate entwickelt, die gezielt auf die Haut an Oberschenkeln und/oder Po aufgetragen werden. Es handelt sich dabei um Antiöstrogene oder Androgene, die der östrogenabhängigen Störung entgegenwirken – aber nur da, wo nötig. Bevorzugt werden Androgene, die nicht mehr durch das Enzym Aromatase umgewandelt werden können, so genannte Dihydrotestosteronpräparate. Damit erreicht man sehr gute Ergebnisse nicht nur bei Zellulite, sondern auch bei verstärkter Fetteinlagerung am Bauch. Unterstützt werden sollte die Behandlung von weiteren Maßnahmen (siehe Kasten).

Stirn- und Mundfalten, Krähenfüße um die Augen zeigen es nur allzu deutlich an: Unsere Haut ist mit uns gealtert.

Das hilft gegen Zellulite

Hormonanwendungen sind eine wirksame Waffe gegen Zellulite, aber nur eine Mehrfachstrategie bringt auch dauerhaften Erfolg:

- Stellen Sie Ihre Ernährung um (siehe Seite 168ff.), und bauen Sie Übergewicht ab.
- Achten Sie auf regelmäßige Mahlzeiten, und machen Sie keine Diäten – schon gar nicht rigorose!
- Trinken Sie täglich zwei Liter Mineralwasser, verdünnten Fruchtsaft oder Kräutertee.
- Sorgen Sie für gute Durchblutung der betroffenen Körperstellen, z. B. durch Bürstenmassagen (aber nur ganz sanft!), Dehnungsübungen, Fahrradfahren, Tanzen – auch Sex fördert natürlich die Durchblutung.
- Nehmen Sie ausreichend Antioxidanzien zu sich, z. B. die Vitamine C und E als Nahrungsergänzung.

Die Faltenbildung stoppen

Dass Falten dem Gesicht Charakter geben, ist meist nur ein schwacher Trost: Es scheinen nicht gerade unsere liebenswürdigsten Seiten zu sein, die da offenbar werden!

> Das A und O wider die Hautalterung heißt Feuchtigkeitszufuhr – durch ausreichendes Trinken (mindestens acht Glas Wasser) und durch die Anwendung von Feuchtigkeitsspendern. Zu den wichtigsten gehören Hyaluronsäure und Aminosäuren wie Glyzin, Allantoin und Hypotaurin.

Auch hier gehören Hormone zu den potentesten Stoffen, um die Hautalterung aufzuhalten und Faltenbildung zu hemmen. In Zusammenarbeit mit Apothekern entwickelten wir mehrere Cremes, die Östrogene zur Förderung von Kollagen- und Elastinbildung und Feuchtigkeitsbindung oder z. B. Progestine zur Hemmung des Bindegewebeabbaus beinhalten.

Relaxin, ein altes, wiederentdecktes Hormon, hat eine ausgeprägte Wirkung auf die Verjüngung der Haut. Die innerliche Einnahme führt nach zwei bis drei Monaten zu deutlich sichtbaren Effekten auf der Haut. Neben der gezielten hormonellen, meist äußerlichen Anwendung auf der Haut sind aber weitere Stoffe von großer Bedeutung, um die Haut straff und jugendlich zu erhalten. Hierzu zählen Vitamine, Mineralanwendungen, das so genannte Biolifting, die Anwendung von ATP-ase, einem natürlich im Organismus vorkommenden Energiebildungsenzym, und der Gebrauch von pflanzlichen Wirkstoffen.

Anti-Aging-Behandlung der reiferen Haut bedeutet nicht nur die Anwendung von Hormonen. Je nach Ihrem individuellen Hautzustand kommen z. B. ebenfalls zum Einsatz:

- Vitamine zum sanften Lifting gegen Falten
- Pflanzliche Extrakte für ein straffes Bindegewebe
- Aminosäurenkomplexe zur Anregung der Kollagenproduktion
- Nanotechnologisch verkapselte AHA-Komplexe (Fruchtsäuren) für einen jugendlichen frischen Teint

Hormone nur vom Facharzt!

Es ist kein Zeichen übertriebener Eitelkeit, neben der Wiederherstellung und Erhaltung von Gesundheit und Vitalität auch die Schönheit von außen zu pflegen. Für ein befriedigendes Sexualleben ist es sogar unerlässlich, sich in seiner Haut wohl zu fühlen – und dazu gehört eben auch, dass man sich gepflegt und attraktiv findet.

Anti-Aging-Mediziner warnen jedoch davor, sich Hormone unkontrolliert und wahllos zuzuführen. Derartige Bedenken sind nicht aus der Luft gegriffen, denn selbst gemixte Hormoncocktails bringen kaum einzuschätzende Gefahren mit sich. Zur risikofreien Anwendung der Hormonkosmetik kann nur ein erfahrener Anti-Aging-Facharzt verhelfen. Dazu muss vorher ein exakter Status der persönlichen Situation ermittelt werden, der den Hormonspiegel, die Hautsituation, die genetische Belastung und den Lebensstil analysiert.

Denken Sie immer daran: Kaum abzuschätzende Gefahren bringt es mit sich, auf eigene Faust mit Hormonen herumzuexperimentieren und dazu womöglich noch Präparate von sehr dubiosen Quellen, beispielsweise aus dem Internet, zu beziehen.

Ayurveda – Frischekur von Kopf bis Fuß

Was haben die altindische Gesundheitslehre Ayurveda und moderne Anti-Aging-Medizin gemein? Den ganzheitlichen Ansatz und die individuelle Abstimmung der Behandlung. Ayurveda umfasst alle Bereiche des Lebens; besonders zu empfehlen ist aber hier das Pancha Karma, die Therapien zur Reinigung und Verjüngung des Körpers. Zur Anwendung kommen hauptsächlich Kräuter und hochwertige pflanzliche Öle in Verbindung mit sehr vielfältigen Massagetechniken sowie Wärme- und Kältereizen. Dies geht weit über kosmetische Hautpflege hinaus: Der Stoffwechsel in Muskeln und Bindegewebe wird aktiviert, die Ausscheidung von schädlichen Schlacken stimuliert, Durchblutung, Sauerstoffversorgung und Zellerneuerung intensiviert. Das hilft gegen zahlreiche Beschwerden, verjüngt und vitalisiert – und die von Spiritualität und Achtsamkeit geprägte Atmosphäre einer solchen Behandlung führt zu tiefer Entspannung und innerer Harmonie.

Alle Anwendungen sollten ambulant oder stationär als Kur unter Aufsicht eines erfahrenen Ayurveda-Arztes durchgeführt werden. Ideal: eine komplette Ayurveda-Anti-Aging-Kur in der »Heimat des Ayurveda«, in Südindien oder Sri Lanka. Adressen finden Sie im Anhang auf Seite 220.

Beautyhormone

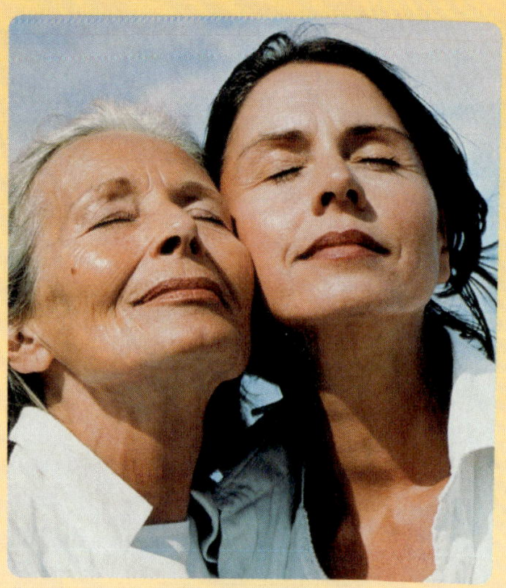

Schönheit ist ein subjektives Gefühl und lässt sich nicht von einem Menschen auf den anderen kopieren!

- **Östrogen** Sorgt für die Bildung der Hyaluronsäure, fördert die Kollagen- und Elastinbildung und hält so die Haut jugendlich und straff, schützt vor Haarverlust, ist ein effektiver Radikalefänger, verstärkt die Durchblutung und Gefäßneubildung
- **Progesteron** Steuert die Hemmung von Kollagenabbau, entwässert die Haut, ist eine Vorstufe von DHEA, festigt das Bindegewebe, wirkt antientzündlich
- **DHEA (Dehydroepiandrosteron)** Fördert die Bildung von kollagenen Fasern, festigt das Bindegewebe, sorgt für ausreichende Hautfeuchtigkeit, schützt die Hautzellen vor dem Absterben durch Oxidation, stimuliert das Hautimmunsystem
- **Melatonin** Stimuliert die Neubildung von Hautzellen, macht die Oberhaut glatter, ist ein starker Radikalefänger, steht mit Östrogenen in direkter Verbindung, stimuliert das Immunsystem, fördert den Schlaf vor Mitternacht (»Schönheitsschlaf«)
- **Testosteron** Fördert die Bildung der Epidermiszellen, strafft das Bindegewebe, unterstützt den Abtransport von Schlacken aus der Haut, wirkt gegen Zellulite
- **Wachstumshormon** Regt die Wachstums- und Erneuerungsprozesse des Körpers an, reduziert die Ablagerung und Bildung von Fettzellen, fördert den Aufbau fettfreier Körpermasse wie Muskeln, stimuliert die Bildung von Kollagen- und Elastinfasern, stimuliert Wassereinlagerung in die Haut, stimuliert die Neubildung von Epidermiszellen
- **Relaxin** Fördert sehr stark die Hautdurchblutung, stellt Energie für die Neubildung von Kollagen und Elastin bereit, schützt vor Hautrissen, reguliert den Um- und Aufbau der Haut, reguliert das Immunsystem und blockiert damit Autoimmunerkrankungen der Haut (z. B. Neurodermitis, Psoriasis)
- **Schilddrüsenhormon** Reguliert den thermischen Zellstoffwechsel, die Durchblutung und Zellneubildung sowie die Wasserspeicher in der Haut, stimuliert und regelt den Zyklus des Haarwachstums

Das regeneriert die Haut

- **Vitamin-A-Säure (Retinsäure)** Regeneriert die Haut bei Akne und Schuppenflechte, beugt vor und verzögert vorzeitige Hautalterung, erhöht die Zellteilung, wirkt gegen die Entstehung von Hautkrebs, regt die Bildung neuer Hautzellen an und führt zu messbarer Verdickung der Oberhaut, reduziert Fältchen und macht sie zum Teil sogar rückgängig, hemmt überschüssige Hautpigmentierung
- **Vitamin A (Retinol)** Verbessert sichtbar das Hautbild durch Unterstützung der Zellerneuerung, wirkt durch Verdickung der Oberhaut der Faltenbildung entgegen, stimuliert die Kollagenbildung, verbessert die Elastizität und Dehnbarkeit der Haut, hellt Pigmentflecken auf
- **Vitamin C** Wirkt als starkes Antioxidanz und fängt freie Radikale ab, fördert die Vernetzung der Kollagenfasern und die Bildung elastischer Fasern, festigt und strafft das Bindegewebe und mindert die Bildung von Falten, stimuliert die Hautimmunität und wirkt damit gegen Hautunreinheiten
- **Vitamin E** Gewährt einen intensiven und umfassenden Zellschutz, wirkt als Antioxidanz, kann frühzeitige Hautalterung wirksam verhindern
- **Pantothensäure** Erhöht die Feuchtigkeitsbildung der Haut, regt die Neubildung der Hautzellen an, wirkt gegen die Bildung von Zuckerverklebungen (AGE), schwächt die Wirkung von Kortison auf die Haut (Zerstörung der Kollagenfasern) ab
- **Biotin (Vitamin H)** Regeneriert die Haut über Stimulation des Zellwachstums, fördert das Haarwachstum
- **Vitamin D** Fördert das Wachstum der Hautzellen, aktiviert die Bildung des UV-Schutz spendenden Hautpigments Melanin, stimuliert das Enzym Tyrosinase (ein Schlüsselenzym für den körpereigenen Lichtschutz), differenziert die Zellen
- **ATP-ase** Natürliches Enzym, entstammt der Forschung der Organtransplantationstechnik, wirkt hautverjüngend durch intensive Anregung des Stoffwechsels
- **Aloe vera** Steigert die Immunabwehr der Haut, stimuliert die Durchblutung und die Kollagenneubildung
- **AHA (Alpha-Hydroxy-Acids, Fruchtsäuren)** Wirken verjüngend, indem sie die oberste Hautschicht ablösen und so eine Neubildung der Hautzellen provozieren
- **Terproline** Seit 30 Jahren bekannter Wirkstoff, verzögert die Hautalterung, stimuliert die Bildung von Kollagen, Elastin und Tyurelonsäure
- **Phytohormone (sekundäre Pflanzenstoffe mit hormonähnlicher Wirkung)** Regen die Vitalität und Erneuerung der Hautzellen an, machen das Bindegewebe fester und elastischer
- **Jojobaöl** Glättet, wirkt Faltenbildung entgegen, macht die Haut weich und geschmeidig, reguliert den Hautfett- und -feuchtigkeitsgehalt, fördert die Regenerationsfähigkeit der Hautzellen, erhält den natürlichen Säureschutzmantel

Lust auf mehr Bewegung

Trotz Fitnesswelle denken immer noch viele Menschen bei körperlicher Bewegung weniger an Lustgewinn denn an einen lästigen Zwang, den Ärzte und eigene Einsicht uns auferlegen. Schade, denn Sport ist so natürlich wie Sex – und ebenso unverzichtbar.

Der Spaßfaktor

Können Sie's auch schon nicht mehr hören? Dass Sport nämlich so viel »Spaß« machen soll? Klar, das mag ja stimmen für diejenigen, die sich sowieso gern viel bewegen, und vielleicht auch noch für einige etwas masochistisch Veranlagte. Einen echten Bewegungsmuffel wird das nicht überzeugen: Warum, bitteschön, soll er herumhetzen und die Glückshormonausschüttung anheizen, wenn er sich doch rundum zufrieden dabei fühlt, gemütlich auf dem Sofa zu lümmeln? Wir wollen es mal ganz deutlich sagen: weil notorisch Bewegungsfaule krank, dick, unglücklich und sexuell unattraktiv werden und außerdem früher sterben. Das eine oder andere oder auch alles auf einmal. Bewegung ist also ein »Muss« – aber es spricht absolut nichts dagegen, sie lustvoll zu gestalten.

Seit gut 100 Jahren sitzen wir ausdauernd: zunächst im Salon oder Kontor, dann im Auto, vor dem Fernseher und schließlich auch vor dem Computer – ungefähr in dieser Reihenfolge. Das ist eine viel zu kurze Zeitspanne, um unsere Gene zur Anpassung zu bewegen: Nach wie vor werden wir von der Natur serienmäßig für viel Bewegung ausgestattet.

Der Körper braucht mehr Spielraum

Muskeln, Gelenke, Herz und Lunge müssen ausreichend belastet (»trainiert«) werden, um dauerhaft zu funktionieren. Glücklicherweise gehört zu unserem biologischen Erbe aber auch eine natürliche Freude an körperlicher Bewegung, die man an jedem Kleinkind beobachten kann. Und die können Sie wieder finden, falls sie Ihnen im anspruchsvollen Erwachsenenalltag abhanden gekommen ist. Ein gesundes und regelmäßiges Bewegungstraining spielt im Anti-Aging-Bereich eine zentrale Rolle. Zahlreiche Probleme an den Gelenken, der Wirbelsäule, dem Herz-Kreislauf-System etc. können u. a. die Folge von jahrelanger mangelnder bzw. falscher Bewegung oder auch Überlastung sein. Aber das wissen Sie ja, oder Ihr Arzt hat es Ihnen gesagt. Beruhigend für Stubenhocker: Sie müssen gar nicht so furchtbar viel tun, um wieder in Form zu kommen, gesundheitliche Beschwerden zu verbessern oder ihnen vorzubeugen. Im Gegenteil: Sportliche Überlastungen schaden nur.

Bewegung macht sinnlich

Bevor wir davon sprechen, wie viel und welche Formen von Bewegung sinnvoll sind – hier noch ein paar Argumente, warum Sport auch Ihrem Sexualleben so förderlich ist:

- Sport weckt die Lebensgeister: Bewegung macht munter und vertreibt Müdigkeit und Apathie – Ihre Unternehmungslust steigt.
- Sport hebt das Selbstbewusstsein: Sie trauen sich mehr zu – auch beim Kennenlernen und im Bett.
- Sport macht schön: Die Haut wird rosig und durchblutet, die Figur kommt in Form, Sie bewegen sich geschmeidiger, anmutiger, kraftvoller, kurz: sinnlicher.
- Sport macht Lust: Ihre Hormonproduktion wird angekurbelt, alle Sinne werden geschärft, die Libido bekommt einen Frischekick.
- Sport ist gesellig: Viele Sportarten bieten Anknüpfungspunkte, um neue Freunde und eben auch potenzielle Partner zu finden.

All diese wunderbaren Effekte erzielen Sie natürlich nur mit der richtigen Dosis und Auswahl an sportlicher Betätigung. Wer sich restlos verausgabt, wird vor lauter Erschöpfung für sein Liebesleben kaum noch Energie übrig haben. Und das ist keinesfalls in unserem Sinne!

Mäßig und regelmäßig bewirkt am meisten

Empfehlen möchten wir Ihnen ein »Gesundheitsminimalprogramm«. Dabei sollte man sich mindestens 120 Minuten in der Woche kontinuierlich und gleichmäßig bewegen. Am besten verteilen Sie Ihre sportlichen Aktivitäten dabei auf drei bis fünf Wochentage, denn es bringt wenig, sich zwei Stunden lang auszupowern und dann wieder sechs Tage lang auf der faulen Haut zu liegen.

> Eine Studie (Smith et al.) bewies den schützenden Effekt von körperlichem Training bei der Entstehung von Alzheimer. Untersuchungen an Personen zwischen 40 und 60 Jahren zeigten, dass Menschen, die ein regelmäßiges Bewegungstraining durchführten, viel seltener die gefürchtete Krankheit entwickelten als jene ohne.

Auf lange Sicht sollten Sie sich dann noch ein bisschen steigern; ideal wäre ein Bewegungsprogramm, das etwa drei Stunden in der Woche ausfüllt. Hierbei sollte nicht nur die Dauer der jeweiligen Belastung variiert werden, sondern auch die Intensität und möglichst die Sportart. Erstens kommt so keine Langeweile auf, zweitens treten Sie nicht auf der Stelle, sondern erleben Leistungsfortschritte, und drittens vermeiden Sie Überlastungen einzelner Muskeln, Knochen oder Gelenke.

Alles unter Kontrolle

Bei einer Herz-Kreislauf-Erkrankung unerlässlich, aber auch sonst sehr zu empfehlen: der Einsatz einer Pulsmessuhr (z. B. von Polar) beim Bewegungstraining. Damit die Sache Sinn macht, müssen Sie zuvor natürlich erst einmal wissen, welche Pulsfrequenz Sie unter Belastung denn idealerweise erreichen sollten bzw. welche Sie nicht überschreiten dürfen. Davon ausgehend, können Sie dann während des Trainings die Intensität steigern oder mindern. Es gibt verschiedene Methoden, die für Sie günstigste Herzfrequenz zu testen, die in zahlreichen Trainingsanleitungen beschrieben sind. Am genauesten ist ein vom Arzt durchgeführter Leistungstest, bei dem die Laktatwerte (Milchsäurewerte) gemessen werden. Ein solcher Test gibt recht exakte Auskunft über Ihre körperliche Leistungsfähigkeit. Sie sollten diese Untersuchung unbedingt machen, wenn Sie viele Jahre lang keinen Sport getrieben haben oder ernster erkrankt waren.

Bewegung tut auch der Seele gut! Im Anschluss fühlt man sich entspannt und erfrischt, trübe Stimmung hellt sich auf, und aktuelle Probleme relativieren sich oft.

Sportarten – günstige und weniger günstige

Für ein gesundheitsbewusstes Bewegungstraining am besten geeignet sind Ausdauersportarten. Wenn Sie sehr untrainiert oder übergewichtig sind, sollten Sie eine gelenkschonende Bewegungsform wählen wie z. B. Walking, Schwimmen oder auch Radfahren. Walking und Schwimmen haben den Vorteil, dass der ganze Körper bei der Bewegung beansprucht wird, beim Radfahren ist der Oberkörper leider zu wenig in Aktion. Hier können Sie z. B. zum Ausgleich noch ein wenig Hanteltraining machen, was man übrigens auch sehr gut beim Walking einsetzen kann. Wenn Sie sich gut ans Walking gewöhnt haben und gerne Ihr Programm steigern möchten, können Sie zum leichten Jogging übergehen. Beispielsweise können Sie das Walking mit ein paar Minuten Jogging unterbrechen, oder Sie gehen gleich komplett zum Jogging über, je nachdem, wie Sie sich fühlen bzw. es Ihre körperliche Verfassung zulässt.

Kombinieren macht mehr Spaß

Spulen Sie nicht immer dasselbe Programm ab – bewegen Sie sich möglichst abwechslungsreich, und probieren Sie auch mal etwas Neues aus. Viele Sportarten sind an bestimmte Zeiten, Orte und Wetterverhältnisse gebunden; sorgen Sie für Alternativen, die jederzeit und überall möglich sind.

> Auch Bergwandern hält Sie jung und fit – aber nur, solange es aufwärts geht. Beim Bergabgehen ist die Stoßbelastung auf sämtliche Gelenke viel zu hoch, und nicht selten endet so eine Bergtour dann mit Rücken- oder Knieproblemen. Also: Die beliebte Kombination, mit der Bergbahn auf den Gipfel zu fahren und dann hinabzulaufen, sollten Sie ganz schnell vergessen – umgekehrt ist es gesünder!

Andere gut geeignete Sportarten zur Verbesserung der Ausdauer sind – je nach Vorlieben oder Verfassung – Steptraining, Ellipsen-Walker, Skilanglaufen, Rudern (Achtung: nur mit aufrechtem Oberkörper), Step-Aerobic, Spinning, Inlineskating (Vorsicht, Sturzgefahr!), Aquasport.

Anti-Aging pur – Golf

Golf ist eine klassische ganzheitliche Sportart, die sowohl Körper wie auch Geist und Seele animiert. Seit auch bei uns immer mehr Golfplätze entstehen, ist diese altersunabhängige Sportart für viel mehr Menschen erreichbar geworden. Zwei Wermutstropfen gibt es allerdings: Golf fördert nur dann die Ausdauer, wenn Sie das Cart stehen lassen und zu Fuß laufen, und die Drehungen beim Ballabschlag sind nichts für geschädigte Hüftgelenke. Sonst ist Golf ein wunderbares Anti-Aging-Mittel:

- Es trainiert sanft die gesamte Körpermuskulatur und baut sie nach und nach auf.
- Es aktiviert die Hormonproduktion und bewirkt z. B. die verstärkte Ausschüttung von Wachstumshormon und Testosteron.
- Es steigert die Verbrennung von Zucker und Fett und reguliert so den im Alter steigenden Insulinspiegel.
- Es stimuliert den Aufbau neuer Verästelungen von Nervenzellen im Gehirn, schärft die Sinne und verbessert die Gedächtnisleistung.
- Es erhält die Koordination und die Balancefähigkeit, die der Alterungsprozess oft früh verkümmern lässt.

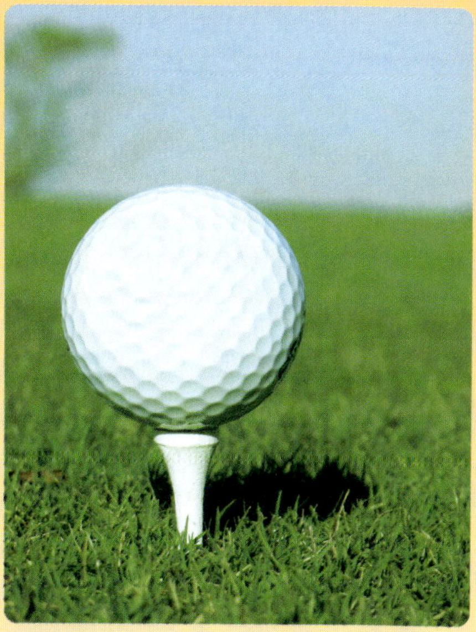

»Haben Sie noch Sex, oder spielen Sie schon Golf?« – von wegen! Golfen hält fit – auch fürs Bett!

So golfen die Hormontypen

Sag mir deinen Hormonstatus, und ich sage dir, wie du golfst – ganz so ist es natürlich nicht. Einige typische Züge lassen sich aber erkennen. Venus und Mars – wie könnte es anders sein – bilden auch beim Golf ein Traumpaar, vorausgesetzt, sie umwerben sich noch. Dann führt sie zu seinem Stolz auf dem Fairway ihre Reize vor, lässt sich von ihm das Golfbag tragen und bewundert seine kraftvollen, weiten Schläge – auch wenn die öfter mal im Rough landen. Dafür zeigt sie beim Putten viel Geschick und Gefühl, während Mars sein Elan hier mehr schadet als nützt. Ein weiterer Knackpunkt: Venus hat von einem Neun-Loch-Spiel meist genug, während Mars vor Ausdauer nur so strotzt. Der Androgyne schlägt seine Bälle gut kalkuliert und puttet nahezu perfekt – wenn er genug übt. Und das ist leider nicht sehr wahrscheinlich, weil es im Clubhaus so gemütlich ist. Die sportliche Knabenhafte ist als Gegnerin nicht zu unterschätzen: Sie golft ausdauernd und konzentriert, spielt weit und präzise. Die Amazone spielt kraft- und gefühlvoll und hat alle Voraussetzungen zu einer hervorragenden Golferin. Angriffslust und Konkurrenz können ihr ein Schnippchen schlagen und ihre Konzentration stören. Der Asket will gewinnen, und zwar unbedingt. Er achtet genau auf die Regeln und lässt weder sich noch den anderen einen Verstoß durchgehen. Er golft oft hervorragend, aber sein verbissener Ehrgeiz macht ihn manchmal zu einem unangenehmen Golfpartner.

Ziele setzen

- Grundsätzlich sollten Sie sich immer für eine Sportart entscheiden, die Sie gerne machen, denn sonst verlieren Sie schnell die Lust am Bewegen.
- Setzen Sie sich individuell realistische Ziele, die Sie in einem bestimmten Zeitraum erreichen wollen. Diese Ziele können die äußere Körperform (Fettanteil, Muskeln etc.), aber auch die individuelle Belastbarkeit betreffen (z. B.: »Ich will in spätestens drei Monaten 45 Minuten am Stück walken können.«).
- Wenn Sie nicht gerne allein Sport treiben, suchen Sie sich jemanden, der mitmacht (Partner/Bekannte oder eventuell auch einen Personal-Trainer), oder schließen Sie sich einem Fitnessstudio an. Hier haben Sie bei Fragen auch einen kompetenten Ansprechpartner.

Sie haben doch zu viel auf einmal gewollt und sich einen kräftigen Muskelkater eingehandelt? Jetzt nicht nach der Devise »Ein Indianer kennt keinen Schmerz« mit verdoppelter Anstrengung weitermachen – die Muskeln müssen sich regenerieren, bis nichts mehr wehtut, bevor Sie Ihr Bewegungsprogramm wieder aufnehmen.

Gute Vorbereitung ist alles

Einer der häufigsten Gründe, ein Bewegungsprogramm schnell wieder aufzugeben: Übertreibung! Steigen Sie langsam ein, nehmen Sie sich auch vom Zeitaufwand her nicht mehr vor, als Sie auf Dauer schaffen können. Beginnen Sie Ihre Trainingseinheit niemals zu schnell, sondern gewöhnen Sie den Körper langsam an die Belastung. Steigern Sie die Intensität erst, wenn Sie gut durchwärmt sind und es wie von selbst läuft. So beugen Sie zu hohen Laktatspiegeln, zu schneller Ermüdung oder auch Übelkeit vor. Ein gewaltiger Muskelkater ist immer ein sicheres Zeichen dafür, dass Sie sich zu stark belastet haben! Abschließen sollten Sie jede Ausdauerbelastung mit einem Cool-down (z. B. langsames Gehen zur Senkung der Herzfrequenz).

Die Muskeln stärken

Ein Programm zum Kräftigen insbesondere der Rumpfmuskulatur, aber auch der Bein- und Schultermuskulatur, ist ebenso wichtig für den Körper und gehört neben dem Ausdauertraining zu einem sinnvollen Sportprogramm. Wählen Sie für die Rumpfmuskulatur, d. h. für die Rücken- und Bauchmuskeln, möglichst statische Übungen (»Halteübungen«) oder langsame Bewegungen. Diese Muskelpartien sind hauptsächlich für das Stützen der Wirbelsäule zuständig und für schnelle Bewegungen nicht so gut geeignet. Eine stabile Rumpfmuskulatur beugt Fehlhaltungen vor und vermeidet bzw. mindert auch eventuell bestehende Beschwerden im Bereich der Hals-, Brust- und Lendenwirbelsäule, den gefährdeten Stellen für einen Bandscheibenvorfall. Die Kräftigungsübungen für die Bein- und Schultermuskulatur können sowohl statischer als auch dynamischer Natur sein. Hierbei können Sie kleine Hanteln oder ein Theraband zu Hilfe nehmen.

Dehnen – kurz zu Beginn, ausgiebig danach

Stretchingübungen, insbesondere für die Oberschenkelvorderseite bzw. -rückseite und -innenseite, die Waden- und Schultermuskulatur, als Ausklang einer Trainingseinheit sind unumgänglich und vermeiden schmerzende Muskeln nach der Belastung. Als Stretching bezeichnet man ein intensives und langes Dehnen der einzelnen Muskeln (ca. 30 Sekunden), was die Spannung der jeweiligen Muskulatur herabsetzt und eventuell bestehenden Verkürzungen einzelner Muskeln entgegenwirkt. Aufgrund der Verringerung der Muskelspannung sollte ein ausgiebiges Stretchingprogramm niemals am Beginn einer Belastung stehen. Hier wäre lediglich ein leichtes Dehnprogramm (kurzes »Andehnen« von maximal zehn Sekunden) ausreichend.

Es muss nicht immer Sport sein

Mehr gesunde Bewegung verschaffen Sie sich nicht nur durch ein kontrolliertes Sportprogramm. Aktivieren Sie Alltag und Freizeit, indem Sie die vielen Möglichkeiten nutzen, Ihre körperliche Beweglichkeit einzusetzen und zu genießen. Überlegen Sie, wo Sie auf Fahrstühle, Rolltreppen oder auf das Auto verzichten können und stattdessen lieber zu Fuß gehen. Auch sind einige Haus- und Gartenarbeiten in ihrer Wirkung nicht zu unterschätzen. Setzen Sie nicht immer nur Maschinen, Handwerker oder Hilfskräfte für solche Tätigkeiten ein: Sogar »Odd Jobs« wie z. B. Umgraben, Rasenmähen oder Fensterputzen können nicht nur gesund sein, sondern sogar Freude machen (erinnern Sie sich an den »Flow«, Seite 34). Verbinden Sie Bewegungs- mit Sinnenfreude und Beziehungspflege: Gehen Sie z. B. auch (wieder) regelmäßig zum Tanzen. Ob Foxtrot, Bauchtanz, Tango oder Flamenco – alle Stile tun Körper und Seele gut.

So bleibt die Bewegungsfreude erhalten

Trainieren Sie mit Geduld und Beharrlichkeit, dann werden Sie sehen, wie Sie immer höhere Leistungen erbringen können. Gerade im Ausdauerbereich kann man sehr schnell Erfolge für sich verbuchen, und Sie werden erleben, wie Ihnen beispielsweise beim Treppensteigen nicht mehr so schnell die Puste ausgeht. Auch wenn es vielleicht einmal weniger gut läuft: Lassen Sie sich nicht gleich entmutigen!

Tangueras und Tangueros können nicht mehr davon lassen: Der Tango, das ist Leidenschaft und Sinnlichkeit, die konzentrierten Ausdruck gefunden haben. Der Tanz, der vor über 100 Jahren seinen Weg aus den argentinischen Armutsvierteln in die elegantesten Salons nahm, hat heute wieder eine riesige Anhängerschaft, die verschiedene Stilrichtungen pflegt. Allen gemein ist die erotische Spannung, die Geschmeidigkeit und Eleganz der Bewegung – und die hinreißende Musik. Tango können Sie in vielen Tanzstudios lernen – meist sind auch Singles willkommen.

Unser Körper ist keine Maschine. Er unterliegt ständig Schwankungen in der Leistungsfähigkeit, auf die jeder auch achten sollte. Wenn es Ihnen an einem Tag nicht so gut geht und Ihnen die Belastung schwerer als sonst vorkommt, akzeptieren Sie dieses, und glauben Sie nicht gleich an einen Rückschlag. Sie werden sehen, dass es in der nächsten Bewegungseinheit vielleicht wieder doppelt so gut läuft.

Für Sport gilt ebenso wie für Sex: Wenn der Leistungsgedanke zu sehr im Vordergrund steht, ist es mit dem Spaß ziemlich vorbei. Bewegen Sie sich in Ihrem eigenen Maß und Stil, und lassen Sie sich nicht zu Sportarten überreden, die vielleicht angesagt sind, Ihnen aber kein besonderes Vergnügen machen.

Geistesfrische und Seelenruhe

Weisheit und Gelassenheit – diese seltenen Qualitäten machen manchen älteren Menschen attraktiver als faltenlose Haut oder prächtige Muskelpakete. Aber für geistige Beweglichkeit und innere Ruhe muss (und kann) man aktiv etwas tun.

Smart Sex

Warum die Gehirnzellen trainieren für ein besseres Liebesleben? Ganz klar – damit Sie nicht ständig den Hochzeitstag vergessen oder beim Sex versehentlich die Namen längst verflossener Liebhaber säuseln! Aber Scherz beiseite: Für den schlichten Sexualakt ist vielleicht keine besondere Geistesschärfe erforderlich (böse Zungen meinen sogar, dass eine gewisse Beschränktheit förderlich wäre). Aber hier ist die Rede von erfüllender Sexualität, und dazu braucht es Konzentration, Neugierde und wache Sinne. Alles nicht zu vereinbaren mit geistigem Abbau, zunehmender Vergesslichkeit oder massivem Stress, der uns blockiert. Ganz zu schweigen davon, dass erst geistige Beweglichkeit und entspannte Nerven für Wohlgefühl in ganzheitlichem Sinn sorgen.

Lange glaubte man, dass Hirnzellen sich nicht regenerieren können und geistiger Abbau im Alter nur wenig beeinflussbar sei. Das wurde gründlich widerlegt – Ihr 70. Geburtstag liefert nicht mehr automatisch eine Ausrede für Vergesslichkeit, Starrsinn und den Unwillen, Neues zu lernen!

Der Datentransfer in unserem Gehirn

Was wir als Gehirn bezeichnen, ist ein feines Netzwerk von Nervenzellen, den Neuronen. Jedes Neuron hat ein bis zwölf kurze Fortsätze, die Dendriten genannt werden. Über diese Dendriten kommunizieren die Nervenzellen miteinander. Die elektrisch geleiteten Informationen (wie bei Telefonkabeln) werden von einem Dendriten zum anderen über kleine Lücken (die Synapsen) hinweg geleitet und dabei in chemische Information umgewandelt. Das Ankoppeln der Überträgerstoffe (Neurotransmitter) an das andere Ende der Synapse, um die Information weiterzuleiten, dient der elektrischen Erregung des Nachbardendriten. So laufen an den Nerven in Rückenmark und Gehirn alle Informationen in Hochgeschwindigkeit von einer Nervenzelle zur anderen. Wenn wir älter werden, verfügen wir über weniger Überträgerstoffe, und die Synapsen werden unempfindlicher, die Dendriten verklumpen und bilden sich allmählich zurück.

Das frisst die Nervenzellen

Die schlechte Nachricht: Östrogene, Testosteron, DHEA, Progesteron und Pregnenolon spielen eine große Rolle für die Erneuerung der Hirnzellen, die elektrische Isolierung der Nervenbahnen und die Informationsübermittlung an den Synapsen – der »Altersschwund« dieser Hormone schwächt also auch das Gehirn. Die gute Nachricht: Die Stimulation oder Ergänzung der Hormone kann diesen Prozess aufhalten und auch bereits merkbare Beeinträchtigungen wieder aufheben.
Nicht nur der Rückgang der Hormone ist schuld an Vergesslichkeit und Unkonzentriertheit, auch andere schädliche Einflüsse summieren sich im Alter und greifen die Nervenzellen an: z. B. Oxidationsprozesse durch freie Radikale, die Anreicherung von Schadstoffen und erhöhte Blutzuckerspiegel. Ein ganz besonders gravierender »Verdummungsfaktor« ist Dauerstress. Jedes Mal, wenn wir unter starker Anspannung stehen, wird das Hormon Kortison aus der Nebennierenrinde in die Blutbahn ausgeschüttet. Chronisch erhöhte Kortisonspiegel sind reines Gift für die Hirnzellen im Hippocampus – dem Gehirnbereich, der unsere Merk- und Konzentrationsfähigkeit sowie das Kurzzeitgedächtnis beherbergt.

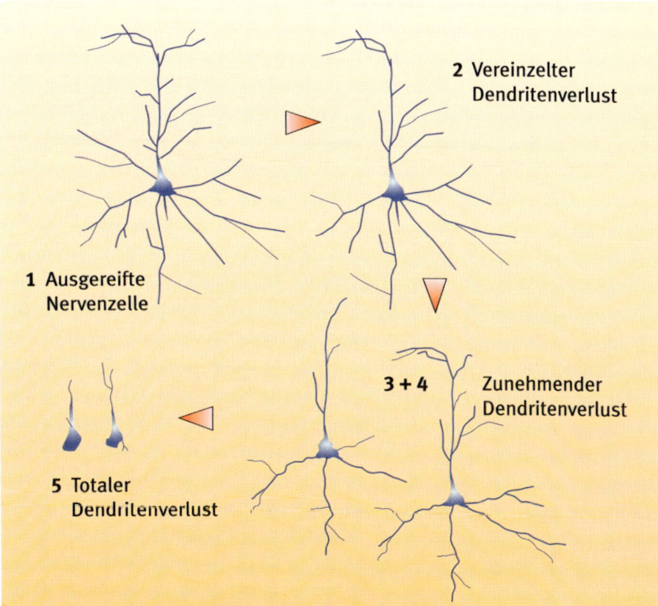

Die Grafik zeigt schematisch die Altersveränderungen einer Nervenzelle.

Futter für die grauen Zellen

Was Ihren Körper gesund und fit hält, nützt auch Ihrem Gehirn: ein aktives Sexualleben (Hormone!), gesunde Ernährung (viele Antioxidanzien, Vitamine und andere Mikronährstoffe) und ausreichend körperliche Bewegung (Durchblutung, Hormone).
Auch einige Nahrungsergänzungsmittel sind gut geeignet, um die Hirnalterung zu bremsen, beispielsweise Ginseng, grüner Tee, Aminosäuren oder Coenzym Q10. Doch selbst wenn die körperlichen Voraussetzungen für ein kluges Köpfchen stimmen, müssen Sie noch den Zellkiller Stress bekämpfen und dem Geist etwas zu tun geben, damit er in Form bleibt.

Der amerikanische Neurobiologe Lawrence Katz entwickelte ein Übungsprogramm, mit dem man sein Gehirn wie einen Muskel trainieren kann. In Anlehnung an Aerobic, den Fitnesstrend der 1980er Jahre, nannte er es Neurobics.

Lebenslang lernen

- Lesen Sie regelmäßig auch etwas »Schwieriges«, machen Sie Anmerkungen dazu, und fassen Sie den Inhalt zusammen.
- Lernen Sie eine neue Fremdsprache oder eine Fertigkeit, die Sie schon immer interessiert hat.
- Stoppen Sie ab und zu Ihren Mitteilungsdrang, und hören Sie auch alten Bekannten oder Familienmitgliedern mal wieder konzentriert zu – Sie erfahren dabei nicht nur allerhand Neues, sondern steigern auch ungemein Ihre Beliebtheit.
- Vergessen Sie den dummen Ausspruch »Was Hänschen nicht lernt, lernt Hans nimmermehr«, und wagen Sie sich an Neues. Es kommt nicht darauf an, ob Sie endlich die Relativitätstheorie ergründen wollen oder nur das komplizierte Strickmuster beherrschen – fest steht aber: Wer nichts versucht, lernt wirklich nichts mehr – und vergisst noch dazu einmal Gewusstes.

»Um die Ecke« denken hält den Geist flexibel

Ganz gezielt trainieren Sie Ihre grauen Zellen durch Neurobics, Übungen für das Hirn, die nicht nur Ihre logischen und konzentrativen Fähigkeiten, sondern auch Ihre Sinne mit einbeziehen.

Es war schon die Rede davon, dass wir durch Sinneserfahrungen lernen (siehe Seite 32ff.) – und dieses Prinzip machte sich der amerikanische »Erfinder« von Neurobics zunutze. Mit den Jahren werden wir auch deshalb geistig unbeweglich, weil immer seltener die gewohnten Bahnen des Denkens und Handels verlassen werden, viel weniger Eindrücke unsere abgestumpften Sinne erreichen und kaum noch neue assoziative Verknüpfungen im Gehirn entstehen. Wir funktionieren sozusagen die meiste Zeit halbautomatisch. Neurobicübungen beruhen in erster Linie darauf, diese eingefahrenen Bahnen zu verlassen und dem Gehirn neue Eindrücke anzubieten, für deren Verarbeitung es aktiv werden muss.

Absolut alltagstauglich

Für Neurobics brauchen Sie weder komplizierte Anleitungen noch spezielle Trainingszeiten – der Alltag bietet ständig Übungsmöglichkeiten. Die einzig nötige »Ausrüstung«: die Bereitschaft, Dinge einfach mal anders als gewohnt zu machen und alltäglichen Verrichtungen wieder neue Aufmerksamkeit zu schenken. Beispiele für kleine Übungen:

- Suchen Sie einen neuen »Schleichweg« oder eine interessantere Strecke für die Fahrt zum Arbeitsplatz.
- Verbringen Sie viel Zeit in öffentlichen Verkehrsmitteln? Studieren Sie die Schuhe der Mitfahrenden, und phantasieren Sie nur aus diesem Detail einen Lebenslauf für den Betreffenden zusammen.
- Versuchen Sie einmal, Ihre Garderobe für den Tag mit geschlossenen Augen im Schrank zu ertasten und zusammenzustellen (nicht so empfehlenswert für Topanlässe, aber prima, um endlich ungeliebte Kratzepullis auszusortieren).

- Stellen Sie die Computermaus auf die andere Seite der Tastatur, und bedienen Sie sie mit der »ungewohnten« Hand.
- Lesen Sie mal eine andere Tageszeitung als die, die Ihre Weltsicht immer nur bestätigt – auch Ärger kann lehrreich sein.
- »Sehen« Sie gewohnte Räume einmal mit anderen Sinnen als nur Ihren Augen. Schließen Sie die Lider, und achten Sie darauf, was Ihnen Ihre Sinne vermitteln: Ein Gefühl von Weite oder Beengtheit, Geräusche, Gerüche – wie würden Sie die Atmosphäre des Raums beschreiben?

Die Routine durchbrechen

Bei all diesen Übungen geht es darum, die Routine von Abläufen zu unterbrechen, Handlungen unter Einsatz anderer Sinne als des gewohnten zu vollziehen und so Aufmerksamkeit und Konzentration zu erhöhen. Natürlich müssen Sie nicht nach den obigen Beispielen verfahren, sondern können selbst Übungen erfinden. Viele Anregungen im Kapitel »Sinnlichkeit ist mehr als Sex« (ab Seite 32) sind Neurobics. Und wenn Sie das Prinzip verstanden haben, ist auch klar, dass mehr Phantasie beim Sex nicht nur der Liebe und dem Hormonspiegel, sondern auch den Hirnzellen gut tut …

In der Ruhe liegt die Kraft

Oft beschworen, aber schwer zu haben: die richtige Balance zwischen An- und Entspannung. Antriebslose Langeweile ist ebenso weit entfernt von innerer Ruhe wie hektische Betriebsamkeit – es kann also nicht nur darum gehen, sich unliebsame Aufgaben vom Hals zu schaffen, wenn man Stress abbauen möchte. Dazu ist das Phänomen Stress zu schwer greifbar: Der eine fühlt sich pudelwohl und kommt erst so richtig auf »Betriebstemperatur« unter Umständen, die den anderen bereits unerträglich unter Druck setzen. Und auch ein und derselbe Mensch schafft manchmal spielend, was ihn an einem anderen Tag völlig aus der Fassung bringt. Stress entsteht also aus der Mischung ungünstiger äußerer Umstände und der eigenen inneren Verfassung.

Die Stressoren aufspüren

Zunächst geht es darum, die Anzahl der stressauslösenden Reize zu vermindern. Das ist im Beruf, aber auch privat oft eine Frage der guten Organisation:

- Arbeiten Sie mit einem Zeitmanagementsystem, stellen Sie eine Prioritätenliste auf – so wissen Sie, was unbedingt

Und noch eine Neurobicsübung: Setzen Sie sich zum Essen daheim an einen anderen als den gewohnten Platz, und achten Sie bewusst auf die Veränderungen, die diese neue Perspektive mit sich bringt.

Sagen Sie Stress den Kampf an, bevor er Sie auffrisst!

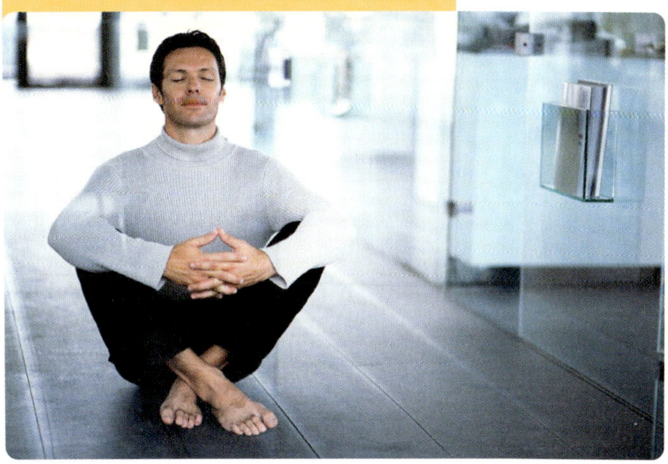

erledigt werden muss, aber auch, was Sie eventuell verschieben können.

- Beschränken Sie sich auf das Wesentliche, lernen Sie zu delegieren, wenn das möglich ist.

Es geht aber auch darum, unsere inneren Stressoren besser in den Griff zu bekommen bzw. die persönliche Reizschwelle hochzusetzen. Dass dies gelingen kann, wissen wir nach jedem Urlaub, der wirklich erholsam verlaufen ist. Was uns zuvor noch in helle Aufregung versetzt hat, lässt uns jetzt erst einmal gelassen bleiben. Leider können wir nicht ständig in Urlaub fahren. Aber wir können daraus lernen, dass wir im Urlaub wohl irgendetwas »richtig« gemacht haben, was sich vermutlich auch in den Alltag übertragen lässt.

Stress blockiert alle inneren Energien und lässt keinen Raum für sinnliches Erleben. Dauerstress ist der Todfeind eines erfüllten Liebeslebens. Spüren Sie deshalb rechtzeitig Ihre persönlichen Stressoren auf, und lernen Sie, diese auszuschalten.

Sie werden schon ganz kribbelig bei dem Gedanken, »nach Plan« und durch festgelegte Übungen entspannen zu sollen? Leider ist gerade der Unwillen, sich auf so etwas einzulassen, ein sicheres Anzeichen dafür, dass Sie es nötig haben!

Entspannung kann man lernen

Innere Anspannung wird bei vielen Menschen chronisch – so sehr, dass sie sich dessen gar nicht mehr bewusst werden. Lernen Sie ein Entspannungsverfahren wie autogenes Training oder progressive Muskelentspannung, und praktizieren Sie es täglich. Glauben Sie nicht, dass es denselben Effekt habe, wenn Sie sich nur mal am Wochenende so richtig ausschlafen oder auf den nächsten Urlaub setzen! Üben Sie sich regelmäßig in Yoga, Tai Chi oder Qi Gong, aber auch alle Formen von Meditation haben den gewünschten Effekt. Natürlich ist ein aktives Sexualleben ein ebenso wunderbarer Entspanner – nur ist Stress leider auch häufig gerade der Faktor, der einen in dieser Hinsicht völlig lustlos macht.

Der Energie ein Ventil schaffen

Auch wenn wir die stressauslösenden Reize vermindern, wird trotzdem immer wieder einmal Stress ausgelöst werden, auf den wir nicht mit einem Angriffs- oder Fluchtverhalten reagieren können. Wir benötigen dann körperliche Ersatzreaktionen, die uns helfen können, unser vegetatives Nervensystem ins Gleichgewicht zu bringen. Hier bieten sich alle Formen sportlicher Bewegung an. Regelmäßiger Sport, vor allem Ausdauersportarten, baut nicht nur Stress ab, er hilft uns auch, mit größerer Gelassenheit auf Stresssituationen zu reagieren.

Erholungsphasen nutzen

In Zeiten starker Anspannung ist es besonders wichtig, Erholungsphasen bewusst zu nutzen. Wir brauchen Zeit, um uns zu regenerieren. Fehlt es daran, entsteht dadurch erneuter Stress. Bauen Sie daher Regenerationsphasen in ihren Alltag ein. Nehmen Sie sich die Zeit und Muße dafür, gerade wenn Sie glauben, eigentlich keine Minute erübrigen zu können. Sorgen Sie für ungestörten und ruhigen Schlummer, denn ein erholsamer Nachtschlaf erhöht Ihre Widerstandskraft beträchtlich.
Und: Vermeiden Sie »Scheinentspanner«! Viele Menschen nutzen Alkohol und Nikotin, um sich über Stresssituationen hinwegzuhelfen. Dies sollten Sie jedoch in jedem

Fall meiden: Die Belastungen, die Sie dadurch Ihrem Organismus zufügen, überwiegen nämlich bei weitem den scheinbaren Entspannungseffekt.
Während Alkohol in geringen Mengen (z. B. ein Glas Rotwein täglich) noch als akzeptabel gilt, sollten Sie in jedem Fall auf das Rauchen verzichten. Neben den allgemein bekannten gesundheitlichen Gefahren beschleunigt Rauchen auch insgesamt den Alterungsprozess unseres Körpers.

Übungen zur Kurzentspannung

Statt dieser »Scheinentspanner« helfen oft schon kleine Übungen beim Stressabbau, die man im »Akutfall« einsetzen kann. Drei solche einfachen Übungen möchte ich Ihnen hier vorstellen. Die helfen Ihnen, zwischendurch immer einmal wieder zu entspannen. Führen Sie sie dann durch, wenn Sie Lust und Zeit dazu haben.

»Den Himmel stützen«

Der Gallierhäuptling Majestix hatte vor nichts Angst, außer dass ihm der Himmel auf den Kopf fallen könnte. Glücklicherweise gibt es immer Menschen, die den Himmel stützen.
Stehen Sie mit leicht gebeugten Knien. Die Arme heben Sie über den Kopf mit den Handflächen nach oben. Nun stützen Sie den Himmel, der schwer auf den Händen liegt (denken Sie an mindestens 80 Kilogramm!). Man braucht seine ganze Kraft dazu, um den Druck auszuhalten. Nach einer gewissen Zeit loslassen, den Körper ausschütteln und die Übung wiederholen.

»Hände ausschütteln«

Stehen Sie aufrecht, Füße schulterbreit auseinander, der Schwerpunkt ist im Unterbauch, die Knie ganz leicht gebeugt. Schütteln Sie jetzt, so schnell Sie können, beide Hände und Unterarme, bis der ganze Körper ins Vibrieren gerät. Schütteln Sie zum Abschluss einige Male beide Arme aus den Schultern heraus kräftig aus, und atmen Sie dabei durch den offenen Mund kräftig aus.

»Hunde abschütteln«

Stehen Sie aufrecht wie bei der vorhergehenden Übung. Stellen Sie sich nun vor, ein kleiner Hund hätte sich an Ihr rechtes Hosenbein gehängt. Schütteln Sie den lästigen Zeitgenossen ab, zunächst vorsichtig, dann kräftiger. Wiederholen Sie dies mit dem anderen Bein.

Melatonin für guten Schlaf

Ein wichtiges Mittel zum Stressabbau ist ein ausgewogener Tag-Nacht-Rhythmus mit ausreichender Schlafdauer. Unsere »innere Uhr« wird dabei von dem Hormon Melatonin gesteuert (siehe Seite 134f.). Melatonin wird gefördert durch:

- Pflanzenreiche Kost (insbesondere durch Tomaten, Reis, Mais,Haferflocken)
- Vitamin B6 und B3
- Tryptophaneinnahme (Aminosäure), z. B. 5HTP
- Kühle und dunkle Schlafzimmer

Nutzen Sie kleine Pausen am Tag, um zwischendurch abzuschalten und zu entspannen. Gut geeignet dafür sind Meditationen oder die hier beschriebenen kurzen Übungen, die auch körperliche Verspannungen schnell auflösen.

Was (noch) mehr Lust macht

Manches heiße Intermezzo geht voll daneben: Er kann nicht, sie will nicht, oder sonst ein Problem trübt ganz gewaltig die ersehnten Liebesfreuden. Wer Rat sucht, der kann hier Hilfe finden – oder möchten Sie es einfach noch ein bisschen toller treiben? Die Palette lustfördernder Liebesmittel hält für jeden etwas bereit, von die Sinne betörenden Tränken oder Speisen über erotisierende Bäder und Düfte bis hin zu modernen Medikamenten, die erlahmende Kräfte neu beflügeln.

Funkstille – Störungen der Sexualität

Es klappt einfach nicht im Bett – gelegentlich kommt das eben vor. Aber was tun, wenn das immer öfter passiert? Verunsicherung und schließlich Rückzug machen sich schnell bei beiden Partnern breit, wenn gravierende sexuelle Störungen immer wieder auftauchen.

Pleiten, Pech und Pannen

Sind Sie eigentlich »gut im Bett«? Viele meinen, über leistungsbetonte Beurteilungen erhaben zu sein – bis auf einmal Komplikationen beim Liebesspiel auftauchen. Was der Einzelne genau als Störung des Sexuallebens empfindet, kann sehr unterschiedlich sein – von sporadisch auftretendem vorzeitigem Erektionsverlust bis hin zur totalen Lustlosigkeit. Rasch wachsen Selbstzweifel, Depression und Ängste um die Gesundheit, wenn Sexualität als unbefriedigend erlebt wird. Viele solcher Störungen haben psychische Ursachen, andere können hormonell oder krankheitsbedingt sein. Ergründen Sie die Ursache, gehen Sie das Problem an – »sich abfinden« funktioniert doch nicht und bringt Sie nur um ein wichtiges Stück Lebensqualität.

Dass die Annäherung zweier Menschen nicht gerade leicht ist, haben wir schon geschildert. Aber wer denkt »Jetzt sind wir zusammen (oder: »Jetzt sind wir schon ewig lange zusammen«), jetzt kann nichts mehr schief gehen«, der irrt sich, denn nun geht's oft erst richtig los mit den Problemen – und häufig erstrecken die sich auch auf den sexuellen Bereich.

Schon wieder Sex? Nein, danke!

Zur Erinnerung: Sexualität funktioniert nicht nach dem Dampfkesselprinzip, wie Sigmund Freud es einmal formulierte und viele Menschen noch denken. Ab und zu ein Orgasmus, und dann sind wir wieder ruhig – nein, im Gegenteil, je häufiger wir mit jemandem schlafen, je mehr Reize auf uns eindringen, desto intensiver wird der Sexualtrieb. Das liegt darin begründet, dass der Testosteronspiegel mit der Häufigkeit des Sexualverkehrs ansteigt, uns sozusagen wieder höher einstellt. Also: Pausieren führt eher zum völligen Verzicht. Man muss es halt immer wieder tun. Und da liegt bei langjährigen Partnern oft der Hase im Pfeffer: Man möchte schon, aber man mag nicht mehr – jedenfalls nicht miteinander.

Keine Lust mehr? Gründe gibt's genug

Nehmen wir einmal an, die Sexualität spielt für Sie nur eine geringe Rolle im Leben. Oder Sie haben Angst, sich emotional zu binden, oder befürchten gar, Ihren Partner nicht ausreichend befriedigen zu können. Und: Auch noch um die Wechseljahre kann die Angst vor Schwangerschaft die Lust am Sex verderben.

Viele Frauen bringen es nicht fertig, Sex als etwas Schönes, Natürliches zu sehen, weil sie vom Elternhaus oder durch starke kirchliche Einflüsse geprägt meinen, Sex sei etwas, dessentwegen man sich schämen müsse. Dies kann bis zu Ekelgefühlen beim Gedanken an Sex oder gar beim Ansehen oder Berühren von Samenflüssigkeit oder Scheidensekret gehen. Manche haben Angst vor AIDS – nicht völlig aus der Luft gegriffen, wenn man an der Treue des Partners zweifelt.

In anderen Beziehungen ist die sexuelle Annäherung so schwierig geworden, weil durch verschiedene negative Erfahrungen beider Partner das Vertrauen zwischen ihnen erheblich gestört ist.

Oft geht's schon beim Vorspiel schief

Schon bei der Stimulation können Probleme auftreten. Er kann Erektionsstörungen oder eine zu frühe Ejakulation haben. Ihre Vagina kann trocken bleiben – das verursacht Schmerzen beim Verkehr. Gerade Frauen mit Östrogenmangel leiden darunter. Besonders in oder nach den Wechseljahren kann dies zum Rückzug führen, den der Mann vielleicht als Zurückweisung erlebt. Je nach Selbstbewusstsein wird er meinen, nicht mehr sexuell attraktiv zu sein, oder aber er qualifiziert die Partnerin als »alt und vertrocknet« ab.

Häufig ist es in länger bestehenden Beziehungen zu einer gewissen Gewöhnung gekommen, so dass mechanisch immer die gleichen Stimulationen vorgenommen werden. Viele denken heimlich: »Jetzt beginnt die Langeweile wieder!« Die meisten Menschen können schon bei der Stimulation nicht das tun, was sie in ihrer vielfältigen Phantasie ausbrüten. Will sich z. B. eine Frau selbst streicheln, und wird dies vom Partner als kränkend gesehen, dann verzichtet sie eben auf diesen Wunsch (viele Frauen können sich aber besser an der Klitoris oder an den Brüsten stimulieren, als es ihr Partner vermag, der ja in diesem Augenblick selbst »auf Touren« kommen will).

»Du liebst mich nicht wirklich«

Eine typische Blockade entsteht auch durch die Angst vieler Frauen, sich fallen zu lassen. Eigentlich lieben sie die Sinnlichkeit, aber sie trauen sich nicht, sich auf den Partner einzulassen.

Diese Frauen sind häufig »gebrannte Kinder« und wurden in ihren hohen Erwartungen enttäuscht. Das bedeutet, der Partner konnte sie in der hohen Intimität beim Geschlechtsverkehr nicht »auffangen«, oder sie wurden gekränkt. Sie haben auch häufig Schwierigkeiten, ihre Zuneigung anderen mitzuteilen. Wie viele Frauen habe ich in Therapien kennen gelernt, die nicht einmal in der Lage waren, ihrem Partner »Ich liebe dich« zu sagen – was aber nicht unbedingt bedeutete, dass Sex sie nicht erregte. Die Intensität des sexuellen Verlangens und damit die Stimulationsfähigkeit hängen bei Frauen doch sehr davon ab, wie sicher sie sich ihrer eigenen Liebe und der des Partners sind. Männer scheinen da weniger wählerisch zu sein: Wenn sie sich nicht wirklich zu einer Person hingezogen fühlen, werden sie auch kein großes sexuelles Interesse aufbringen.

Manchmal ist der Kinderwunsch das Ziel der Sexualität, gelegentlich aber auch geradezu ein Hindernis. »Zielorientierter« Sex macht bald keinen Spaß mehr, und ironischerweise scheint sich Nachwuchs sogar eher einzustellen, wenn ein Paar sich nicht allzu verkrampft darum bemüht.

Das Timing stimmt nicht

Unterschiede im sexuellen Verlangen je nach Zeitpunkt sind normal bei Mann und Frau. Dies ist häufig hormonell bedingt. So haben Frauen gerade während des Eisprungs das größte Verlangen.

> Durch ansteigende Sekretion des Gelbkörperhormons aus der Hypophyse in der Zyklusmitte wird der Eisprung ausgelöst, es kommt aber auch zur Anregung der im Eierstock gelegenen so genannten Thekazellen, die die Androgene, besonders Testosteron, produzieren. Dies erhöht die Lust.

Natürliche Verhütungsmethoden, die auf Vermeidung von Sex an den fruchtbaren Tagen beruhen, können so eine fatale Nebenwirkung haben: Wenn man am ehesten möchte, darf man nicht. Die »Pille« gleicht solche zyklusbedingten Schwankungen der Libido aus, wirkt jedoch allgemein eher lustdämpfend. Aber auch Männer haben nicht immer Lust. Stellen Sie sich einmal vor, Sie hatten einen harten Tag im Büro, und Ihre Frau erwartet Sie mit einer absolut sensationellen Idee, über die sie gerade einen Zeitschriftenartikel gelesen hat: Tantra-Sex, der über zwölf Stunden gehen soll! Das kann nicht gut gehen, entweder weil Sie einschlafen oder von vornherein die Langzeitübung als Missachtung Ihrer Tagesanstrengungen beurteilen.

Die Schwangerschaft im Kopf

Nicht nur die Verhütungsmethode kann Probleme machen! Ein später Kinderwunsch ist heute alles andere als selten: Es war eben nie der richtige Zeitpunkt für eine Schwangerschaft, und dann läuft die biologische Uhr ab.

Wenn dieser Wunsch nur bei einem der Partner besteht, sind sexuelle Schwierigkeiten vorprogrammiert, wie man kaum zu erläutern braucht. Aber auch wenn sich beide in schönster Einigkeit um Nachwuchs bemühen, kann das oft ihr Sexualleben auf lange Zeit ruinieren. Plötzlich wird strikt nach Kalender und Temperaturmessungen geliebt, und immer steht der Gedanke im Hintergrund, ob es denn wohl diesmal klappt. Ob das Unternehmen nun Erfolg hat oder nicht: Die Lust am Sex vergeht beiden Partnern, wenn er »nur noch« Mittel zum Zweck ist.

Es ist häufig die Rede von den Möglichkeiten und Erfolgen der Fruchtbarkeitsmedizin, Babywünsche trotz aller möglicher Hindernisse doch noch wahr zu machen. Wenig hört man dagegen von den unsäglich entwürdigenden und lusttötenden Prozeduren, die die Eltern in spe über sich ergehen ließen, bis sie – vielleicht – am Ziel ihrer Sehnsucht waren. Es spricht sicher nichts

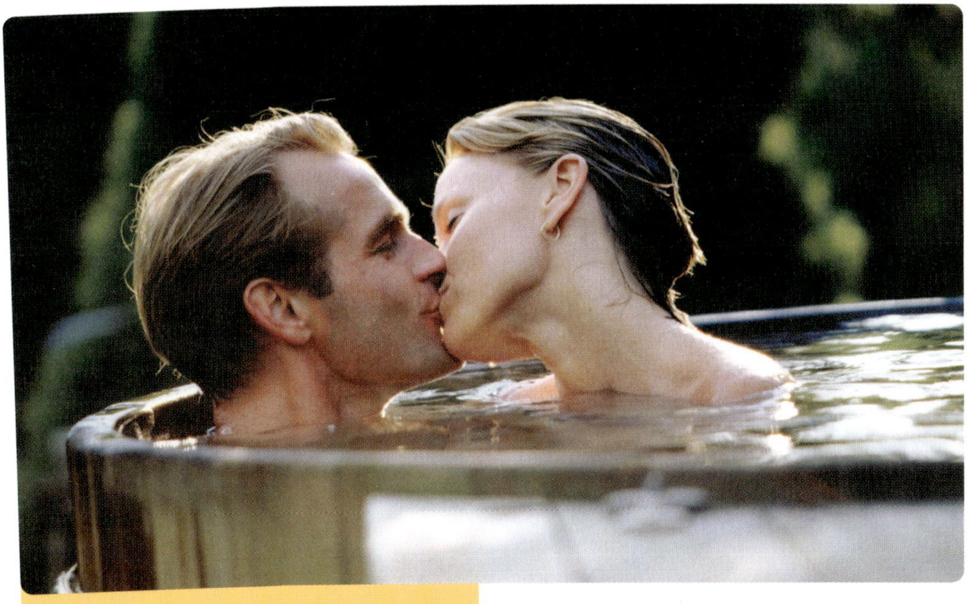

Lust & Liebe finden an vielen Orten Platz: Ihrem Einfallsreichtum sind hier keinerlei Grenzen gesetzt …

dagegen, die Chancen der modernen Medizin zu nutzen, aber beide Partner sollten ihre Motivation sehr sorgfältig abwägen und gegebenenfalls lieber die Notbremse ziehen, wenn immer weiterführende Untersuchungen und Behandlungen allzu belastend werden.

Nehmen Sie kein Blatt vor den Mund!

Klar reden über Sex – dies ist wichtig. Denn tatsächlich wissen viele Partner nichts über die geheimen Wünsche des anderen, wovon er/sie träumt. Wie sollen das Vorspiel und die Stimulation harmonisch ablaufen, wenn man nicht weiß, was dem anderen wirklich Lust bereitet?
Manchmal wollen beide das Gleiche, trauen es sich aber nicht auszusprechen – ein unbefriedigender Tanz um den heißen Brei, bei dem beide viel zu verlieren haben.

Das Bett ist eigentlich nicht der ideale Platz für Sex – Einschlafort ist nicht Sexort. Zumindest gilt das für das seit langem geteilte Ehebett, denn es weckt Assoziationen von Nachtruhe und Müdigkeit, die einem aufregenden Liebesspiel nur abträglich sein können. Ob Wohnzimmerteppich oder Gästecouch – sogar die Küche ist besser, um die Stimulation zu fördern!

Vielleicht könnte er/sie den Wunsch ja als pervers ansehen. Analsex, Oralsex, »Ich mag es am liebsten von hinten«: Dies sind

Viele Männer fordern von ihrer Partnerin höchstes diplomatisches Geschick: Zeigt sie sich zu tonangebend und kritisch beim Sex, ist er rasch gekränkt und verliert jede Lust; verhält sie sich zu passiv, ist ihm das auch wieder nicht recht. Viel üben heißt das Motto, um den richtigen Ton zu treffen!

Auch eine häufige »Paardynamik«: Manche Partner haben es verpasst, sich über ihre wahren Wünsche beim Vorspiel zu verständigen. Und da deshalb keiner je wirklich auf seine Kosten kommt, bemühen sich beide Seiten mit der Zeit, das langweilige Geschehen möglichst bald hinter sich zu bringen – wodurch Sex immer mehr zur Nebensache abgewertet wird.

ganz natürliche Wünsche, die manchmal allerdings erst viel später im Leben durch einen Seitensprung realisiert werden.

Sie ist gar nicht »willenlos«

Petting und Vorspiel, Küssen und Streicheln bringen den meisten Frauen schon die notwendige körperliche Intimität, die es ihnen erlaubt, die Vagina für den Penis zu öffnen. Für die meisten Frauen ist dies auch der sexuell erregendste Augenblick, während der vaginale Geschlechtsverkehr eher die Verschmelzungswünsche erfüllt. Wenn das Liebesspiel zu kurz ist, müssen Sie als Frau die Initiative übernehmen und den Zeitpunkt selbst bestimmen. Auch den Ort der sexuellen Reizung sollten Sie ihm deutlich zeigen. Ihr männlicher Partner weiß oft nur theoretisch, wo der Kitzler ist, vom berühmten G-Punkt (Gräfenberg) hat er nur mal gelesen. Sie sollten ihm also zeigen, wie Sie es am liebsten hätten.

Eine verborgene Stelle an der Vorderwand der Vagina soll besonders empfänglich für sexuelle Stimulation sein und so zu intensiven Orgasmen verhelfen – nach ihrem Entdecker, dem Gynäkologen Gräfenberg, G-Punkt benannt. Ob es diesen hoch empfindlichen Punkt überhaupt gibt, ob jede Frau ihn hat, ist umstritten. Aber auch die Suche kann schon Freude machen …

Ein Rat für die Partnerin: Unterstützen Sie Ihren Partner, zeigen Sie ihm Ihren »Hot Spot«, aber wenn er ihn verfehlt, dann meckern Sie nicht, sonst macht sein »bester Freund« schnell schlapp. Männer sind nämlich sehr sensibel. Kritik an ihrer sexuellen Kompetenz verkraften sie nicht, das gefährdet ihre Standhaftigkeit – dann ist Ihr Abend gelaufen. Verpacken Sie die Botschaft in einer positiven Formulierung, nach der Devise: »Schon absolut toll, aber bestimmt steigerungsfähig!«
Stimulieren Sie ihn verbal: »Ja, weiter so, das ist gut so, nicht den Rhythmus verändern!« Unterstützen Sie ihn, damit das Vorspiel nicht nach Ingenieursplan verläuft und Sie sich dabei nur langweilen.

Frauen klagen häufig darüber, dass sich ihre Partner keine Zeit für das Vorspiel lassen, sondern sofort zur Sache kommen wollen. Diesen Männern empfehle ich, ihren hohen Testosteronspiegel durch Masturbation vor dem Sex herunterzufahren, denn dann sind sie wieder deutlich gefühlvoller, wollen also nicht schleunigst eindringen und zum Höhepunkt kommen.

Auch ihr tut Nachhilfe gut

Bei Männern entstehen während der Stimulation ähnliche Probleme wie bei der Frau. Häufig kennt die Partnerin den Ort der sexuellen Stimulation gar nicht, oder sie geht, um ihm zu gefallen, zu schnell und zu mechanisch vor. Seine Eichel entspricht der Klitoris und ist entsprechend am Übergang zum Penisschaft am empfindlichsten für Berührungen. Damit sie ihn aktiv stimulieren kann, muss er auch Berührungen zulassen können. Viele Männer scheuen dies aber wie der sprichwörtliche Teufel das Weihwasser, da sie dadurch eine passive Rolle bekommen, die sie nach altem Verständnis gerne den Frauen zuweisen.

Die bunte Vielfalt der Störungsursachen

Manche Männer bekommen keine Erektion. Andere Männer ejakulieren grundsätzlich zu früh. Schaut man die Verkaufszahlen von Viagra an, dann scheint die Erektionsstörung ein großes Problem zu sein. Zunächst müssen wir klarstellen: Es gibt eine Libidostörung, bei der der Mann nur wenig Lust auf Sex hat, und eine Erektionsstörung bei gut erhaltener oder abgeschwächter Lust. Beides ist also voneinander zu trennen.

Bei Frauen gibt es eine sexuelle Lustlosigkeit oder einen Mangel an Libido, aber auch entsprechende organische Symptome wie Trockenheit der Scheide (häufig hormonell, aber auch durch mangelnde Lust bedingt).

Frauen nach den Wechseljahren haben entgegen landläufiger Meinung keine verminderte Sexualität, vorausgesetzt, ihre Hormone, insbesondere Östrogene, werden entsprechend wieder harmonisiert.

Manche Frauen leiden auch unter Vaginismus, d. h. einer Beckenbodenverkrampfung, die den Scheideneingang verschließt und einen vaginalen Geschlechtsverkehr unmöglich macht.

Suchen Sie fachlichen Rat

Erektile Störungen des Mannes können organisch, hormonell oder psychisch bedingt sein. Das Gleiche gilt für die Störungen der Frau. Legen Sie unbedingt die Scheu davor ab, in so privater Angelegenheit den Rat eines Arztes zu suchen! Störungen der Sexualität können ungemein quälend und belastend sein und Ihr Lebensgefühl insgesamt nachhaltig beeinträchtigen. Außerdem kann sich eventuell auch eine organische Krankheit dahinter verbergen, die möglichst frühzeitig behandelt werden sollte. In jedem Fall müssen Sie erst einmal der Ursache auf die Spur kommen, um wirkungsvoll aktiv werden zu können gegen den Frust mit dem Sex.

Erektionsstörungen

Abgesehen von Vaginismus sind sexuelle Störungen des Mannes offenkundiger als bei der Frau: Er kann weder vor sich selbst noch vor seiner Partnerin verbergen, dass es einfach nicht läuft, wie er möchte, oder Geschlechtsverkehr sogar schlicht ein Ding der Unmöglichkeit wird.

Selbstverständlich leiden Frauen nicht weniger unter Orgasmus- oder Libidoproblemen und sollten ebenso nach vernünftiger Abhilfe suchen – Männer aber verfallen oft regelrecht in Panik. »Impotenter Versager!« – Selbstbeschimpfungen und wachsende Ängste führen schnell zu einer Verschlimmerung des Problems, besonders wenn psychische Ursachen dahinter stecken.

In der Psychotherapie geht es häufig darum, sich bei Erektionsstörungen nicht nur mit seiner phallisch-agressiven, sondern auch mit seiner weiblichen Seite vertraut zu machen. Gründe für die Störung können nämlich in Depressionen liegen, in tiefen Ängsten und einer damit verbundenen Aggressionshemmung. Denn das Eindringen ist ein phallisch-aggressives Moment. Sonst sind in vielen Fällen Behandlungen mit Testosteron erfolgreich, meist aber helfen dann doch die auf dem Markt befindlichen Erektionsunterstützer (siehe Seite

Erektionsstörungen sind sehr verbreitet – nur tröstet das niemanden, der davon betroffen ist. Besonders quälend wird das Problem, wenn man sich zu lange scheut, ärztlichen Rat einzuholen – weil man vielleicht Angst hat, sich bloßzustellen.

Ohne ärztliche Beratung Viagra einzunehmen, kann unter Umständen lebensgefährlich werden: Mehr als 200 Todesfälle im Zusammenhang mit Viagra wurden in den USA klinisch dokumentiert. Betroffen waren vor allem Männer mit einer (oft ihnen nicht bekannten) Herzschwäche.

210ff.). Wichtig ist es, immer einen Arzt zurate zu ziehen, da bei all diesen Störungen ernsthafte Erkrankungen vorliegen können, die die Erektionsstörung nur als Symptom, nicht als Ursache haben.

Schmerzhafte Erektion oder Ejakulation

Ein manchmal auftretendes Problem des älter werdenden Mannes ist die schmerzhafte Erektion. Ursachen können innere Verletzungen des Penis sein, aber auch bestimmte Rückenmarkserkrankungen können eine Rolle spielen. Bei einem gestörten venösen Abfluss kommt es zu einer oft als schmerzhaft erlebten »Dauerlatte«.

Überwinden Sie die Scheu, über Sexprobleme zu sprechen, sonst ist eine Lösung des Problems unmöglich!

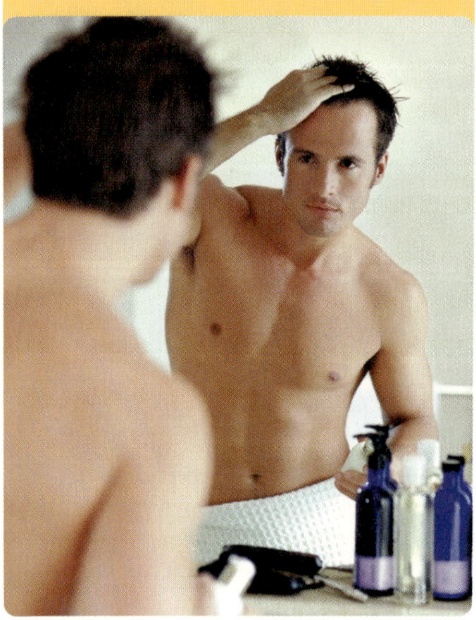

Häufige Ursachen für sexuelle Störungen mit seelischem Hintergrund:

- Unzufriedenheit mit dem Selbstbild oder der Attraktivität des Partners
- Depression
- Angstzustände
- Einsamkeit
- Stress

Dies nennt man auch Priapismus nach dem griechischen Gott Priapus. Dieser Sohn des Dyonisos und der Aphrodite war mit einem monströsen Phallus geschlagen. Bei dieser Störung hilft am besten die Ejakulation.
Auch Ejakulationsschmerzen können bisweilen auftreten und den Spaß an der Liebe verderben. Diese Schmerzen strahlen dann bis in den Hoden aus. Mit Wärme ist hier schnell Abhilfe geschaffen.

Wenn sich die Seele quer stellt

Je nach fachlichem und weltanschaulichem Hintergrund schreiben Ärzte und Sexualforscher 90 Prozent aller sexuellen Störungen psychischen Ursachen zu – oder 90 Prozent organischen Ursachen. Ich meine, dass seelische Ursachen sehr häufig sind und keineswegs leichter behandelbar als körperliche. In manchen Fällen kann eine Behandlung auf körperlicher Ebene auch als Unterstützung sinnvoll sein, um den Ratsuchenden von innerem Druck zu entlasten.
Kann eine organische Krankheit aber sicher ausgeschlossen werden, sollten Sie sich unbedingt fachliche Unterstützung suchen, um Ihr Problem zu ergründen. Das kann ein verständnisvoller Urologe oder Frauenarzt, ein psychotherapeutisch geschulter Anti-

Aging-Mediziner oder ein Sexualtherapeut sein. Zu unterscheiden ist auch, ob es sich um Ihre individuelle Problematik handelt oder ob die Störung eng mit Ihrer Partnerschaft zusammenhängt. In letzterem Fall könnte auch eine Paartherapie sinnvoll sein (siehe Seite 115).

Der Blues danach? Es ist normal und keine Störung, wenn Männer nach dem Sex ziemlich nüchtern »zur Tagesordnung« übergehen oder einfach erschöpft sind, während Frauen eher in angeregte Kuschellaune kommen oder sogar einen frischen Energiekick verspüren. Steigert sich das bei ihm aber zur depressiven Sinnkrise, tritt er die Flucht nach innen bis zur totalen Unzugänglichkeit an oder fühlt sie sich einfach nur sterbenselend und angewidert – dann ist das wohl doch ein ernstes Problem!

Innere Konflikte als Störfaktoren

Welche Ängste und Konflikte tragen Sie mit sich herum? Diese Frage ist zu klären, denn häufig dient eine Sexualstörung der Abwehr von Ängsten oder ist ein Versuch der Konfliktlösung. Angst vor Kontrollverlusten z. B. kann dazu führen, sich nicht ungehemmt dem Sexualtrieb »ausliefern« zu wollen. Oder man fühlt durch die Intimität einer sexuellen Beziehung die eigene Identität bedroht – fürchtet, sich im anderen zu »verlieren«. Manchmal lauern im Unterbewusstsein sorgsam verborgene Zweifel an der eigenen Geschlechtsidentität bzw. -orientierung. Ein ungehemmtes Sexualleben könnte dann homosexuelle oder lesbische Tendenzen offenbar werden lassen. Tief religiöse Menschen werden eventuell von Gewissensängsten gequält. Erlebte oder auch nur phantasierte Vergewaltigungen ziehen oft tief sitzende Ängste vor Verletzungen und Erniedrigungen nach sich. Oder das Problem liegt eigentlich nicht vorrangig im sexuellen Bereich, sondern wird in diesen verlagert, z. B. masochistische oder aggressive Impulse.

Die Partnerdynamik

Jeder bringt in eine Paarbeziehung die eigene Sexualität ein, und auf dieser Basis entwickeln die Partner dann eine gemeinsame »sexuelle Sprache«, eine Art Esperanto. Je nachdem, wie dieser Kommunikationsprozess funktioniert, gestaltet sich der Sex: verschmelzend, abgekapselt, liebevoll, kämpferisch, leidenschaftlich, kalt, mit- oder gegeneinander.

Oft wird die Sexualität zum Austragungsort oder Kampfplatz für Paarkonflikte. Permanente Meinungsverschiedenheiten, Enttäuschungen und Misstrauen (Verletzung in der Beziehung) finden ihren Niederschlag auch in der sexuellen Beziehung. Dominanzprobleme mit untergründigen Feindseligkeiten können zu aggressiven und sadistischen Impulsen führen. Besonders Männer sehen ihre Potenz gelegentlich als Machtfaktor, durch den sie unterschwellige Hassgefühle ausleben können.

Daneben können sexuelle Probleme eines Partners auch »ansteckend« sein: Sie hat z. B. Orgasmusprobleme, er bezieht das auf sein Unvermögen als Liebhaber und bekommt nach einer Zeit der Verunsicherung Ejakulationsstörungen. Die Frage nach

Machtkampf im Bett – nicht gerade eine glückliche Voraussetzung für guten Sex. Tiefe Unstimmigkeiten zwischen Partnern beeinflussen oft auch ihre Sexualität und finden in Aggressionen und mangelnder Achtsamkeit ihren Ausdruck.

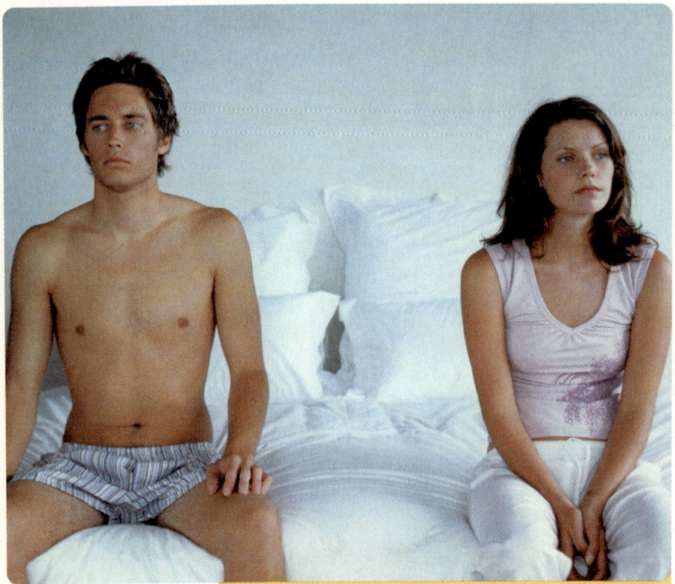

Nix mehr los im Bett? Der wichtigste und vielleicht schwerste Schritt: Sprechen Sie mit Ihrem Partner darüber!

Die Gefahr für Gesundheit und Leben steht im Vordergrund bei schweren Erkrankungen – das oft ebenfalls beeinträchtigte Sexleben wird als Nebensache abgetan. Auf lange Sicht sollten chronisch Kranke aber nicht resignieren, sondern nach neuen Wegen zu erfüllendem Sex suchen.

Henne und Ei, also wer ursprünglich denn eigentlich das Problem hatte, ist irgendwann kaum noch zu ergründen. Auch das Vorleben eines der Partner kann sich auswirken, weil dieser frühere Beziehungskonflikte im Zusammensein neu aktiviert: Das Ertragenkönnen von Nähe, Passivität, Angst vor Verletzung und Trennung sind vielleicht Themen, die in längst verflossenen Beziehungen eine Rolle spielten und die nun als Problem die Sexualität mit dem neuen Partner belasten.
Sind die Partner (oder glauben dies) unterschiedlich erfahren, werden Leistungsdruck und Unsicherheit zu Bettgefährten. Tatsächliche oder vermeintliche hohe Ansprüche des Partners an die »Qualität« von Sex können Erwartungsängste auslösen. Das gemeinsame Liebesspiel wird zum stressigen Wettlauf zum Orgas-»muss«. Irgendwann signalisiert der Körper, dass ihm das einfach zu viel ist.

Zu krank für Sex?

Nicht zu vergessen und gar nicht selten: Der Gesundheitszustand eines oder beider Partner kann selbstverständlich auch zu Störungen oder zum völligen Erlöschen des Sexuallebens führen. Suchen Sie einen Arzt, mit dem Sie auch diese Problematik vertrauensvoll besprechen können. Und – werden Sie offener für neue Wege, sich gegenseitig Lust zu bereiten, statt nach der Devise »ganz oder gar nicht« aufzugeben.

Trauriges Versteckspiel

Körperliche Störungen der Sexualität können auch den uneingestandenen Bankrott einer Paarbeziehung ausdrücken.
Wenn Zuneigung und Gemeinsamkeit längst erloschen sind und beide ihre eigenen Wege gehen, wenn die einstmals warmen Gefühle sich zu offener Ablehnung und Verachtung gesteigert haben – bis hin zum regelrechten Widerwillen vor der körperlichen Nähe des Partners –, dann geht im Bett oft gar nichts mehr. Daraus kann sich in der Folge die paradoxe Konstellation ergeben, dass gerade die Vermeidung des Sexualakts das Paar zusammenhält – nur so kann der Schein einer intakten Beziehung gewahrt bleiben.

Mögliche organische Ursachen für sexuelle Störungen

Zahlreiche Krankheiten oder auch die Einnahme bestimmter Medikamente können zu verschiedenen sexuellen Missempfindungen und Fehlfunktionen wie Orgasmusproblemen, Erektions- oder Ejakulationsstörungen führen.
Deshalb sollten Sie unbedingt immer zuerst einen Arzt aufsuchen, bevor Sie in Eigenregie zu Mitteln wie Viagra etc. greifen oder aber sich seelisch quälen. Mögliche Ursachen können beispielsweise sein:

Medikamente

- ACE-Hemmer
- Beta-Blocker
- Blutdruckmittel
- Finasterid
- GNRH-Antagonisten
- H_2-Histaminblocker
- Hypnotika
- MAO-Hemmer
- Phenothiazine
- Prazosin
- Psychopharmaka
- Trizyklische AD

Organische Erkrankungen oder Krankheitsfolgen

- Alkoholismus
- Arteriosklerose und CHD (50 %)
- Diabetes mellitus
- Erkrankungen und Verletzungen des Rückenmarks
- Folgen einer Gebärmutterentfernung
- Leberzirrhose
- Lubrifikationsstörung (Scheidentrockenheit)
- Nierenversagen, Dialyse
- Periphere Neuropathien
- Periphere Verschlusskrankheit
- Temporale Hirntumoren
- Verschluss der Aortengabel

Hormonelle Ursachen

- Androgenmangel bei Frauen
- Cushing-Syndrom
- Hyperprolaktinämie, Prolaktinome
- Hypogonadismus
- NNR-Insuffizienz
- Schilddrüsenfunktionsstörungen (Hypo- oder Hyperthyreose)
- Ovulationshemmer (»Pille«)

Ist es psychisch? Oder bin ich krank? Über diese Alternativen denkt jeder nach, der unter einer sexuellen Störung leidet. In jedem Fall gilt: Zunächst muss abgeklärt werden, ob es sich um eine organische Ursache handelt, bevor man seelische Faktoren in Erwägung zieht.

Viagra & Co. – standhaft bleiben!

Ist die »Potenzpille« Viagra nun ein Scherzartikel oder ein Wundermittel? Weder noch, meinen wir. Viagra und ähnliche Medikamente können bei Erektionsproblemen eine wirksame Hilfe sein – mehr nicht, aber auch nicht weniger.

Die »Stehpille«

Diese umgangssprachliche Bezeichnung für die himmelblauen Viagra-Tabletten beschreibt kurz und bündig die Wirkung: Die Erektion wird standfester, länger anhaltend oder auch wiederholt möglich. Schlagzeilen über die Verwandlung von müden Männern in sexgierige Monster mit schier endlosem Durchhaltevermögen unter dem Einfluss von Viagra sind allerdings schlichte Erfindungen. Nicht erfunden sind hingegen die Meldungen über einzelne Todesfälle durch Herzversagen nach Einnahme des Mittels, obwohl seine Gefährlichkeit auch stark übertrieben wurde. Hier erfahren Sie, bei welcher Art von Problemen Viagra wirklich helfen kann und wann die Einnahme dagegen sinnlos ist oder sogar höchst riskant für Ihre Gesundheit werden kann.

Eigentlich wollten die Ärzte nur die Substanz Sildenafil auf ihre Wirksamkeit als Herzpräparat hin testen, als sie vor einigen Jahren eine groß angelegte Studie damit durchführten. Die Überraschung war sehr groß, als etliche männliche Testpersonen nach Abschluss des Versuchs ihre Vorräte des Präparats einfach nicht mehr herausrücken wollten – mit dem Argument, das Mittel habe wahre Wunder für ihr Liebesleben bewirkt.

Simple Hilfe für ein quälendes Problem

Was war geschehen? Eigentlich nicht mehr, als dass diese Männer unter der Einnahme von Sildenafil als Nebenwirkung eine länger anhaltende und stärkere Erektionsfähigkeit ihres Penis beobachteten. Keine Kleinigkeit in Anbetracht der Tatsache, dass nach Schätzungen ca. 100 Millionen Männer weltweit unter der so genannten erektilen Dysfunktion (ED) leiden. Die männliche Erektion entsteht durch ein kompliziertes Zusammenspiel von sexueller Stimulation, Botenstoffen, Nerven, Blutgefäßen und Schwellkörpern. Dieser Prozess ist durch die Vielzahl der beteiligten Faktoren störanfällig – für die Betroffenen oft niederschmetternd, besonders dann, wenn die Störung sich dauerhaft einrichtet. Sildenafil erwies sich in vielen Fällen als äußerst wirksam, »Schlappschwänze« wieder zu imposanter Männlichkeit aufzurichten.

Verhindert den vorzeitigen Kollaps der Erektion

1998 wurde der Wirkstoff Sildenafil dann unter dem Präparatnamen Viagra vom Pharmaunternehmen Pfizer auf den Markt gebracht. Seither wurden über 140 Studien damit durchgeführt, und mehr als 20 Millionen Männer in fast allen Ländern dieser Welt haben sich das Medikament verschreiben lassen.

In dieser ausführlichen Erprobung hat sich immer wieder bestätigt, dass Viagra zwar eine erektile Dysfunktion beheben kann, aber keineswegs ein Zaubermittel gegen jedes männliche Sexualproblem ist. Seine Wirkung ist nämlich eine rein mechanische: Es kann eine bestehende Erektion zeitlich verlängern und die mangelnde Steifheit des Penis unterstützen.

Ohne Lust rührt sich nichts

Viagra ist aber kein Aphrodisiakum – es stimuliert nicht die sexuelle Lust und löst auch keine spontanen Erektionen aus. Wenn also die Libido schwach ist und die entsprechende Stimulation fehlt, kann das Wochenende trotz Einnahme der blauen Pille leider völlig ereignislos dahingehen.

Die sensationellen Berichte bei Einführung des Medikaments beruhen wohl eher darauf, dass das peinliche Problem der Erektionsschwäche nun in seiner weiten Verbreitung publik wurde und viele Männer dies als eine Befreiung von ihren intimsten Ängsten erlebten.

> Der Wirkstoff von Viagra hemmt den Abbau eines Botenstoffs (PDE-5), der für die verstärkte Durchblutung der Schwellkörper des Penis und damit für die nötige Steifheit der Erektion verantwortlich ist.

Nicht ohne meinen Arzt!

Die ED tritt vorwiegend nach dem 40. Lebensjahr auf und kann durch eine organische Krankheit verursacht sein, psychische Hintergründe haben – oder auch beides gemeinsam. In allen diesen Fällen kann Viagra eventuell helfen, aber erst nach Abklärung der Störung durch einen Urologen oder Andrologen. Ohne diese Untersuchung laufen Sie Gefahr, mit Viagra das Symptom einer Erkrankung nur zu verdecken und so eine wirksame Behandlung der eigentlichen Ursache zu verhindern! Außerdem ist Viagra ein verschreibungspflichtiges Medikament. Dass das Präparat teuer und fast immer nur auf Privatrezept erhältlich ist, sollte Sie nicht dazu verleiten, es aus illegalen Quellen (über das Internet etc) zu beziehen! Sie haben bei solchen Nachahmerpräparaten keinerlei Sicherheit, ob das Mittel überhaupt einen Wirkstoff enthält und in welcher Konzentration – und ob nicht vielleicht sogar schädliche Verunreinigungen darin enthalten sind!

Dosierung und Einnahme

Viagra gibt es in Dosierungen von 25, 50 und 100 Milligramm pro Tablette. Das Mittel sollte etwa eine Stunde vor dem Geschlechtsverkehr eingenommen werden, die Wirkung beginnt ungefähr nach einer halben Stunde und hält vier bis fünf Stunden an. Es sollte nicht häufiger als einmal am Tag eingenommen werden. Wenn die Tabletten zu einer Mahlzeit eingenommen werden, kann das den Eintritt der Wirkung verzögern.
Als Nebenwirkungen treten gelegentlich Kopfschmerzen, Gesichtsrötung, Sehstörungen oder Schwindel auf. Auch Symptome wie eine verstopfte Nase oder Verdauungsstörungen wurden beschrieben.

Liebesgefühle sind nicht inbegriffen bei der Einnahme von Viagra. Die berühmte blaue Tablette kann ausschließlich bei entsprechender sexueller Stimulierung der Erektion zu mehr Standfestigkeit verhelfen – aber auch dieser Effekt ist für viele Männer durchaus nicht zu verachten ...

Die Risiken von Viagra

Es kamen auch schwere Erkrankungen und Todesfälle im Zusammenhang mit der Einnahme von Viagra vor. Patienten mit stark eingeschränkter Herzfunktion hatten ihre sexuelle Aktivität so gesteigert, dass es zu lebensbedrohlichen Kreislaufüberlastungen kam. Hier hatte also Viagra die eigentliche Ursache des Erektionsproblems, die Herzschwäche, verdeckt. Noch gefährlicher ist eventuell die Wechselwirkung von Viagra mit bestimmten anderen Substanzen. So dürfen unter keinen Umständen gleichzeitig mit Viagra nitrat- oder molsidominhaltige Medikamente eingenommen werden, die z. B. zur Behandlung von Herz-Kreislauf-Erkrankungen (insbesondere Angina pectoris) dienen. Dramatische Komplikationen traten auf in Fällen, wo Männer außer Viagra auch noch zu Poppers (siehe Kasten) als Stimulanz gegriffen hatten.

Was sind Poppers?

Poppers werden Schnüffelstoffe genannt, deren Dämpfe zur sexuellen Stimulation eingeatmet werden. Es handelt sich dabei um die Substanz Amylnitrit, die muskelentspannend und gefäßerweiternd wirkt. Ursprünglich wurde Amylnitrit zur Behandlung von Angina-pectoris-Anfällen eingesetzt und gilt als gut erforschtes und sicheres Medikament. Die aphrodisische Wirkung soll hauptsächlich auf dem entkrampfenden und muskellösenden Effekt beruhen – daher ist Amylnitrit besonders beliebt bei Homosexuellen vor dem Analsex. Aber: In Verbindung mit Viagra-Tabletten können Poppers eine tödliche Kombination ergeben! Außerdem ist Amylnitrit ein verschreibungspflichtiges Medikament, auch wenn es gelegentlich illegal im Handel ist.

Cialis und Levitra

Seit Frühjahr 2003 gibt es außer Viagra noch zwei weitere Präparate gegen Erektionsstörungen auf dem Markt: Cialis und Levitra. Wie bei ihrem Vorläufer basiert die Wirkung dieser Mittel darauf, eine bestehende Erektion zu verlängern und zu stabilisieren, indem der Abbau des Botenstoffs gehemmt wird, der die gesteigerte Durchblutung der Schwellkörper aufrechterhält.
Auch die Wirkstoffe der neuen Tabletten sind Sildenafil (Viagra) sehr ähnlich: Tadalafil heißt die wirkende Substanz in Cialis von der Firma Lilly, Vardenafil die in Levitra

von Bayer. Wozu dann überhaupt die zwei Alternativen zu Viagra? Die Präparate unterscheiden sich vor allem in der Schnelligkeit, mit der die Wirkung eintritt, in der Wirkdauer und in der Verträglichkeit.

Rund um die Uhr bereit?

Cialis soll bis zu 24 Stunden oder sogar noch länger wirken und daher als »Wochenendpille« tauglich sein. Allerdings darf man dabei nicht aus den Augen verlieren, dass Cialis ebenso wenig wie Viagra zur Stimulation taugt: Wenn Mann nicht sowieso Lust auf Sex hat, funktioniert's auch nicht. Als Nebenwirkungen wurden bei Cialis zusätzlich zu den für Viagra genannten gelegentlich auch noch Muskel- und Rückenschmerzen beobachtet.

Levitra soll etwas schneller Wirkung zeigen als Viagra, während die Wirkdauer in etwa gleich ist. Auch bei durch Diabetes mellitus verursachten Erektionsstörungen soll Levitra helfen können.

Dosierung und Einnahme

Leider gilt auch für die beiden neuen Präparate: teuer und nur nach gründlicher Untersuchung durch den Arzt zu verschreiben! Cialis gibt es als Tabletten mit 10 bzw. 20 Milligramm Wirkstoff. Man sollte es eine halbe bis zwölf Stunden vor dem Geschlechtsverkehr einnehmen; ob zu einer Mahlzeit, spielt dabei keine Rolle. Cialis darf nicht täglich eingenommen werden!

Levitra gibt es in den Dosierungen von 5, 10 oder 20 Milligramm, es soll 25 Minuten bis eine Stunde vor dem Geschlechtsverkehr eingenommen werden, aber nicht zusammen mit einer fettreichen oder schwer verdaulichen Mahlzeit. Nebenwirkungen, Wechselwirkungen mit anderen Substanzen und Risiken sind dieselben wie die für Viagra genannten. Ob konkrete Unterschiede in Verträglichkeit und Wirkung bestehen, kann noch nicht genau bestimmt werden – es liegen noch zu wenig Erfahrungen mit den neuen Mitteln vor.

Noch eine Pille für den Mann – Uprima

Ebenfalls hilfreich gegen Erektionsstörungen soll das Medikament Uprima sein – allerdings durch völlig andere Wirkmechanismen als Viagra & Co. Uprima wirkt auf das zentrale Nervensystem, indem es bestimmte Gehirnbereiche stimuliert, die am Erektionsprozess beteiligt sind. Eine ganze Reihe von Nervenimpulsen leitet normalerweise eine Erektion ein und erhält sie aufrecht. Das Mittel ahmt chemisch genau diesen Vorgang nach. Der Wirkstoff ist ein so genannter Dopaminrezeptoragonist und selbstverständlich nur nach ärztlicher Verschreibung einzunehmen. Eine kleine Tablette in 2- bis 3-Milligramm-Dosierung wird unter die Zunge gelegt und löst sich dort langsam auf. Im Schnitt bekamen Männer, die an klinischen Versuchen teilnahmen, innerhalb von 20 Minuten eine Erektion. Allerdings wirkt das Mittel nur, wenn die Erektionsstörung auch eine entsprechende zentralnervöse Ursache hat! Als Nebenwirkungen von Uprima wurden oft Übelkeit, Schwindel und Kopfschmerzen beobachtet.

Für manches sexuelle Problem ist vielleicht ein Psychotherapeut oder, bei organischer Ursache, ein Urologe oder Frauenarzt zuständig. Unzufriedenheit mit der Sexualität ist oft aber nur Teil des Alterungsprozesses mit seinen physischen und seelischen Veränderungen. Da kann der Anti-Aging-Mediziner vielschichtiger helfen.

Aus dem Garten der Lüste

Die Steigerung der Liebeslust ist ein uralter Menschheitstraum. Kaum irgendetwas blieb ungeprüft auf diesen Zweck im Lauf der Zeit – Ihnen bleibt die Qual der Wahl, ob Sie mit alter Hexenweisheit oder modernen Mitteln die Liebe »verzaubern« möchten.

Vom Orient zum Okzident ...

... und rund um den Erdball waren die Menschen stets auf der Suche nach dem geheimnisvollen Mittel, das höchsten Sinnengenuss, immer währende Liebe oder zügellose Hingabe bewirken könnte – am besten alles gleichzeitig. Fündig wurde man immer, wenn auch das erträumte Elixier ein Mythos bleibt. »Je weniger man oder frau ein Aphrodisiakum benötigt, desto besser wirkt es!«, warnen die beiden Wissenschaftler Christian Rätsch und Claudia Müller-Ebeling in ihrem »Lexikon der Liebesmittel« vor falschen Erwartungen. In diesem Sinne können Sie mit Aphrodisiaka Ihr Liebesleben bereichern – durch mehr Würze, Sinnlichkeit und Phantasie. Als »Nothelfer« gegen sexuelle Unlust und mangelnde Sympathie taugen sie nicht.

Was ist das eigentlich, ein Aphrodisiakum? Nun, in jedem Fall soll es das Vergnügen an der körperlichen Liebe erhöhen, aber wodurch es dies bewirkt, ist gar nicht so leicht zu beantworten. Meist möchten wir heute in unserer naturwissenschaftlich ausgerichteten Denkweise klare Bezüge zwischen Inhaltsstoffen, Dosierung und Wirkung erkennen können – und das ist nur bei wenigen Liebesmitteln möglich. Viele wirken auch über diffuse Sinneseindrücke oder wecken Assoziationen zu lustfördernden Bildern und Gedanken.

Erlaubt ist alles, was nicht schadet

Das oben Gesagte beinhaltet schon, dass solche Mittel nicht bei jedem Menschen die gleiche Wirkung erzielen werden – probieren Sie einfach aus, was Sie anspricht, und gehen Sie eher spielerisch als todernst an unsere kleine Auswahl heran! Nicht immer harmlos waren und sind viele Substanzen,

die zu verschiedenen Zeiten als Aphrodisiaka galten. Gefährliche Rauschmittel, schwere Nervengifte und suchterzeugende Substanzen wurden ebenso probiert wie Körperteile von seltenen und bedrohten Tierarten. Solche »Liebesmittel« werden Sie nicht hier finden, denn natürlich ist es wohl kaum eine sinnvolle Anti-Aging-Maßnahme, Ihre Gesundheit oder die Ihres Partners für mehr sexuellen Genuss aufs Spiel zu setzen oder illegale Mittel dafür zu verwenden.
Für manche hier genannten Kräuter oder Gewürze gilt aber die Devise »Die Dosis macht das Gift«, d.h., bei übertriebenem Einsatz oder individueller Überempfindlichkeit können eventuell unliebsame Nebenwirkungen oder Reizungen auftreten.

Exotische Verführer

Die folgende Auswahl lustfördernder Mittel und die Art ihrer Anwendung erhebt keineswegs Anspruch auf Vollständigkeit, denn das würde den Rahmen dieses Buches sprengen. Bei weitergehendem Interesse empfehlen wir Ihnen das im Anhang genannte Nachschlagewerk zum sinnenfreudigen Thema (siehe Seite 221).

Macabido

Schon die Inkas wussten, dass die Wurzeln der Maca-Pflanze, einer südamerikanischen Kresseart, ihren Soldaten nicht nur Mut und Kampfkraft verliehen, sondern auch die Liebeslust anstachelten. Bis heute gilt Maca in Peru und Bolivien als wirkungsvolles Aphrodisiakum. In den USA wird das milde pflanzliche Mittel (Nebenwirkungen wurden nicht bekannt) als »natürliches Viagra« vermarktet – wobei es gegenüber der »Stehpille« den großen Vorzug hat, auch Frauen Lust auf »mehr« zu machen. Macabido ist ein neues Produkt, das neben dem Hauptbestandteil Maca einen ganzen Cocktail wertvoller Stärkungsmittel enthält, wie z.B. Ginseng, Gelée Royale, Aminosäuren und Mineralstoffe. Die Kapseln, die kurmäßig über mehrere Wochen zweimal täglich eingenommen werden sollen, sind als »Men's« und »Women's Formula« erhältlich – abgestimmt auf die unterschiedlichen Bedürfnisse der Geschlechter. 92 Prozent der Teilnehmer einer groß angelegten Studie mit dem rein pflanzlichen Präparat verspürten laut Information des Herstellers bereits nach vier Wochen Einnahme eine deutliche Verbesserung ihres Sexlebens.
Macabido scheint vor allem die Energie und Leistungsfähigkeit zu erhöhen und das sexuelle Verlangen zu steigern (Bezugsquelle siehe Anhang, Seite 221).

Kachay Dam (Grachaai Dam)

Kachay Dam gehört zu den traditionellen thailändischen Heil- und Stärkungsmitteln für Gesundheit bis ins hohe Alter und die Förderung der Sexualität – eine Kombination von Anti-Aging und Aphrodisiakum also. Die Pflanze zählt zu den Ingwergewächsen – eine Familie, die es in sich hat. Die zahlreichen Arten, zu denen auch die Gewürze Kardamom und Galgant gehören, gelten in ganz Asien als »hitzig« und ausgesprochen förderlich zur Stimulation der Liebeslust. Die fleischige Wurzel wird getrocknet und als Teeaufguss vor dem Essen oder dem Schlafengehen getrunken (nicht in der Schwangerschaft!). Über einen längeren

Zeitraum getrunken, soll Kachay Dam die Libido erhöhen, den Blutzuckerspiegel senken, stärkend und entgiftend wirken sowie die Haut jugendlich und straff erhalten.

Betel

Die Früchte der Betelpalme sind ein überall in Indien und Südostasien gebrauchtes Stimulanz – nicht nur, aber auch für süße Liebesstunden. Als »Betelbissen« werden die zerkleinerten Nüsse mit gelöschtem Kalk vermischt und dann in frische Betelblätter eingehüllt (diese stammen aber nicht von der Betelpalme, sondern von einem Betelpfeffer genannten Strauch). Das ganze Päckchen wird ausdauernd gekaut, was dem Betelbissen auch den Namen Asia's Chewing Gum eintrug.

Bibergeil galt in vielen europäischen Ländern jahrhundertelang als Aphrodisiakum und Potenzmittel. Das aus den Afterdrüsen des Bibers stammende, durchdringend riechende Sekret (auch Castoreum gennant) wird heute noch bei der Parfümherstellung verwendet.

Was den Asiaten ihr Betelbissen, sind den Andenbewohnern die Blätter des Cocastrauchs. In zahlreichen Zubereitungen wird die (kokainhaltige) Pflanze als berauschendes Aphrodisiakum und zur spirituellen Bewusstseinserweiterung konsumiert. Abgesehen von wenigen südamerikanischen Ländern sind aber Cocaprodukte auf der ganzen Welt verboten (abgesehen von Colalimonaden, die selbstverständlich kein Kokain mehr enthalten).

Betelnüsse enthalten Alkaloide, die anregend auf das zentrale Nervensystem wirken, im Übermaß genossen aber auch zu Vergiftungen führen können. Betel gilt nicht als suchtbildend und ist in ganz Asien frisch zubereitet bei speziellen Händlern erhältlich. Also ein Tipp für die nächste Fernreise – aber Vorsicht: Häufig werden den Bissen nicht nur verschiedene Gewürze und Kräuter, sondern auch Stoffe wie Tabak, Haschisch oder Opium beigemengt!

Ma-huang

»Ask for Trouble« ist die englische Bezeichnung für diese chinesische Heilpflanze, womit ihre Wirkung schon deutlich umschrieben ist: Ma-huang-Tee regt kräftig an, stimuliert den Kreislauf und gilt als starkes Aphrodisiakum besonders für Frauen. In taoistischen Riten wurde es vermutlich für magische Sexualpraktiken eingesetzt. Die traditionelle chinesische Medizin verwendet Ma-huang außer zur sexuellen Stimulation auch zur Behandlung von Asthma und Bronchitis. Der wichtigste Wirkstoff des Krauts ist Ephedrin – ein wegen seiner zentral erregenden Wirkung nicht ganz harmloses Alkaloid. Daher sind ephedrinhaltige Produkte bei uns rezept- und apothekenpflichtig. Getrocknetes Ma-huang-Kraut führen alle auf chinesische Heilmittel spezialisierten Apotheken.

Tribulus

Tribulus terrestris trägt im Deutschen den Namen Erdburzeldorn, was laut der Ethnologin Claudia Müller-Ebeling allerhand vulgär-erotische Anspielungen beinhaltet und auf die traditionelle Verwendung als Liebesmittel hindeutet.

In Südasien werden Blätter, Samen, Extrakte und Tees von Tribulus seit alters in verschiedenen Zubereitungen als Aphrodisiaka benutzt, die ayurvedische Medizin hält Tribulus für ein wichtiges Mittel zur sexuellen Stimulation und zur Revitalisierung. Seit einigen Jahren ist Tribulus als Nahrungsergänzungsmittel in westlichen Ländern eingeführt und in gebrauchsfertigen Zubereitungen erhältlich.

Das Pflanzenpräparat Tribulus soll noch mehr können, als die Liebeslust zu steigern, und wird sogar als Nahrungsergänzung für Hochleistungssportler gebraucht. Es soll:

- Den Cholesterinspiegel senken
- Das Immunsystem stärken
- Bluthochdruck senken
- Ausdauer und Energie erhöhen
- Antibakteriell wirken
- Die Blutbildung anregen

Nach Auskunft des Herstellers soll die Einnahme von täglich 250 bis 750 Milligramm des Pflanzenpräparats schon nach kurzer Zeit den Testosteronspiegel bei Männern deutlich anheben, Libido, Erektionsstärke und Spermabildung fördern. Auch bei Frauen zeigte Tribulus libido- und hormonfördernde Wirkung sowie eine Abschwächung von Wechseljahrebeschwerden. Testpersonen beider Geschlechter beobachteten auch eine verbesserte Stimmungslage, erhöhte Vitalität und mehr Selbstvertrauen.

Ginseng

Ein klassisches Aphrodisiakum und Stärkungsmittel ist der Extrakt aus der Ginsengwurzel. Die vielfältigen Wirkungen der Pflanze sind nicht nur durch jahrtausendelange Erfahrungen in vielen Kulturen der Welt belegt, sondern wurden auch teilweise durch naturwissenschaftliche Methoden bewiesen. Extrakte aus Ginseng haben hormonartige Wirkung, harmonisieren die Körperfunktionen, bauen die Libido und Vitalität auf und verbessern die Sauerstoffzufuhr der Gehirnzellen. Bei so vielen Tugenden im Sinne von Anti-Aging ist Ginseng zudem völlig ohne schädliche Nebenwirkungen. Zur Förderung sexueller Lust wird Ginseng häufig in Kombination mit dem Antioxidanz Vitamin E verkauft. Wirksame Ginsengpräparate gibt es in Apotheken, Reformhäusern, Kräuterläden und sogar vielen Supermärkten.

»Sibirischer Ginseng« oder Stachelpanax (Eleutherokokkus) wurde als Alternative zum seltenen echten Ginseng entdeckt und erwies sich gleichermaßen als wertvolles Vitalisierungsmittel und Aphrodisiakum. Die Pflanze hebt die sexuelle und auch die allgemeine Leistungskraft, die Stimmung und die Immunabwehr. Stachelpanax ist als Elixier oder in Pillenform rezeptfrei, aber nur in Apotheken erhältlich.

Yohimbin

Yohimbin ist der Wirkstoff des auch Lustholz genannten westafrikanischen Yohimbebaums. Es wirkt als Botenstoff im Nervensystem und hat beispielsweise starken Einfluss auf die Durchblutung der Genitalien. Bei Männern fördert es kräftige und dauerhafte Erektionen, bei Frauen stimuliert es die Klitoris. Yohimbin ist als Aphrodisiakum von der Schulmedizin anerkannt und wird auch zur Behandlung von Potenzschwäche als Medikament eingesetzt. Es ist verschreibungspflichtig und sollte nur nach Absprache mit einem Arzt eingenommen werden!

Yohimbin ist ein starkes Aphrodisiakum und nicht ohne Tücken: Beispielsweise können sich Wechselwirkungen mit anderen Psychopharmaka ergeben – auch darf man es keinesfalls mit Viagra kombinieren!

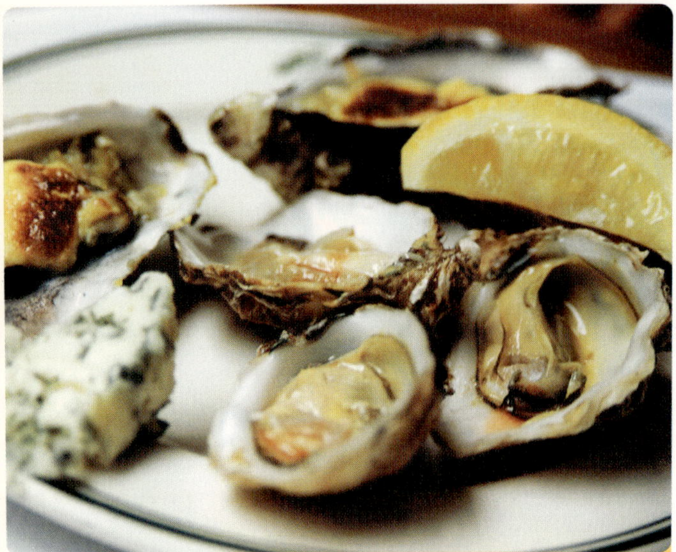

Austern sind »Zinkpakete« – sie kurbeln die Testosteronproduktion an; und Testosteron macht ja schließlich den Mann zum Mann …

Lustfördernder Gaumenkitzel

Erotisierende Speisen und Getränke gibt es, seit Eva Adam den Apfel reichte – mit den bekannten Ergebnissen. Kochen mit anregenden Zutaten ist eine subtil-raffinierte Verführung: Man setzt hier weniger auf die (oft durchaus nachweisbar vorhandenen) enthaltenen Wirkstoffe als vielmehr auf die Betörung der Sinne.

Besonders üppig und in köstlich-raffinierten Kombinationen verwendet beispielsweise auch die indische Küche erotisierende Gewürze.

Küchenerotik

Manche lustfördernde Lebensmittel kommen eher unscheinbar daher: Wer vermutet schon in der Sellerieknolle besonders anregende Kräfte? Das in Samen und Wurzel enthaltene ätherische Öl wirkt anregend und kräftigend und ist als besonders bei Männern wirksames Aphrodisiakum seit alters bekannt. Berühmt für seine aphrodisierende Wirkung ist hingegen der Spargel. Das liegt nicht an seinen Wirkstoffen (die eher zur Toilette treiben als ins Bett), sondern seinem eindeutig phallischen Aussehen. Manchem Mann wird allerdings eher etwas unheimlich als frivol zumute, wenn seine Liebste beherzt mit scharfem Messer eine kräftige Spargelstange in Häppchen zerlegt … Revanchieren kann er sich beim Zwetschgendatschi, denn die Pflaume gilt als ebenso eindeutiges Symbol für die weibliche Vulva. Vielleicht doch eher ein stärkender Haferbrei? »Ihn sticht der Hafer«, lautet eine alte Redensart, die auf die stimulierende Wirkung des gesunden Getreides verweist.

Man liebt sie oder wendet sich mit Grausen: Muscheln und Schneckentiere auf dem Teller sind nicht jedermanns Sache. Diese heftige Zu- oder Abneigung ist wohl weniger durch den etwas nichtssagenden Geschmack der Glibbertiere zu erklären als vielmehr durch ihr Aussehen und die Konsistenz. Die sind nämlich eindeutig zweideutig: Weiche Formen, feuchter Schleim, blasse Fleischfarben, nachgiebige Elastizität laden zu Vergleichen mit unseren intimsten Teilen ein – besonders der weiblichen Vulva. Dies ist vermutlich neben ihrem Reichtum an Zink und Mineralstoffen der Hauptgrund, warum beispielsweise Austern in fast allen Kulturen als Aphrodisiakum gelten.

Zwiebeln und Knoblauch geben nicht nur Würze, sondern erhitzen das Gemüt und stacheln zur Wollust auf. Doch muss man sehr vorsichtig dosieren, weil beißender Geruch oder Verdauungsbeschwerden natürlich durchaus kontraproduktiv im Bett wirken können ...

Gewürze machen scharf – auch äußerlich angewendet. Hier ein erotisierender Badezusatz nach einem Rezept aus dem Hamburger Gewürzmuseum: 1 Teelöffel Muskatnuss, 10 Teelöffel Rosmarin, 5 Teelöffel Oregano, 10 Teelöffel Pfefferminze, 4 Teelöffel Wacholder und 2 Teelöffel Gewürznelken 10 Minuten lang in Wasser kochen, abseihen und ins Badewasser geben.

Nie verkehrt liegen Sie mit Genussmitteln: Kaffee, Kakao und alkoholische Getränke wirken als Spannungslöser und Muntermacher – Kakao liefert wie Schokolade auch Serotonin als Stimmungsaufheller. Aber nicht zu viel des Guten tun, sonst gibt es nervöse Anspannung oder trunkene Benommenheit statt eines Liebesfests.

Naschkatzen können aufkommende Lustgefühle mit Lakritze steigern – der Saft der Süßholzwurzel enthält hormonaktive Stoffe, die östrogenfördernd wirken und die sexuelle Begierde steigern. Lakritze wirkt eher als weibliches Aphrodisiakum – und angeblich sollen auch fast ausschließlich Frauen Lakritze mögen.

Kräuter und Gewürze

Ob deutsche Hausmannskost, Mittelmeerküche oder orientalische Genüsse – alle haben für sinnliche Genießer einiges zu bieten. Ein deftiges deutsches Essen könnte z. B. mit dem bereits erwähnten Sellerie, Lorbeer, Liebstöckel, Kümmel, Muskat, Petersilie oder Majoran zu mehr als nur Gaumenfreuden einladen.

Einige unserer Vorfahren hielten auch die Brennnessel als Stimulanz in Ehren: Masochistisch Veranlagte zogen Lustgewinn aus den schmerzhaften Reizungen bei äußerlicher Anwendung des Krauts auf empfindsamen Körperstellen.

Die Küche südlicher Länder umschmeichelt mit den würzigen Aromen von Thymian, Salbei, Rosmarin und Oregano die Sinne: Da läuft nicht nur das Wasser im Munde zusammen, sondern es sammeln sich auch andere Körpersäfte zu lustvollem Tun.

Das Bilsenkraut ist eine der wichtigsten »Zauberpflanzen« der Antike und des Mittelalters. Als Hauptbestandteil der Hexensalbe war es berühmt und berüchtigt für seine zu sexuellen und anderen Exzessen aufputschende Wirkung. Es enthält hochgiftige Alkaloide, die halluzinogene Wirkung haben, aber schon bei leichter Überdosierung zu Atemlähmung und Tod führen können – rein gar nichts für einen Selbstversuch also!

Ganz besonders reich an erotisierenden Gewürzen ist der Orient – neben ihrer Kostbarkeit war diese Wirkung ein Grund mehr, warum man auch bei uns im Mittelalter und früher Neuzeit Gerichte fingerdick mit edlen Spezereien würzte.

Anis, Ingwer, Kardamom, Nelken, Safran, Koriander und Zimt haben allesamt aphrodisierende Wirkung – die man am besten nicht beschreibt, sondern ausprobiert!

Warum nicht gleich zum Start in den Tag ein aphrodisierendes Frühstück? Passende Zutat wäre z. B. ein fruchtiges Quittengelee, das im ganzen Mittelmeerraum und auch bei uns seit Jahrhunderten als Liebeskräfte spendende Speise gilt. Ob man allerdings der in arabischen Schriften überlieferten Behauptung Glauben schenken darf, dass die Quitte die Kraft von 40 Männern verleiht, ist doch eher zu bezweifeln ...

Anhang – Service

Die nachfolgenden Hinweise sollen Ihnen helfen, wenn Sie Beratung suchen, das Gelesene vertiefen und die im Buch empfohlenen Maßnahmen in die Praxis umsetzen wollen.

Wichtige Adressen

Dr. Michael Klentze
Facharzt für Gynäkologie
Facharzt für psychotherapeutische Medizin
Board Certified Physician/ABAAM
Advision Member Medical Committee
for Aging Research and Education

Fragen zur Klentze Akademie
- Ausbildung
- Vorträge
- Workshops
- Lifestyle

Am Kosttor 1, Ecke Maximilianstr. 18 · 80331 München
Tel.: 089/96189918 · Fax: 089/24223926
http://www.anti-aging-med.de · E-Mail: klentze@t-online.de

Anti-Aging Das Video zur Buchreihe von Dr. Klentze. Erhältlich auf DVD und VHS. Im gut sortierten Handel oder unter http://www.polyband.de

Ayurveda-Kuren

in Verbindung mit einem speziellen Anti-Aging-Programm nach Dr. Michael Klentze

Somatheeram – Ayurvedic Beach Resort
Chowara P. O. · South of Kovalam
Thiruvananthapuram 695501
India
www.somatheeram.com

Manaltheeram – Ayurveda Beach Village
Chowara P.O. · South of Kovalam
Thiruvananthapuram 695501
India
www.manaltheeram.com

Nähere Informationen und Buchungen für beide Kurhotels unter
Indian Tour Planners · Tel.: 089/13936200
Für Österreich: Tina Rohm Reisen · Tel.: 0043 (0) 1/7143893

Diagnostik zu Genpolymorphismen

Genosense Diagnostics GmbH
Rennweg 95 B/Ebene 5
A-1030 Wien
www.genosense.at

Labor für medizinische Genetik Dr. Klein
Lochhamer Str. 29
82152 Martinsried
Tel.: 0 89/89 55 78-0
www.medical-genetics.de

Bezugsquellen

Anti-Aging-Praline »Felice«
Konditorei Andersen GmbH in Hamburg
Tel.: 0 40/6 89 46 40
www.cafe-andersen.de

Macabido – Info & Bestellhotline
Look & feel Products Inc.
Tel.: 00 800/90 60-90 60
www.lookfeelproducts.com

Literaturhinweise

Andro: *Berühre mich. Anregungen für erotische Massagen.* Hans-Nietsch-Verlag. Freiburg 1998

Despeghel-Schöne, Michael/ Neumann, Bernd: *Jung bleiben!* Südwest Verlag. München 2003

Klentze, Michael: *Anti-Aging. Die Macht der eigenen Hormone.* Südwest Verlag. 2. Auflage, München 2003

Klentze, Michael: *Für immer jung durch Anti-Aging.* Ehrenwirth Verlag. Bergisch Gladbach 2001

Rätsch, Christian/ Müller-Ebeling, Claudia: *Lexikon der Liebesmittel. Pflanzliche, mineralische, tierische und sythetische Aphrodisiaka.* AT Verlag. Aarau 2003

Schwarz, Hubert/ Scharnagl, Hermann: *Power of Mind. Entdecken Sie die Kraft Ihres Willens.* Südwest Verlag. München 2002

Vincent, Jean Didier: *Biologie des Begehrens. Wie Gefühle entstehen.* Rowohlt Taschenbuch Verlag. Reinbek bei Hamburg 1990

Register

Über dieses Buch

Bildnachweis

Bildarchiv Steffens, Mainz: 147 (Bridgeman Art Library); Corbis, Düsseldorf: 64 (M. Keller), 76 (C. Wessel), 94 (B. Varie), 132 (LWA-D. Tardiff), 195 (L. March), 203 (C/B Productions), 206 (J. Turner), 218 (Macduff Everton); gettyimages, München: U1 (N.N.); IFA-Bilderteam, Taufkirchen/München: 54 (Sinclair P); Jump, Hamburg: 59 (M. Sandkühler); Mauritius, Mittenwald: 27, 189 (age fotostock); Moga Veronika, München: 16, 51, 134, 193, 129 (Grafiken); Picture Press, Hamburg: 161 (Joan Glase); Südwest Verlag, München: 172 (Martina Urban); Zefa, Düsseldorf: U1 (creasource), 112, 23 (Bito), 31 (A. Inden), 36 (Boddenberg), 38 (M. Moellenberg), 43, 143 (S. Sneider), 70 (Masterfile-P. Rostron), 82 (Pinto), 86 (M. Meyer), 101 (Black Box), 151 (G. Schuster), 184 (O. Graf), 208 (Grace)

Hinweis

Das vorliegende Buch wurde sorgfältig erarbeitet. Dennoch erfolgen alle Angaben ohne Gewähr. Weder Autor noch Verlag können für eventuelle Nachteile oder Schäden, die aus den im Buch gegebenen praktischen Hinweisen resultieren, eine Haftung übernehmen.

Impressum

© 2004 by Südwest Verlag, München
in der Verlagsgruppe Random House GmbH

Alle Rechte vorbehalten.
Nachdruck – auch auszugsweise – nur mit Genehmigung des Verlags.

Textbearbeitung und Redaktion
Dr. Marion Onodi
Bildredaktion Sabine Kestler
Projektleitung Nicola von Otto
Redaktionsleitung Ernst Dahlke
Produktion Angelika Kerscher,
Gabriele Kutscha
Umschlag Hauptmann & Kampa,
Werbeagentur München – Zürich
Umschlaginnenseiten Jan Dirk Hansen
Layout Eisele Grafik-Design, München
Satz/DTP Jan Dirk Hansen
Grafiken Veronika Moga, München
Druck und Bindung Alcione, Trento, Italy

Gedruckt auf chlor- und
säurearmem Papier

ISBN 3-517-06725-3